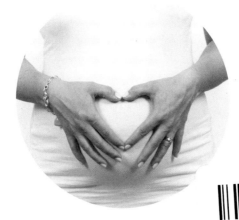

马 方

·

北京协和医院营养科主任

·

主 编

协和营养专家教你

怀孕

吃什么

宜忌速查

中国轻工业出版社

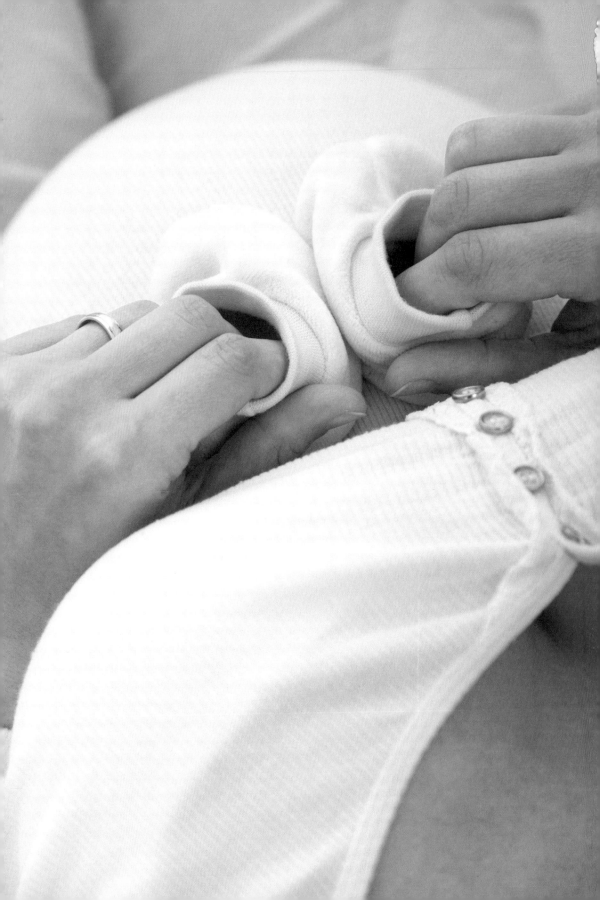

生育一个健康、聪明的宝宝，是每一个孕妈妈最大的心愿。在这个过程中，除了孕育新生命的欣喜与期待之外，或多或少也会伴随着不安的情绪，其中最易困扰孕妈妈的就是孕期的饮食营养问题：

孕期不同阶段重点吃什么？有哪些营养素需要增加摄入？有哪些饮食宜忌？吃什么食物才是安全的？什么宜吃、什么不宜吃？

面对这些问题，北京协和医院的营养专家为您精心编写了这本书，针对胎宝宝的生长规律和孕妈妈不同时期的营养需求，以简单明了的宜忌形式，列出了各阶段的营养重点、饮食宜忌，并将宜吃、忌吃的食材分门别类加以讲解，还为孕妈妈提供了不同时期、不同食材的营养食谱推荐，以及需要特别注意的饮食禁忌等。

通过这本书，孕妈妈可以迅速查找到各阶段的营养补充重点、饮食宜忌、营养食谱，以及宜吃的食材和忌吃的食材，非常方便实用。

此外，受妊娠的影响，孕妈妈全身各系统也会发生一系列适应性变化。这些变化可能引起许多孕期不适症状。本书也为孕妈妈提供了一些应对孕期常见不适的饮食方案、饮食宜忌以及食疗菜谱，孕妈妈可以通过饮食调理，改善身体状况，保证孕期的健康和安全。

愿这本书能带给孕妈妈切实有效的帮助，让孕妈妈吃好吃对，度过一个"饮食无忧"的孕期，迎来一个健康强壮的宝贝！

目录

13 孕10月饮食关键点宜忌速查

19 PART1 备孕期饮食营养宜忌

20 备孕期女性关键营养素
叶酸——让宝宝赢在起跑线

21 备育期男性关键营养素
锌——增强精子活力
镁——增强生育能力
硒——提高精子质量
蛋白质——增强性功能

22 备孕期女性饮食宜忌
22 ✓ 宜一日三餐定时吃
✓ 宜营养搭配要均衡
✓ 宜多摄入排毒食物
✓ 宜喝足量的水
✓ 宜吃有助于舒缓情绪的食物

23 ✗ 不宜过度摄入咖啡因
✗ 不宜吃甜食
✗ 不宜吃过多辛辣食物
✗ 不宜挑食、偏食
✗ 不宜长期过量饮酒

24 备育期男性饮食宜忌
24 ✓ 宜吃五种黑色食物
✓ 宜吃豆制品
✓ 宜吃富含锌的食物
✓ 宜吃韭菜
✓ 宜吃蔬菜水果

25 ✗ 不宜吸烟、喝酒
✗ 不宜长期吃高脂肪食物
✗ 不宜吃含反式脂肪酸的食物
✗ 不宜滥服性保健品
✗ 不宜随意用药

26 备孕期宜吃与忌吃食物

28 备孕期食谱推荐
蒜蓉西蓝花
蛋炒胡萝卜

菠菜拌猪肝
燕麦粥

31 PART2 孕10月饮食营养宜忌

32 孕1月大事记
33 孕1月关键营养素
碳水化合物——热量需求不可少

34 孕1月 饮食宜忌
34 ✓ 宜继续补充叶酸
✓ 宜吃容易消化的食物
✓ 宜在呕吐后坚持进食
✓ 宜每天一根香蕉
✓ 宜吃清淡饮食

35 ✗ 不宜偏食肉类
✗ 不宜食用易致过敏的食物
✗ 不宜多吃"三高"零食
✗ 不宜吃大补食品
✗ 不宜吸烟、饮酒

36 孕1月宜吃与忌吃食物
38 孕1月食谱推荐
清炒鸡丁
莲子核桃羹
柠檬菠萝汁
红枣木耳汤

40 孕2月大事记
41 孕2月关键营养素
B族维生素——缓解妊娠反应

42 孕2月 饮食宜忌
42 ✓ 宜适量吃豆制品
✓ 宜吃富含维生素E的食物
✓ 宜常备健康小零食
✓ 宜饮食多样化
✓ 宜以开胃为主

43 ✗ 不宜贪食冷饮
✗ 不宜长期吃快餐
✗ 不宜多吃加工过的酸味食物

⊗ 不宜经常吃油条

⊗ 不宜吃发芽土豆

44 孕2月宜吃与忌吃食物

46 孕2月食谱推荐

清炒莴笋

醋熘土豆丝

夏威夷风情披萨

香菇豆腐汤

48 孕3月大事记

49 孕3月关键营养素

蛋白质——胎儿大脑发育的物质基础

50 孕3月 饮食宜忌

50 ✓ 宜吃瘦肉

✓ 宜每天吃1~2个鸡蛋

✓ 宜吃煮鸡蛋或蒸鸡蛋

✓ 宜吃富含膳食纤维的食物

✓ 宜补充DHA

51 ⊗ 不宜强迫进食

⊗ 不宜多吃腌制食品

⊗ 不宜经常吃烧烤

⊗ 不宜节食

⊗ 不宜不吃主食

52 孕3月宜吃与忌吃食物

54 孕3月食谱推荐

葱烧海参

京酱肉丝

荷兰豆炒魔芋

玉米面贴饼子

56 孕4月大事记

57 孕4月关键营养素

钙——让胎宝宝骨骼更强健

58 孕4月 饮食宜忌

58 ✓ 宜喝牛奶补钙

✓ 宜多吃虾皮

✓ 宜适量吃些芝麻酱

✓ 宜适当补充鱼肝油

✓ 宜通过食物预防妊娠斑

59 ⊗ 不宜过量补钙

⊗ 不宜生吃螺、蚝等

⊗ 不宜多吃味精

⊗ 不宜暴饮暴食

⊗ 不宜过量吃巧克力

60 孕4月宜吃与忌吃食物

62 孕4月食谱推荐

芝麻酱拌油麦菜

紫菜虾皮豆腐汤

木樨肉

日式鳗鱼饭

64 孕5月大事记

65 孕5月关键营养素

膳食纤维——让孕妈妈远离便秘痛苦

66 孕5月 饮食宜忌

66 ✓ 宜饮食粗细搭配

✓ 宜适量吃深色蔬菜

✓ 宜吃萝卜

✓ 宜多喝杂豆、杂粮粥

✓ 宜饭前饭后1小时吃水果

67 ⊗ 不宜喝久沸的开水

⊗ 不宜喝未煮开的豆浆

⊗ 不宜吃得太咸

⊗ 不宜经常吃皮蛋

⊗ 不宜吃含激素的补品

68 孕5月宜吃与忌吃食物

70 孕5月食谱推荐

萝卜丝炖虾

醋熘白菜

荠菜水饺

核桃小米粥

72 孕6月大事记

73 孕6月关键营养素

铁——预防缺铁性贫血

74 孕6月 饮食宜忌

74 ✓ 宜多吃鱼

✓ 宜吃含碘食物

✅ 宜喝酸奶

✅ 宜吃坚果

✅ 宜通过饮食预防贫血

75 ❌ 不宜经常吃火锅

❌ 不宜过量吃水果

❌ 不宜用开水冲调孕妇奶粉

❌ 不宜吃饭太快

❌ 不宜过量食用大蒜

76 孕6月宜吃与忌吃食物

78 孕6月食谱推荐

清蒸鲈鱼

猪血腐竹粥

紫菜蛋花汤

自制酸奶

80 孕7月大事记

81 孕7月关键营养素

维生素C——增强机体免疫力

82 孕7月 饮食宜忌

82 ✅ 宜多吃新鲜蔬果

✅ 宜适量喝孕妇奶粉

✅ 宜每周吃1~2次海带

✅ 宜吃全麦面包

✅ 宜吃山药补脾益气

83 ❌ 不宜空腹喝牛奶

❌ 不宜吃饱就睡

❌ 不宜吃鲜黄花菜

❌ 不宜常用猪油炒菜

❌ 不宜过量吃西点

84 孕7月宜吃与忌吃食物

86 孕7月食谱推荐

洋葱烧番茄

肉末炒苦瓜

海带萝卜排骨汤

水果沙拉

88 孕8月大事记

89 孕8月关键营养素

维生素E——预防静脉曲张

90 孕8月 饮食宜忌

90 ✅ 宜吃鱼防早产

✅ 宜摄入一定量的生物类黄酮

✅ 宜继续补铁

✅ 宜适当增加铜的摄入

✅ 宜补充蛋白质及钾元素预防水肿

91 ❌ 不宜让体重增长过快

❌ 不宜在饭前喝大量水

❌ 不宜吃果脯、蜜饯

❌ 不宜多喝糯米甜酒

❌ 不宜过量喝饮料

92 孕8月宜吃与忌吃食物

94 孕8月食谱推荐

酿豆腐

素炒圆白菜

栗子山药炖鸡块

金枪鱼三明治

96 孕9月大事记

97 孕9月关键营养素

维生素A——母婴之必需维生素

98 孕9月 饮食宜忌

98 ✅ 宜吃可缓解水肿的食物

✅ 宜吃富含蛋白质的食物

✅ 宜吃富含胶原蛋白的食物

✅ 宜少食多餐

✅ 宜睡前喝牛奶助睡眠

99 ❌ 不宜吃反季节蔬果

❌ 不宜过量食用荔枝

❌ 不宜多吃马齿苋

❌ 不宜用高油温炒菜

❌ 不宜多吃苦杏仁及白果

100 孕9月宜吃与忌吃食物

102 孕9月食谱推荐

素炒胡萝卜丝

海米冬瓜

红焖猪蹄

脆炒南瓜丝

104 孕10月大事记

105 孕10月关键营养素
　　锌——帮助顺利分娩

106 孕10月 饮食宜忌

106 ✓ 宜吃易消化吸收的食物
　　✓ 宜吃富含维生素K的食物
　　✓ 宜适量吃茭白
　　✓ 宜吃富含锌的食物
　　✓ 宜在产前吃些巧克力

107 ✗ 不宜在孕晚期大量补钙
　　✗ 不宜在产前吃大量富含膳食纤
　　　维的食物
　　✗ 不宜在剖宫产前吃东西
　　✗ 不宜在剖宫产前吃滋补品
　　✗ 不宜在剖宫产前吃鱿鱼

108 孕10月宜吃与忌吃食物

110 孕10月食谱推荐
　　家常汤面
　　白玉豌豆粥
　　茭白炒肉片
　　牡蛎煎蛋

113 **PART3 孕期食材选择宜忌**

114 **水果类**
　　○ **宜**
　　苹果——缓解妊娠反应，预防宝
　　宝哮喘

115 食谱推荐
　　苹果炒鸡柳
　　鸭梨苹果汤

116 梨——化痰止咳，预防水肿

117 食谱推荐
　　银耳百合雪梨汤
　　木瓜炖雪梨

118 樱桃——美容养颜，预防静脉曲张

119 食谱推荐
　　樱桃果酱
　　樱桃蛋挞

120 橙子——降低胆固醇，预防便秘

121 食谱推荐
　　盐蒸橙子
　　香橙柠檬汁

122 香蕉——缓解抑郁，防治妊娠高血压

123 食谱推荐
　　香蕉红薯饼
　　香蕉粥

124 柠檬——安胎止呕，防治妊娠高血压

125 食谱推荐
　　柠檬水果甜汤
　　柠檬熘鸡片

126 草莓——防治妊娠高血压，预防便秘

127 食谱推荐
　　自制草莓酱
　　草莓粥

128 葡萄——抗病毒，预防心脑血管疾病

129 食谱推荐
　　葡萄干面包
　　苹果葡萄汁

130 菠萝——防治妊娠水肿，促进胎儿
　　骨骼发育

131 食谱推荐
　　菠萝咕咾肉
　　菠萝炒饭

132 红枣——防治心血管疾病，缓解
　　妊娠纹

133 食谱推荐
　　红枣茶
　　木瓜红枣花生饮

134 ○ **忌**

桂圆——易上火，导致胎动不安

135 山楂——易致胎儿畸形或流产

----

136 **蔬菜菌菇类**

○ **宜**

白萝卜——预防孕期便秘

137 食谱推荐

萝卜煲羊肉

萝卜丝炒黄豆

138 胡萝卜——预防孕期"三高"，促

进胎儿骨骼发育

139 食谱推荐

胡萝卜炒肉片

胡萝卜炒牛肉丝

140 番茄——缓解妊娠纹，促进胎儿骨

骼发育

141 食谱推荐

番茄炒鸡蛋

番茄炖牛腩

142 南瓜——增强免疫力，预防便秘

143 食谱推荐

南瓜糙米粥

虾皮烧南瓜

144 菜花——增强免疫力，防治妊娠

高血压

145 食谱推荐

肉片炒菜花

香菇炒菜花

146 黄瓜——增强免疫力，防治妊娠

糖尿病

147 食谱推荐

蓑衣黄瓜

黄瓜炒肉丁

148 菠菜——预防孕期贫血、便秘

149 食谱推荐

素炒菠菜

菠菜莲子汤

150 白菜——护肤养颜，预防便秘

151 食谱推荐

上汤栗子扒白菜

白菜炒木耳

152 冬瓜——防治妊娠水肿及高血压

153 食谱推荐

香菇冬瓜球

冬瓜排骨汤

154 油菜——降血脂，缓解妊娠纹

155 食谱推荐

香菇油菜

海米炒油菜

156 山药——健脾益胃，降低血糖

157 食谱推荐

莴笋炒山药

山药红薯糖水

158 银耳——缓解妊娠纹，增强免疫力

159 食谱推荐

银耳莲子汤

拌双耳

160 木耳——预防妊娠贫血及流产

161 食谱推荐

葱爆木耳

木耳炒苦瓜

162 香菇——预防感冒，降"三高"

163 食谱推荐

烤香菇

烧二冬

164 ○ **忌**

马齿苋——易致早产、流产

165 木耳菜——易致早产、流产

166 肉禽蛋奶类

○ 宜

牛肉——增强免疫力，促进胎儿发育

167 食谱推荐

黑椒牛柳

萝卜牛腩汤

168 羊肉——增强免疫力，缓解妊娠反应

169 食谱推荐

子姜炒羊肉

葱爆羊肉

170 鸡肉——增强体力，促进胎儿大脑发育

171 食谱推荐

照烧鸡肉饭

小鸡炖蘑菇

172 鸭肉——降低胆固醇，促进胎儿发育

173 食谱推荐

子姜爆鸭

白萝卜煲鸭汤

174 猪血——预防贫血，促进胎儿大脑发育

175 食谱推荐

韭菜炒猪血

木耳猪血汤

176 猪肝——预防贫血，促进胎儿视觉发育

177 食谱推荐

盐水猪肝

猪肝瘦肉粥

178 鸡蛋——增强免疫力，促进胎儿大脑发育

179 食谱推荐

海带芽煎蛋

肉末蒸蛋

180 牛奶——增强免疫力，淡化妊娠斑

181 食谱推荐

红豆奶

芒果牛奶西米露

182 奶酪——补钙健齿，防治便秘及腹泻

183 食谱推荐

奶酪焗肉酱通心粉

番茄奶酪焗饭

184 ○ 忌

狗肉——助热上火

蛇肉——有寄生虫

185 鹿肉——助热上火

186 水产类

○ 宜

虾——预防流产，促进胎儿骨骼发育

187 食谱推荐

白灼基围虾

腰果虾仁

188 鲤鱼——降低胆固醇，防治妊娠水肿

189 食谱推荐

香菜鲤鱼汤

糖醋鲤鱼

190 鲫鱼——防治妊娠水肿，促进胎儿正常发育

191 食谱推荐

奶汤鲫鱼

萝卜鲫鱼汤

192 海参——增强免疫力，促进胎儿大脑发育

193 食谱推荐

海参木耳煲排骨

烩海参

194 海带——防治妊娠水肿，预防乳腺增生

195 食谱推荐

海带红烧肉

海带蛤蜊汤

196 紫菜——预防孕期抑郁，促进胎儿生长发育

197 食谱推荐

紫菜寿司

紫菜蛋炒饭

198 ○ 忌

螃蟹——易导致流产

甲鱼——易导致流产

199 小龙虾——有寄生虫

田螺——有寄生虫

200 **五谷杂粮类**

○ 宜

黄豆——降低胆固醇，促进胎儿生长发育

201 食谱推荐

双豆小米豆浆

海带焖黄豆

202 豆腐——保护血管系统，增强免疫力

203 食谱推荐

白菜粉丝炖豆腐

家常豆腐

204 小米——缓解妊娠反应，促进胎儿发育

205 食谱推荐

豆浆小米粥

小米蜂糕

206 红薯——降血脂、降血压

207 食谱推荐

红薯豆沙饼

绿豆红薯粥

208 黑芝麻——淡化妊娠斑，预防贫血

209 食谱推荐

花生芝麻糊

麻酱花卷

210 玉米——预防便秘，保护视力

211 食谱推荐

松仁玉米

黄瓜玉米沙拉

212 ○ 忌

薏米——易诱发流产

213 油条——含致癌物，影响胎儿发育

214 **坚果类**

○ 宜

核桃——润肤黑发，促进胎儿大脑发育

215 食谱推荐

核桃仁炒韭菜

核桃百合粥

216 花生——降低胆固醇，预防贫血

217 食谱推荐

老醋花生

盐水煮花生

218 松子——润肠通便，促进胎儿大脑发育

219 食谱推荐

松子南瓜浓汤

香菇松子

220 栗子——防治口舌生疮，促进胎儿发育

221 食谱推荐

栗子鸡

栗子红枣粥

222 腰果——防治妊娠高血压，促进胎儿生长发育

223 食谱推荐

西芹百合炒腰果

海苔腰果炒饭

224 ○ 忌

杏仁——有小毒

225 白果——有小毒

227 PART4 孕期常见不适饮食宜忌

228 先兆流产
229 食疗菜谱
　　琥珀桃仁
　　素拌面
230 妊娠呕吐
231 食疗菜谱
　　橙子煎
　　姜汁甘蔗露
232 孕期失眠
233 食疗菜谱
　　香蕉奶香麦片粥
　　香蕉酸奶
234 孕期感冒
235 食疗菜谱
　　姜糖茶
　　菊花芦根茶
　　西瓜番茄汁
236 孕期便秘
237 食疗菜谱
　　蔬菜糙米饭
　　黄瓜苹果饮
238 妊娠水肿
239 食疗菜谱
　　红绿豆汤
　　冬瓜鲫鱼汤
240 孕期抽筋
241 食疗菜谱
　　糖醋排骨
　　猪肝枸杞汤
242 孕期贫血
243 食疗菜谱
　　西蓝花炒香菇
　　鸭血豆腐汤

244 妊娠糖尿病
245 食疗菜谱
　　素烧魔芋丝
　　苦瓜炒鸡蛋
246 妊娠高血压综合征
247 食疗菜谱
　　芹菜炒豆干
　　双菇扒荠菜
248 孕期抑郁症
249 食疗菜谱
　　油菜烧腐竹
　　葱爆鱿鱼
250 妊娠纹
251 食疗菜谱
　　花生炖猪蹄
　　番茄炒山药

252 附录

同类食物营养素含量对比参考范围

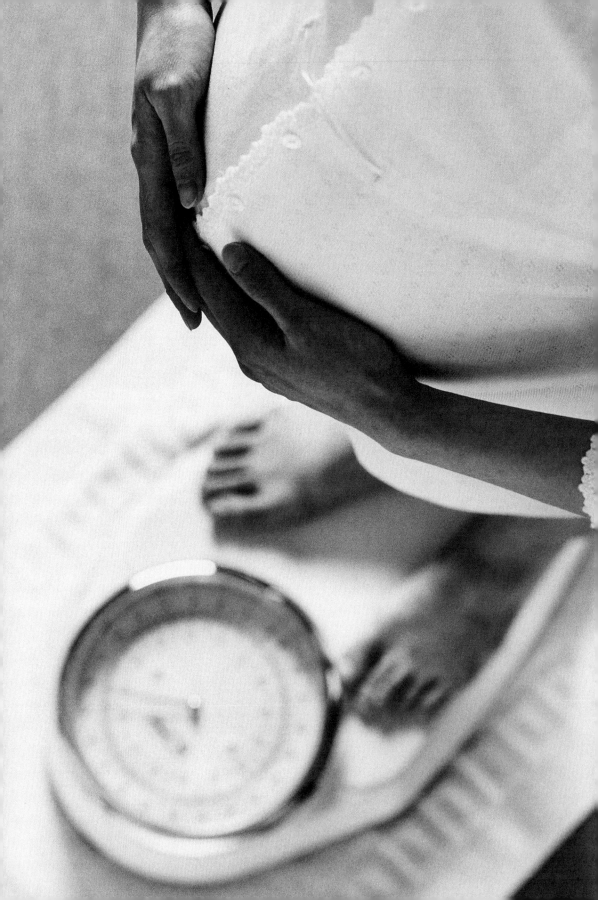

孕10月饮食关键点宜忌速查

备孕期女性

宜	忌
宜一日三餐定时吃 三餐定时定量，"早吃好，午吃饱，晚吃少。"	**不宜过度摄入咖啡因** 会抑制受精卵在子宫内着床和发育。
宜营养搭配要均衡 平衡膳食，防止营养不良或过剩。	**不宜多吃甜食** 食糖较多会令血糖或尿糖偏高。
宜多摄入排毒食物 动物血、果蔬汁、海带、紫菜等，都是很好的排毒食物。	**不宜吃过多辛辣食物** 易致胃部不适、消化不良、便秘、痔疮等。
宜喝足量的水 每天需喝1200~1600毫升（含膳食汤水）的水。	**不宜挑食、偏食** 易导致某些营养素摄入不足，影响胎儿正常生长发育。
宜吃有助于舒缓情绪的食物 香蕉、小米、深海鱼等食物有助于放松心情，有利受孕。	**不宜长期过量饮酒** 女性经常饮酒、酗酒，会影响卵子发育。酒后受孕，还可能造成胎儿发育迟缓，出生后智力低下。

备孕期男性

宜	忌
宜吃五种黑色食物 黑色食材可滋阴补肾、益气活血。	**不宜吸烟、喝酒** 酒精会增加精液中不良精子的数量。烟草内的尼古丁可引起精子发育畸形。
宜吃豆制品 豆制品富含精氨酸，其是精子形成的必需成分。	**不宜长期吃高脂肪食物** 高脂肪食物会降低雄性激素水平。
宜吃富含锌的食物 体内锌不足，会影响精子的数量与品质。	**不宜吃含反式脂肪酸的食物** 反式脂肪酸会减少雄性激素分泌。
宜吃韭菜 韭菜温中下气、补肾益阳，对男性勃起障碍、早泄等有食疗效果。	**不宜滥服性保健品** 干扰人体正常内分泌功能，使机体受损。
宜吃蔬菜水果 多吃蔬果可改善精子的浓度及活性。	**不宜随意用药** 很多药物对男性的精子质量都会产生不良影响。

孕1月

宜	忌
✓ **宜继续补充叶酸** 可防止胎儿先天性畸形。叶酸补充应贯穿整个孕期。	✗ **不宜偏食肉类** 孕早期以清淡、易消化的食物为主，不宜偏食肉类。
✓ **宜吃容易消化的食物** 孕早期出现早孕反应，容易呕吐、没有食欲。此时应吃些易消化吸收的食物。	✗ **不宜食用易致过敏的食物** 孕期要谨慎食用虾、蟹、贝壳类等易致敏食物。
✓ **宜在呕吐后坚持进食** 呕吐后可适当喝点水，待恶心的感觉消退后，坚持进食。	✗ **不宜多吃"三高"零食** 高盐、高糖、高热量的零食会影响胎儿生长发育。
✓ **宜每天一根香蕉** 香蕉富含叶酸和维生素B$_6$，这两种营养物质可保证胎宝宝神经管正常发育。	✗ **不宜吃大补食品** 过食补品易导致阴虚火旺、失眠、便秘等。
✓ **宜吃清淡饮食** 饮食宜清淡，少吃过咸、过辣的食物。	✗ **不宜吸烟、饮酒** 烟酒中的有害物质易致胎儿发育异常。

孕2月

宜	忌
✓ **宜适量吃豆制品** 豆制品营养丰富，可有效缓解妊娠反应。	✗ **不宜贪食冷饮** 冷饮易引起食欲缺乏、消化不良、腹泻等症状。
✓ **宜吃富含维生素E的食物** 维生素E可预防习惯性流产和先兆流产。	✗ **不宜长期吃快餐** 长期吃快餐会导致营养不良，影响孕育。
✓ **宜常备健康小零食** 健康小零食可补充营养，缓解孕吐。	✗ **不宜多吃加工过的酸味食物** 过食加工过的酸味食物会影响胚胎细胞的正常分裂增殖。
✓ **宜饮食多样化** 饮食应注意多样化，保证各类食物的摄入量和合理搭配。	✗ **不宜经常吃油条** 过量摄入油条中的明矾易影响胎儿大脑发育。
✓ **宜以开胃为主** 本月的饮食重点是开胃助消化，促进营养的吸收与利用。	✗ **不宜吃发芽土豆** 发芽土豆含有毒素，易致中毒。

孕3月

宜	忌
宜吃瘦肉 瘦肉营养较全面，比肥肉更容易消化吸收。	**不宜强迫进食** 强迫进食会令孕妇食欲变得更差。
宜每天吃1~2个鸡蛋 为补充营养、平衡膳食，每天吃1~2个鸡蛋为好。	**不宜多吃腌制食品** 腌制食品含有致癌物质及过多盐分，不利健康。
宜吃煮鸡蛋或蒸鸡蛋 煮鸡蛋和蒸鸡蛋营养保存最好，最易于消化吸收。	**不宜经常吃烧烤** 烧烤过程中会产生致癌物，经常吃有诱发肠癌、胃癌等癌症的危险。
宜吃富含膳食纤维的食物 膳食纤维可促进肠道蠕动，预防孕期便秘。	**不宜节食** 营养素摄入不足会影响胎儿正常发育。
宜补充DHA DHA是大脑和视网膜的重要构成成分，对胎儿智力和视力发育至关重要。	**不宜不吃主食** 碳水化合物摄入不足，会导致肌肉疲乏无力、低血糖等。

孕4月

宜	忌
宜喝牛奶补钙 牛奶的钙磷比例适当，利于钙的吸收。	**不宜过量补钙** 会影响铁、锌、镁、磷的生物利用率，还会引起孕妇尿路结石、高钙血症等。
宜多吃虾皮 虾皮含钙量丰富，是物美价廉的补钙佳品。	**不宜生吃螺、蚝等** 生的螺、蚝等易存在寄生虫，食用后易引起机体组织病变或机械性损伤。
宜适量吃些芝麻酱 麻酱中含钙量比蔬菜和豆类都高得多，经常食用对胎宝宝的骨骼、牙齿的发育都大有益处。	**不宜多吃味精** 味精的主要成分是谷氨酸钠，过量食用会导致人体缺锌。
宜适当补充鱼肝油 鱼肝油中的主要成分是维生素A和维生素D。适量补充鱼肝油，可以促进胎宝宝的骨骼发育。	**不宜暴饮暴食** 会导致体重增长迅猛，带来妊娠糖尿病、妊娠高血压等隐患，对胎宝宝的成长也不利。
宜通过食物预防妊娠斑 食用富含维生素C的食物，能淡化黑色素，预防妊娠斑，保持皮肤白皙。	**不宜过量吃巧克力** 过量食用巧克力会产生饱腹感，影响孕妈妈的食欲，破坏营养平衡。

孕5月

宜	忌
✓ **宜饮食粗细搭配** 粗杂粮中富含B族维生素及膳食纤维，与精米白面营养互补。	✗ **不宜喝久沸的开水** 久沸的水中重金属与亚硝酸盐浓度升高，饮用后易导致腹胀与腹泻。
✓ **宜适量吃深色蔬菜** 深色蔬菜的维生素、矿物质含量比浅色的蔬菜高几倍甚至几十倍，营养更丰富。	✗ **不宜喝未煮开的豆浆** 生豆浆中含有皂苷和抗胰蛋白酶等有毒成分，易导致恶心、呕吐、腹泻等中毒症状。
✓ **宜吃萝卜** 萝卜具有健脾、化痰、利尿、消食等功效，有利于孕妈妈身体健康。	✗ **不宜吃得太咸** 过量摄入食盐会对血管产生伤害，增加患动脉硬化的风险。
✓ **宜多喝杂豆、杂粮粥** 杂豆、杂粮粥能为身体补充水分，有效防止便秘；容易消化，可缓解妊娠反应。	✗ **不宜经常吃皮蛋** 皮蛋含铅，孕妈妈长期过量摄入，可能导致流产、早产、胎儿畸形、胎儿脑发育迟缓等。
✓ **宜饭前饭后1小时吃水果** 合理的吃水果时间应该在两餐之间，或安排在饭前1小时、饭后1小时。	✗ **不宜吃含激素的补品** 人参、蜂王浆等滋补品含有较多的激素，滥用这些补品，会威胁孕期安全。

孕6月

宜	忌
✓ **宜多吃鱼** 鱼富含卵磷脂、氨基酸等，对胎儿中枢神经系统的发育可起到良好的作用。	✗ **不宜经常吃火锅** 火锅中嘌呤含量高，多吃易引发痛风。反复煮沸的汤底还含有亚硝酸盐致癌物。
✓ **宜吃含碘食物** 孕妈妈缺碘会导致胎儿不可逆性脑发育障碍。含碘丰富的食物有海带、紫菜等。	✗ **不宜过量吃水果** 孕妈妈过量吃水果，易使妊娠期糖尿病的患病风险增高。
✓ **宜喝酸奶** 乳酸菌能够分解乳糖及蛋白质，帮助消化，还能改善肠胃环境，维持肠道健康。	✗ **不宜用开水冲调孕妇奶粉** 孕妇奶粉中所含的营养素在高温下易分解变质，降低营养价值。
✓ **宜吃坚果** 坚果富含不饱和脂肪酸，能够促进胎宝宝大脑发育。	✗ **不宜吃饭太快** 吃饭太快，饭菜不易被咀嚼充分，给胃增加了负担。
✓ **宜通过饮食预防贫血** 宜全面摄取各类食材，荤素搭配、粗细搭配。多吃有助于补血养血的食物。	✗ **不宜过量食用大蒜** 过量食用会影响食物的消化吸收，还可加重贫血。

孕7月

宜	忌

 宜多吃新鲜蔬果
新鲜蔬果富含维生素C，可提高免疫力。

 不宜空腹喝牛奶
空腹喝牛奶易导致腹痛、腹泻。

 宜适量喝孕妇奶粉
孕妇奶粉可强化多种营养素，满足孕期营养需求。

 不宜吃饱就睡
影响睡眠，易使人做恶梦，还易导致消化不良。

 宜每周吃1~2次海带
海带富含碘，适当补充碘元素，可避免胎儿因缺碘而发育不良、智力低下。

 不宜吃鲜黄花菜
鲜黄花菜中的有毒物质秋水仙碱易导致腹痛、腹泻、呕吐等中毒症状。

 宜吃全麦面包
全麦面包富含粗纤维、B族维生素、维生素E以及锌、钾等矿物质。

 不宜常用猪油炒菜
易导致肥胖，增加罹患高脂血症和心脑血管疾病的可能性。

宜吃山药补脾益气
山药可用于孕期脾虚食少、肺虚喘咳、肾虚尿频、虚热消渴等症的食疗。

不宜过量吃西点
高脂高糖的西式糕点会加重孕晚期的代谢负荷，且营养价值不高。

孕8月

宜	忌

 宜吃鱼防早产
富含ω-3脂肪酸的鱼，可帮助孕妈妈保护胎盘功能、防止早产。

 不宜让体重增长过快
体重增长过多、过快，易生产巨大儿，加重自然分娩的难度。

 宜摄入一定量的生物类黄酮
生物类黄酮可促进维生素E的吸收，预防静脉曲张。

 不宜在饭前喝大量水
饭前大量喝水会稀释胃酸，影响食欲，降低消化能力。

 宜继续补铁
胎儿后期生长速度很快，对铁的需求量较大，宜继续补铁。

 不宜吃果脯、蜜饯
果脯、蜜饯含有食品添加剂，其中含有香精的添加剂可能损害肝脏等器官。

 宜适当增加铜的摄入
缺铜会导致胎儿先天性畸形，并可导致孕妇羊膜变薄而发生胎膜早破等。

 不宜多喝糯米甜酒
糯米甜酒含有一定比例的酒精，多喝易使胎儿大脑细胞的分裂受到阻碍。

 宜补充蛋白质及钾元素预防水肿
宜保证蛋白质和钾元素的摄入，可预防营养不良及钾钠失衡导致的水肿。

 不宜过量喝饮料
过量喝饮料会增加肾脏负担，加重妊娠水肿，造成血糖过高等。

孕9月

宜	忌
宜吃可缓解水肿的食物 蔬果可加强新陈代谢，解毒利尿。富含钾的食物可促进钠的排出，避免水钠潴留导致的水肿。	**不宜吃反季节蔬果** 饮食应遵循自然规律。只有生长成熟符合节气的蔬果，才能得天地之精华。
宜吃富含蛋白质的食物 补充蛋白质，为分娩及日后的哺乳储备足够的营养及能量。	**不宜过量食用荔枝** 大量食用荔枝易导致上火，还易引起高血糖、"荔枝病"。
宜吃富含胶原蛋白的食物 能修复肌肤弹力纤维，可淡化妊娠纹。	**不宜多吃马齿苋** 马齿苋性寒滑，有利肠滑胎的作用。
宜少食多餐 孕晚期应采取少食多餐的方法，以满足机体对营养素的需要。	**不宜用高油温炒菜** 油温过高会破坏油脂中的脂肪酸和蔬菜中的维生素，使营养价值大大降低。
宜睡前喝牛奶助睡眠 温热的牛奶具有镇静作用，可改善睡眠。	**不宜多吃苦杏仁及白果** 苦杏仁与白果均含有毒物质，多吃易中毒。

孕10月

宜	忌
宜吃易消化吸收的食物 产前宜选择易消化吸收、少渣、可口味鲜的食物，为分娩储备足够的能量。	**不宜在孕晚期大量补钙** 孕晚期大量补钙，会引起胎盘早熟。
宜吃富含维生素K的食物 缺乏维生素K会造成凝血障碍，易导致产后大出血。	**不宜在产前吃大量富含膳食纤维的食物** 容易在生产时发生排便事件，给生产造成不便。
宜适量吃茭白 茭白清热利尿，还富含膳食纤维，可防治妊娠水肿及孕晚期便秘。	**不宜在剖宫产前吃东西** 剖宫产术前12小时应禁止吃东西，手术前6~8小时也不要再喝水。
宜吃富含锌的食物 孕妇缺锌，可造成宫缩乏力、难产，还有增加产后出血的可能。	**不宜在剖宫产前吃滋补品** 人参等滋补品会影响剖宫产手术中麻醉药的效果。
宜在产前吃些巧克力 临产前吃巧克力，可补充热量，保证有足够体力顺利分娩。	**不宜在剖宫产前吃鱿鱼** 鱿鱼中含有的EPA能抑制血小板凝集，不利于术后止血与创口愈合。

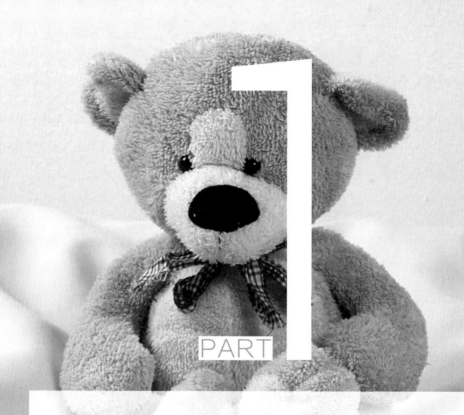

PART 1

备孕期
饮食营养宜忌

生育是一件神圣而重大的事情，需要夫妻双方都做好充分的准备，将身体、心理全方位地调整到最佳受孕状态，这对母子健康来说至关重要。

除了夫妻双方检查身体之外，更要注重饮食。改变孕前的不良饮食习惯，远离烟酒、咖啡、浓茶等，同时补充叶酸、钙、锌等营养素，调节体重，为宝宝打造最肥沃的"土壤"，这样才能怀上最棒的一胎！

备孕期 女性关键营养素

许多营养素可以在人体内储存很长时间，这就需要提前摄取营养，为孕期做准备。孕妈妈储备营养一则可以满足怀孕时短时间内营养需求量的增加，二则可以在孕早期发生呕吐不能进食时，动用储备而不致影响胎宝宝的成长。所以孕前就要注意补充营养，这对以后的胎宝宝具有特殊意义。

叶酸——让宝宝赢在起跑线

每日建议摄入量：400微克

叶酸是一种水溶性B族维生素，与细胞分裂有关。研究发现，如在怀孕头3个月内缺乏叶酸，可导致胎儿神经管发育缺陷，从而增加裂脑儿、无脑儿的发生率。其次，孕妇经常补充叶酸，可防止新生儿体重过轻、早产以及婴儿腭裂（兔唇）等先天性畸形。

· 补充叶酸关键期

叶酸补充应贯穿整个孕期。其中孕前3个月至整个孕早期更为关键。每天服用叶酸的时间应在早饭后半小时到1小时内。而到了孕中后期，胎宝宝DNA的合成，胎盘、母体组织和红细胞增加都使得对叶酸的需要量大大增加。所以即使宝宝的神经系统在孕早期已经发育完成，但孕中后期叶酸的缺乏仍然会引起巨幼红细胞性贫血、先兆子痫、胎盘早剥的发生。

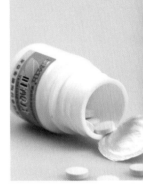

· 正确补充叶酸

人体不能自己合成叶酸，只能从食物中摄取。补充叶酸，首先应从最天然的食物补充开始，动物肝、肾、绿叶蔬菜中叶酸的含量都很丰富。但由于天然叶酸极不稳定，易受阳光、加热的影响而发生氧化，所以孕妈妈要改变一些烹饪方法，尽可能减少叶酸流失。同时适当服用一些叶酸补充剂，以弥补不足。

食物来源

种类	叶酸含量多的食物
蔬菜	菠菜、番茄、油菜、小白菜、莴笋、扁豆、西蓝花、蘑菇等
水果	橘子、草莓、樱桃、香蕉、柠檬、桃子、杨梅、石榴、葡萄、猕猴桃等
动物食品	动物的肝脏、肾脏，禽肉及蛋类，牛肉、羊肉等
谷类	大麦、米糠、小麦胚芽、糙米等
豆类	黄豆、豆腐等豆制品
坚果	核桃、腰果、栗子、杏仁、松子等

医生提醒：

叶酸不能滥补

世界卫生组织推荐，孕妇每日叶酸供应量为400～600微克，如果过多摄入，会干扰孕妇的锌代谢。锌元素不足，同样会影响胎儿发育。市场上有一种供治疗贫血用的"叶酸片"，每片含叶酸5毫克，即5000微克，相当于孕妈妈服用的叶酸增补剂的12.5倍，不管是备孕期还是孕期，如非医生建议应不服用。

市场上的叶酸增补剂琳琅满目，在挑选时，要特别注意产品的生产厂家、叶酸的含量、适宜人群、不良反应以及影响吸收和利用的因素等。

备育期 男性关键营养素

锌——增强精子活力

每日建议摄入量：15毫克

锌不仅参与精子的构成，还和精子的生成、发育、成熟有密切的关系。锌与精液的质量及密度呈正比关系，缺锌会影响精子的代谢与活力，从而影响受精的过程。天然食物中，锌含量最高的为牡蛎。

镁——增强生育能力

每日建议摄入量：400毫克

虽然镁在体内的含量比钙等营养素少得多，但量少不等于作用小。对男性而言，镁的贡献非常大。镁能够提高精子活力，增强男性生育力。医生们研究发现，精液不液化的原因之一，就是微量元素镁的缺乏。因此备育男性要注意补充镁。富含镁的食物有很多，其中紫菜含镁量最高。

硒——提高精子质量

每日建议摄入量：50微克

硒对男性的生育能力来说必不可少，睾酮的生物合成需要硒，精子的形成和正常发育需要硒。男性体内的硒，有25%～40%集中在生殖系统。硒具有增强精子活力和性机能的功效，所以人们称硒为男性的体内黄金。硒还能提高与改善性功能，帮助一部分有阳痿、早泄、性功能低下的男性逐渐回复正常。

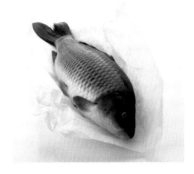

蛋白质——增强性功能

每日建议摄入量：1克/千克体重

雄性激素合成的物质基础离不开蛋白质。蛋白质营养不足会使雄性激素分泌受阻。此外，蛋白质也是构成精液的基本原料，它的匮乏将影响精液的制造。当然蛋白质还能让血管富有弹性、血液流通更加顺畅，而阴茎勃起的硬度恰恰与血液流通有很大的关系。

营养素	推荐食物
锌	牡蛎等海产品、瘦肉、坚果、苹果、香蕉等
镁	紫菜、小米、玉米、荞麦、高粱、燕麦、土豆、各种豆类以及花生、芝麻、海产品和香蕉等
硒	芝麻、麦芽、黄芪、酵母、蛋类、龙虾、虎爪鱼、金枪鱼、动物的肝、肾等
蛋白质	瘦肉、鱼、蛋、奶、黄豆、青豆、黑豆、豆腐、豆浆、花生、核桃、榛子等

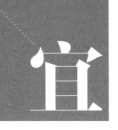

宜 备孕期 女性饮食宜忌

 宜一日三餐定时吃

吃饭有规律，一定要定时定量，能使胃肠道有规律地蠕动和休息，从而增加食物的消化吸收率，使胃肠道的功能保持良好状态，减少胃肠疾病的发生。早餐宜在7-8点，午餐宜在12点，晚餐宜在晚上6-7点，每日上午或下午可适当加餐。另外，早午餐所食系一日消耗精力所需，而晚餐过饱，食必不消化。故保养口诀为："早吃好，午吃饱，晚吃少。"

 宜营养搭配要均衡

各种食物所含营养素不可能类同，各有不同的属性，彼此之间又起着相互制约、相互配合的作用。因此，只有同时进食种类齐全、比例适当的混合食物，才能获得最大的生物利用效果，也只有通过平衡膳食这种合理的膳食结构才可防止产生营养不良或营养过剩的不良后果。为了孕育最棒的宝宝，备孕女性一定要平衡膳食、科学搭配、均衡摄取。

 宜多摄入排毒食物

人体内的毒素是身体新陈代谢产生的废物。体内毒素堆积多了，就会让皮肤变差、免疫力下降、内分泌失调等，直接影响受孕。而动物血、果蔬汁、海带、紫菜、豆芽、红薯、糙米、苦瓜等，都是很好的排毒食物。多吃这类食物，有助于排除毒素。

 宜喝足量的水

水是维持体内环境平衡的重要因素。对于准备怀孕的女性来说，良好的体内环境更是小宝宝安心成长的保障。水在人体内直接参与或促进各种化学反应，维持人体正常的新陈代谢。体内各种物质的消化、吸收、运输和排泄，都需要有水的参加，以维持人体内血液的正常循环。所以备孕女性每天需要及时补充水分，以保持人体的正常生理功能。每天定量喝1200~1600毫升（含膳食汤水）的水，养成不渴也喝水的习惯。

 宜吃有助于舒缓情绪的食物

顺利受孕的一个很重要的因素就是放松心情。压力过大、情绪焦虑等心理因素会影响内分泌系统，影响受孕。除了进行心理调节之外，还可通过吃一些可改善心情、提振情绪的食物，来达到放松愉悦的目的。比如香蕉、小麦胚芽、小米、深海鱼、贝类等，都是不错的选择。

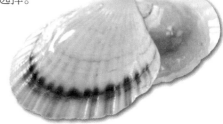

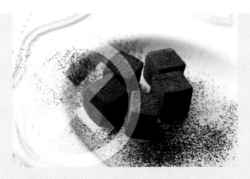

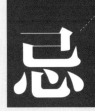
忌

不宜过度摄入咖啡因

备孕女性不要过多饮用咖啡、浓茶及其他含咖啡因的饮料。咖啡因作为一种能影响女性生理变化的物质，可以在一定程度上改变女性体内雌激素、孕激素的比例，从而间接抑制受精卵在子宫内着床和发育。同时，研究显示，摄入过多的咖啡因会阻碍铁的吸收，加剧贫血，影响女性受孕和身体健康。

不宜多吃甜食

妇科专家表示，女性患阴道炎，有一个重要因素就是嗜吃甜食。女性食糖较多会令血糖或尿糖偏高，导致阴道内糖原增加，酸度增高，继而发生念珠菌性阴道炎。在临床诊断中，许多容易得妇科病的女性，其血糖或尿糖都明显高于正常水平，而90%的患者在减少日常糖分摄入量后，病情复发明显减少。因此，为了减少妇科病，更有利于受孕，备孕女性不宜多吃甜食。

不宜吃过多辛辣食物

辛辣食物常常引起正常人的消化功能紊乱，如：胃部不适、消化不良、便秘、痔疮等。怀孕后，由于胎儿一天天长大，本身就影响孕妇的消化功能和排便，如果孕妇始终保持着吃辛辣食物的习惯，其结果一方面会加重消化不良、便秘或痔疮的症状，另一方面也会影响对胎儿的营养供给，甚至增加分娩的困难。因此，计划怀孕的女性，应在计划怀孕前3~6个月就停止吃辛辣食物的习惯。

不宜挑食、偏食

在实际生活中，由于季节、烹调方法、各地饮食习惯等因素的影响，人们很难做到膳食平衡，而偏食、挑食容易导致某些营养素的摄入不足。怀孕之后，由于早孕反应，进食会更少，更容易缺乏营养。因此在备孕期间，就应该尽可能摄取多种多样的食物，不要挑食、偏食。

不宜长期过量饮酒

不仅怀孕后不宜饮酒，孕前也不宜长期过量饮酒。酒的主要成分是酒精。随着饮酒量的增加，血液中的酒精浓度也随之增高，对大脑、心脏、肝脏、生殖系统都有危害。女性经常饮酒、酗酒，会影响卵子发育。酒后受孕，还可能造成胎儿发育迟缓，出生后智力低下。因此，为了使后代健康成长，发育正常，女性在备孕期间也不宜过量饮酒。

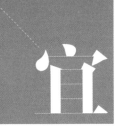

备育期 男性饮食宜忌

 宜吃五种黑色食物

黑色入肾，男人想要呵护好肾脏，增强生育能力，就要多吃黑色食物。黑米、黑豆、黑芝麻、木耳、黑枣，都是补肾的好选择。这些食材具有滋阴补肾、益气活血等功效，常食还能乌发养颜、延缓衰老。

 宜吃豆制品

豆制品富含精氨酸。精氨酸是精子形成的必需成分，它可以促进体内一氧化氮的释放，起到放松血管和增加血流的作用，从而增进男性性欲。豆制品中的大豆异黄酮属于植物雌激素，不同于药物雌激素，并不会使男人女性化，并且还能减少男性骨质流失。

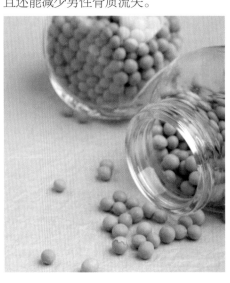

 宜吃富含锌的食物

中国营养学会推荐男性每天摄入锌15毫克。这是因为男性精液里含有大量的锌，体内锌不足，会影响精子的数量与品质。此外，锌不仅是雄性激素合成的必需物质，同时也负担着保护前列腺的重任。含锌较为丰富的食物有水产品(尤其是贝壳类海鲜，如牡蛎等)、瘦肉、动物内脏、坚果等。

 宜吃韭菜

韭菜有"植物伟哥"之称，具有温中下气、补肾益阳等功效，在增强精力的同时，更是对男性勃起障碍、早泄等有较好的食疗效果，所以医学典籍称之为"壮阳草"。对男性来说，韭菜炒虾仁或韭菜炒鸡肉，都是很好的"壮阳菜"。

 宜吃蔬菜水果

蔬菜水果富含抗氧化成分。而抗氧化成分能降低氧化过程对精子造成的伤害。科学家们调查发现，精子质量较好的男性吃的水果和蔬菜都比较多，通常他们的膳食中也多富含维生素等抗氧化剂。因此，常吃蔬菜水果可以改善精子的浓度及活性。

不宜吸烟、喝酒

男性若经常饮酒，会降低睾丸激素分泌量，且增加精液中不良精子的数量。而烟草内的尼古丁及醇类物质对睾丸的生精上皮有直接毒性，可引起精子发育畸形、数量减少。这种精子与卵细胞结合所形成的胎儿，其发育也将会受到不同程度的损害。

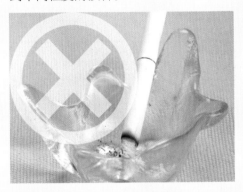

不宜长期吃高脂肪食物

长期食用高脂肪食物会降低雄性激素水平，使男子性功能明显减弱。高脂肪的饮食还会加重肾脏负担，伤肾伤身，也会影响性功能，严重的还会出现阳痿。

不宜吃含反式脂肪酸的食物

反式脂肪酸又称氢化脂肪酸，其性质类似于饱和脂肪酸。是通过化学方法生产出来的，用以改善食品的口感，延长食品的保质期。反式脂肪酸会减少雄性激素分泌，对精子的活跃性产生负面影响，中断精子在身体中的反应。反式脂肪酸主要存在于奶油类、煎炸类、烘烤类和速溶类等食品中，如炸薯条、炸猪排、烤面包、西式奶油糕点及饼干等食品。

不宜滥服性保健品

造成性功能衰退的原因很多，绝不仅仅是性保健品就可以治疗和解决的。在不明原因的情况下，滥用含有性激素的性医药保健品，通过刺激中枢神经使生殖器充血而解决一时之快，将会干扰人体正常的内分泌功能，使机体受损。有些"性保健品"不但不能达到性保健的作用，还会带来很多不良反应，譬如一些壮阳药其实都有杀精的副作用。有些还含有性激素，不但没有起到壮阳的效果，反而会使其原有的功能丧失。

不宜随意用药

很多药物对男性的精子质量都会产生不良影响，如抗组织胺药、抗癌药、咖啡因、吗啡、类固醇、利尿药等。这些药物不仅可致新生儿缺陷，还可导致婴儿发育迟缓、行为异常等。备育期的男性一定要在医生指导下服药。

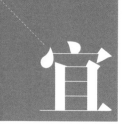

宜 备孕期 宜吃与忌吃食物

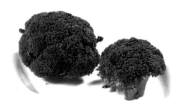

西蓝花
热量30千卡/100克 [1]

富含叶酸：叶酸含量高，且易被人体吸收。

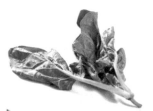

菠菜
热量28千卡/100克

补充叶酸：富含叶酸，每100克菠菜含叶酸350微克。

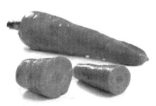

胡萝卜
热量39千卡/100克

提高免疫力：增强人体抗病能力，有利于健康受孕。

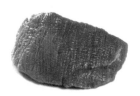

牛肉
热量125千卡/100克

补充能量：富含蛋白质、铁、锌等，使备孕女性保持体力。

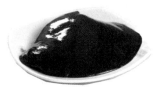

猪肝
热量129千卡/100克

排毒护体：清除体内有毒废物，维持正常生长和生殖机能。

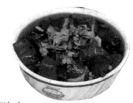

鸭血
热量108千卡/100克

预防贫血：富含铁元素，可预防孕期贫血。

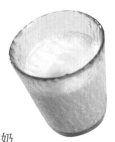

牛奶
热量54千卡/100克

补充营养：补充钙、钾、蛋白质、维生素D等多种营养素。

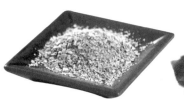

燕麦
热量377千卡/100克

调节体重：富含膳食纤维，帮助孕前女性调节体重。

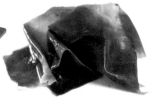

海带
热量13千卡/100克

调节酸碱平衡：富含矿物质元素，可调节体内酸碱平衡。

注[1]：本书的食材热量及营养成分含量均参考自《中国食物成分表（第2版）》（北京大学医学出版社，2009年12月第2版）。

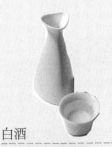

白酒
热量298千卡/100克

致畸：所含的酒精易导致胎儿畸形和智力低下。

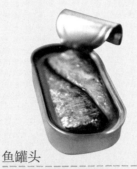

鱼罐头
热量50~200千卡/100克

致畸：罐头中含有食品添加剂，过多食用易导致胎儿畸形和增加流产的危险。

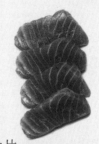

生鱼片
热量116千卡/100克

传染疾病：容易含有细菌或寄生虫，有可能会传染给胎儿。

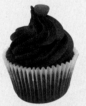

甜点
热量359千卡/100克

代谢紊乱：易引起代谢紊乱，导致孕前体重增加。

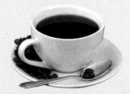

咖啡
热量45千卡/100克

影响受孕：咖啡因抑制输卵管正常收缩，影响受精卵顺利进入子宫。

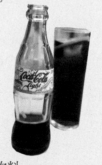

辣椒
热量38千卡/100克

引起便秘：多食辛辣食物易导致消化功能障碍，引起便秘。

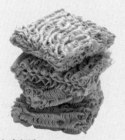

方便面
热量473千卡/100克

导致营养不良：高盐高热量，营养成分单一，长期食用会导致营养不良。

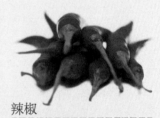

碳酸饮料
热量44千卡/100克

钙流失：含有磷酸，大量摄入会影响钙的吸收。

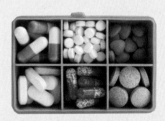

某些药物

致畸流产：影响精子和卵子的发育，导致流产或胎儿畸形。

备孕期 食谱推荐

蒜蓉西蓝花

关键词
补充叶酸

材料 西蓝花250克，蒜蓉15克。

调料 盐适量。

做法

1. 西蓝花洗净，切成小朵，入沸水中略焯，盛出沥干。

2. 炒锅倒油烧热，加入蒜蓉爆香，加入西蓝花快炒，加盐炒匀即可。

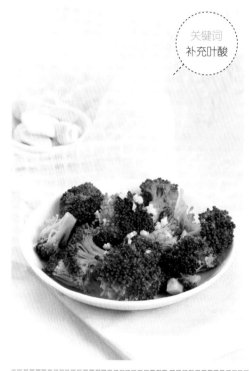

温馨提示

西蓝花富含叶酸，且易于被人体吸收。但由于叶酸极不稳定，烹调时间过长会令叶酸受到破坏，因此，西蓝花以少油快炒、凉拌以及沸水焯烫为佳。

蛋炒胡萝卜

材料 胡萝卜100克，鸡蛋80克。

调料 大葱10克，姜5克，白糖5克，盐1克，胡椒粉1克。

做法

1. 将鸡蛋磕入碗中，加入盐、白糖、胡椒粉，拌匀成蛋液备用。葱姜洗净，姜切末、葱切段备用。

2. 胡萝卜去皮，洗净，切成细丝，入沸水略焯，捞出沥干。

3. 锅中放油烧热，爆香姜末、葱段，放入胡萝卜丝炒透，加入蛋液，快速炒熟即可。

关键词
提高免疫力

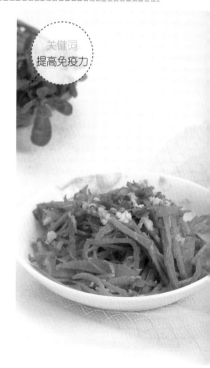

温馨提示

由于胡萝卜素是脂溶性的，因此烹饪时，最好与油或者肉类一起烹制，以免胡萝卜素损失。

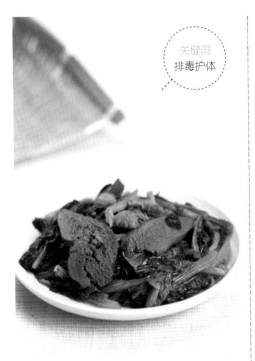

关键词
排毒护体

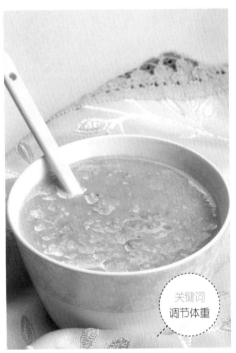

关键词
调节体重

菠菜拌猪肝

材 料 猪肝75克，菠菜100克，香菜5克，虾米5克。

调 料 酱油5克，醋3克，香油5克，盐适量。

做 法

1. 菠菜洗净切段，用沸水焯一下，捞出沥干；香菜择洗净，切段；虾米洗净烫软。

2. 猪肝洗净，切薄片，入沸水烫熟，捞出沥干，凉凉。

3. 菠菜段放盘内，猪肝片放在菠菜段上，再放上香菜段、虾米，放酱油、香油、醋、盐拌匀即可。

营养功效

猪肝富含B族维生素，可补充机体重要的辅酶，帮助清除体内的有毒废物。

燕麦粥

材 料 燕麦片50克，玉米面25克，豆浆适量。

调 料 白糖5克。

做 法

1. 将燕麦片、玉米面放入锅中，倒入豆浆，边倒边搅拌，调成燕麦玉米糊。

2. 将燕麦玉米糊置于火上，用勺不停搅拌、烧沸。

3. 转小火煮10分钟至熟，熄火，加白糖调味即可。

营养功效

燕麦富含膳食纤维，具有调节血糖、血脂，控制体重等功效，可帮助孕前女性调节体重。

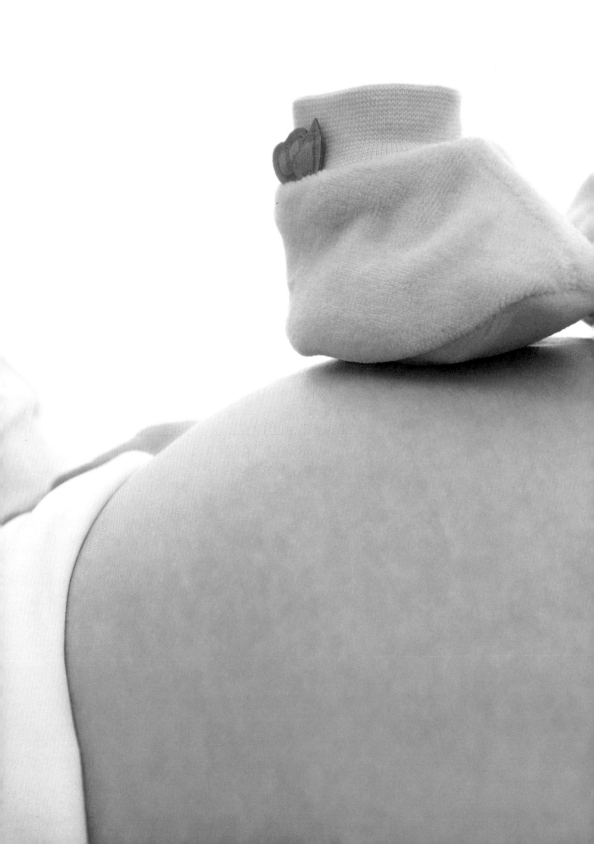

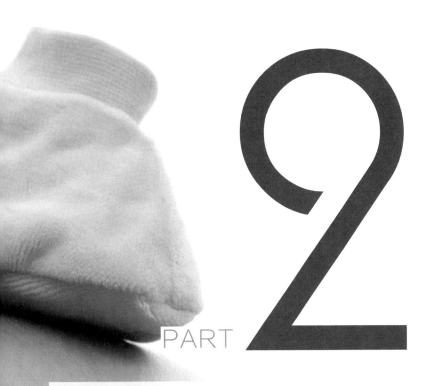

2

孕10月
饮食营养宜忌

对孕妈妈来说，孕育新生命除了欣喜与期待之外，或多或少会伴随着不安的情绪，生怕一不注意就伤害到腹中胎儿。孕期饮食对于孕妇身体健康和胎儿的正常发育有着重要意义。那么，孕妈妈到底该注意哪些饮食营养细节呢？

本章将告诉你每个月重点吃什么、有哪些饮食宜忌，什么宜吃，什么不宜吃，让孕妈妈吃好吃对，饮食无忧！

孕1月 大事记

孕妈妈与胎宝宝的变化

胎儿成长情况	孕妈妈身心变化
身长0.4~0.7厘米，体重1克左右，手足已形成凸起样，有长长的尾巴和鳃，神经管开始形成。此时期称为胎芽。	大部分人没有自觉症状，有些人会出现身体疲乏、发热或怕冷、嗜睡等症状。子宫如鸡蛋大小。

· 验孕方法早知道

尿妊娠试验

　当受精卵植入子宫后，孕妇体内就产生一种绒毛膜促性腺激素，这种激素，在受孕后10天左右就可以从尿中检验出来。尿妊娠试验，一定要采用晨尿，因为晨尿浓缩，激素水平较高。最好事先从医院化验室取容器，也可用任何广口瓶，但需洗净，并煮沸灭菌或用沸水冲洗。收集晨尿约10毫升后即可用验孕棒或验孕试纸检测。测试纸上显示两条红线表示阳性，即是怀孕。

内诊

　在受孕2周后（通常因月经迟来而验孕时已达此周数）由妇产科医师作内诊。

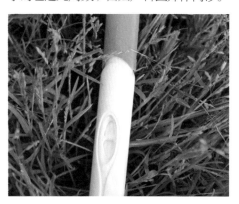

由于怀孕初期子宫会变大，同时子宫颈及子宫下端变得较为柔软，医师很容易由手指触诊而确知。内诊或许会使妇女感觉不太舒服或不自在，但却不会对胎儿造成影响，孕妈妈毋须太过担忧。

B超检查

　用B超诊断早孕是最可靠的方法。最早在妊娠第5周，即月经过期一周，通过B超就可显示出子宫内有圆形的光环，又称妊娠环，环内的暗区为羊水，其中还可见有节律的胎心搏动。

计算预产期

预产期月份	末次月经第一天的月份+9或-3
预产期日期	末次月经第一天的日期+7

注：如末次月经在3月份之后，则在此月份上减3，相当于第2年的月份；如末次月经在3月份之前，则在此月份上加9，相当于本年的月份。但由于闰年或闰月，还有女性自身月经周期长短不一、受精卵着床时间差异等原因，上述公式计算出的结果可能会比实际预产期相差一两天。

孕1月 关键营养素

碳水化合物——热量需求不可少

每日建议摄入量：150克

碳水化合物亦称糖类化合物，是自然界存在最多、分布最广的一类重要的有机化合物。葡萄糖、蔗糖、淀粉和纤维素等都属于碳水化合物。碳水化合物是一切生物体维持生命活动所需能量的主要来源。它与蛋白质、脂肪同为生物界三大基础物质，为生物的生长、运动、繁殖提供主要能源，是人类生存发展必不可少的重要物质之一。

食物来源

种类	碳水化合物含量多的食物
蔬菜	番薯、土豆、莲藕、山药等根茎类蔬菜
水果	甘蔗、甜瓜、西瓜、香蕉、葡萄等
谷类	水稻、小麦、玉米、大麦、燕麦、高粱等
豆类	黄豆、红豆、绿豆、黑豆等
坚果	核桃、腰果、栗子、杏仁、松子等

· 孕早期不可缺乏碳水化合物

孕早期，为孕期提供能量的碳水化合物、脂肪供给不足，孕妇会一直处于"饥饿"状态，会表现出热量缺乏，出现消瘦、低血糖、头晕，无力甚至休克等症状。胎儿则会生长发育缓慢，可导致胎儿大脑发育异常，出生后智商较低。尤其是严重孕吐者不能摄取足够的

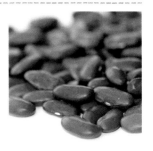

碳水化合物，这意味着机体将动员脂肪分解以产生能量供机体利用，而脂肪分解的代谢产物是酮体，并因此出现酮症或酮症酸中毒。血液中过高的酮体将通过胎盘进入胎儿体内，影响和损伤早期胎儿大脑和神经系统的发育。

· 正确补充碳水化合物

孕期每日消耗热量为40千卡/千克体重，营养专家建议，孕期的碳水化合物需求量应占总热量的50%左右，每1克碳水化合物产生的热量相当于4千卡。那么60公斤的孕妇每日需碳水化合物约300克。故孕早期必须保证每日摄取不低于150克的碳水化合物，可避免酮症酸中毒对胎儿早期神经系统的不良影响。那些严重呕吐、完全不能进食者，需在医生指导下，通过静脉补充葡萄糖、维生素和矿物质。

医生提醒：

以摄入淀粉为宜

孕妇补充碳水化合物，以摄入淀粉类多糖为宜，不宜直接摄入葡萄糖或过多蔗糖，以免引起血糖波动。

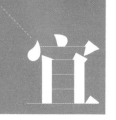

孕1月 饮食宜忌

 宜继续补充叶酸

日常生活中含叶酸的食物很多，但叶酸的生物利用度较低，仅在45%左右。而孕妈妈对叶酸的需求量又高于正常人，所以对叶酸的补充不可懈怠，孕前要补叶酸，孕后还要继续补充。但需要注意的是：在正常饮食下，每日服用400微克叶酸是安全剂量。

 宜吃容易消化的食物

孕早期出现早孕反应，容易呕吐、没有食欲。此时应适当吃些易消化、容易吸收的食物，如软饭、稀饭、肉末粥、鱼片粥、鸡蓉粥、鸡蛋面、肉丝面、排骨面、馒头、花卷、包子、馄饨、软饼等，像硬米饭、油饼、油条、红烧肉、香肠等油腻、煎炸、腊味等都属于不易消化的食物。此外，还要注意摄入食物的种类要齐全，粗细粮搭配，多吃新鲜蔬菜水果。

 宜在呕吐后坚持进食

早孕反应使孕妈妈没有食欲，看见食物不想吃，油腻的食物还会引起恶心、呕吐。这时，为了保证孕妈妈和胎宝宝的营养需求，没有食欲也要吃东西。特别是呕吐后，可以适当喝点水，休息一下，待恶心的感觉消退后，坚持进食。选择淀粉类食物，可以缓解恶心。

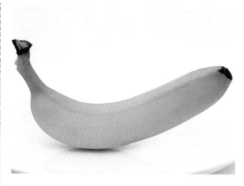

 宜每天一根香蕉

香蕉是钾的极好来源，并含有丰富的叶酸和维生素B_6，叶酸、维生素B_6是保证胎宝宝神经管正常发育，避免无脑、脊柱裂等严重畸形发生的关键性物质。此外，钾有降压、保护心脏与血管的作用，这对孕妈妈是十分有利的。因此，孕早期孕妈妈最好每天能吃1根香蕉。但如果到了孕中晚期，体重增长较快、血糖偏高时，就不要再吃香蕉了。

 宜吃清淡饮食

怀孕初期，口味会发生变化，此阶段饮食的调味宜清淡些，少吃过咸、过辣的食物，以免出现血压升高、上火、便秘等不适症状，影响身体健康。同时，应选体积小、营养价值高的食物，如动物性食品，避免吃体积大、营养价值低的食物，如土豆、红薯，以减轻胃部的胀满感。

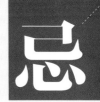

不宜偏食肉类

孕早期最好以清淡、易消化的食物为主，不宜偏食肉类。人体呈微碱性环境是最适宜的，如果偏食肉类，会使体内环境趋向酸性，有可能导致胎宝宝大脑发育迟缓。而且孕妈妈长期挑食、偏食，会造成营养不良，影响胎宝宝成长。所以，孕妈妈除了食用肉类以外，还应多吃新鲜蔬菜和水果，让身体达到酸碱平衡。

不宜食用易致过敏的食物

过敏体质的孕妈妈，在孕期要谨慎食用虾、蟹、贝壳类食物，这些食物易引起过敏，而孕期又不宜服用抗过敏药物，所以过敏体质的孕妈妈要尽量避免食用可能致敏的食物。

不宜多吃"三高"零食

所谓"三高"零食是指高盐、高糖、高脂的零食。如薯片、巧克力、薯条、膨化食品等，这些食物中还常常含有人工色素和添加剂，常吃对人体健康有害，会影响胎宝宝的生长发育。而适当吃健康的零食是允许的，如水果、坚果等。

不宜吃大补食品

有些孕妈妈一得知怀孕就开始进补。然而像阿胶、鹿茸、人参、桂圆、甲鱼等滋补品，过食易导致阴虚火旺，还会出现失眠、高血压、水肿、便秘等一系列问题，有些补品中的激素成分还会干扰胎宝宝的生长发育。孕期女性应尽量采用食补的方法，或食用一些功效和缓的平补药膳，不可滥服滋补品。

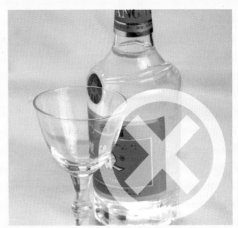

不宜吸烟、饮酒

烟草中的有害物质可通过胎盘到达胎儿体内，容易引起流产、早产和胎儿死亡。孕妈妈吸烟导致胎儿发育迟缓的现象也很明确。

大量饮酒后，酒精被血液吸收，运行全身，可使受精卵质量下降。特别是酗酒引起的酒精中毒，对胎儿的危害更大。可使胎儿发育异常，引起智力障碍。

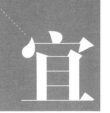

孕1月 宜吃与忌吃食物

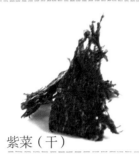

紫菜（干）

热量250千卡/100克

补充碘元素：富含碘元素，有利于胎儿神经系统发育。

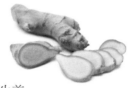

生姜

热量46千卡/100克

缓解孕吐：生姜中的生姜醇及姜烯酚有明显的止呕吐作用。

柠檬

热量37千卡/100克

缓解孕吐：所含的酸性物质及特有清香，能有效缓解孕吐。

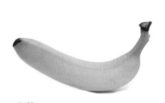

香蕉

热量93千卡/100克

镇静安神：含有具安抚神经作用的氨基酸，能缓解因妊娠反应而导致的睡眠不稳及情绪烦躁。

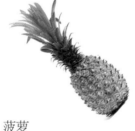

菠萝

热量44千卡/100克

清理肠胃：菠萝蛋白酶能有效分解食物中的蛋白质，促进消化、改善便秘。

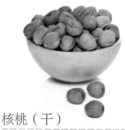

核桃（干）

热量646千卡/100克

促进胎儿大脑发育：含有丰富的蛋白质及不饱和脂肪酸，有利于孕早期胎儿大脑发育。

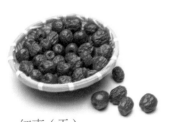

红枣（干）

热量276千卡/100克

补血安神：富含多种维生素及矿物质铁，有补血安神功效。

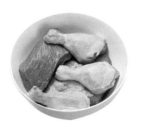

鸡肉

热量167千卡/100克

滋补养身：滋味鲜美，营养丰富，有滋补养身功效。

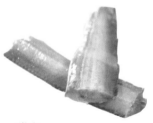

带鱼

热量127千卡/100克

促进脑发育：富含卵磷脂、有利于胎儿中枢神经系统发育。

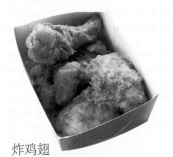

炸鸡翅
热量350千卡/100克

致癌增肥：高脂肪高热量，易导致肥胖，且经反复高温加热，易产生致癌物。

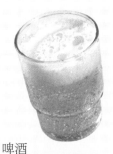

啤酒
热量32千卡/100克

伤肝：酒精含量虽然不高，但过多饮用也会伤肝，并影响胎儿发育。

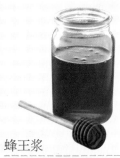

蜂王浆
热量162千卡/100克

干扰胎儿发育：含有较多的激素，会干扰胎宝宝的生长发育。

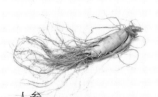

人参
热量80千卡/100克

导致胎象不稳：人参是大补之品，孕期食用会导致血压升高，胎动不安。

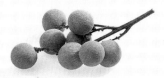

桂圆（鲜）
热量71千卡/100克

导致上火：桂圆糖分高、热量高，过多食用会导致上火，血糖升高。

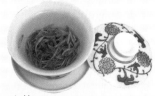

浓茶
热量<1千卡/100克

影响睡眠：茶含茶碱，有刺激中枢神经兴奋的作用，影响孕早期睡眠。

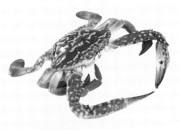

易致敏食物（蟹）
热量95千卡/100克

易致流产：易致敏食物很可能会引起流产，或导致胎儿畸形等。

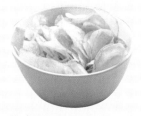

膨化食品
热量470千卡/100克

影响胎儿发育：影响正常饮食，易出现营养不良，影响胎儿生长发育。

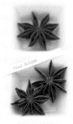

大料
热量281千卡/100克

加重便秘：热性香料具有刺激性，易消耗肠道水分，加重孕期便秘。

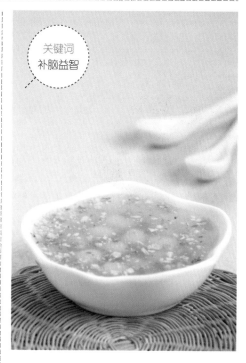

关键词
补脑益智

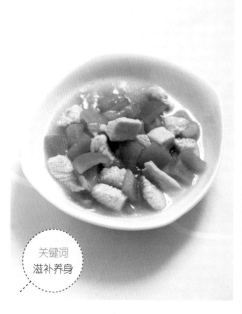

关键词
滋补养身

清炒鸡丁

材料 鸡肉100克，青椒50克。

调料 蛋清、料酒各10克，淀粉、盐各2克，鸡汤、水淀粉各适量。

做法

1.鸡肉洗净，切方丁，加料酒、蛋清、淀粉、1克盐抓拌均匀待用；青椒洗净，切成蚕豆大小的丁。

2.锅置火上，放油烧热，倒入鸡丁炒散，待鸡丁呈白色，捞出沥干油备用。

3.锅留底油烧热，放入青椒丁略煸炒，倒入鸡丁，加入适量鸡汤、剩余盐炒熟，用水淀粉勾芡，翻炒均匀即可。

营养功效

鸡肉的蛋白质含量高，而且消化率高，易被人体吸收，有增强体力、强壮身体的功效。

莲子核桃羹

材料 莲子50克，核桃仁30克。

调料 白糖10克。

做法

1.将莲子去皮、去心；核桃仁放锅中炒香，与白糖拌匀，研成细粉待用。

2.将莲子放入锅内，加水适量，置大火上煮沸，转用小火煮40分钟。

3.待莲子煮烂后，加入核桃白糖粉，搅拌煮熟即可。

营养功效

核桃富含不饱和脂肪酸，这是孕早期胎宝宝脑细胞生长的重要物质，适量食用能滋养脑细胞、增强脑功能，使宝宝变得更聪明。

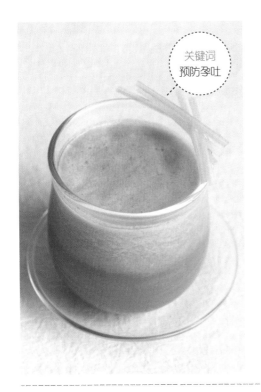

关键词
预防孕吐

柠檬菠萝汁

材料 柠檬、菠萝肉、番茄、西芹各50克。

调料 蜂蜜适量。

做法

1.番茄洗净，与菠萝肉切成小块。

2.西芹洗净，切成小段；柠檬去皮，果肉切块。

3.将上述材料放入榨汁机中榨取汁液，倒入杯中，加入蜂蜜调匀即可饮用。

营养功效
柠檬具有健脾开胃、增强食欲的作用，并有缓解孕吐的功效。

红枣木耳汤

材料 红枣50克，木耳25克。

调料 红糖适量。

做法

1.木耳洗净，用冷水泡发，撕成小朵；红枣洗净去核。

2.将木耳放入砂锅，加水适量，大火煮沸，改小火炖煮30分钟，待木耳熟烂时，放入红枣和红糖，煨煮至沸、红糖完全溶化即可。

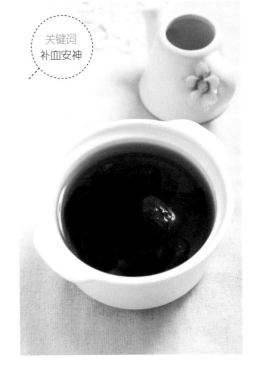

关键词
补血安神

温馨提示
过多食用红枣会引起胃酸过多或腹胀，可用喝红枣汤代替。

孕2月 大事记

孕妈妈与胎宝宝的变化

胎儿成长情况	孕妈妈身心变化
身长0.8~3厘米，体重5克左右，已能清楚区分头和躯干，初具人形。器官开始形成，这是预防畸形的关键时期。	月经过期未来，小便频繁，出现恶心或呕吐反应，乳房肿胀，乳头敏感，情绪易波动。

· 该去医院建档了

现在大医院都有各自建档的孕周，一般孕6周以后就可以建档，但不少大医院从孕8周以上就不再建档，所以确定怀孕后，就要选择好医院尽早建档。

建档一般都需要带孕妈妈的身份证，如果有医保卡，也要带上医保卡，有的医院还要求带准生证。虽然有的医院没有要求，保险起见，一起带上吧。另外，需要带些钱，一般1000元就够了。

· 怎样选择合适的医院

1、综合医院和私立医院的利弊

综合医院医疗设施和人员比较充足，儿科、内科、外科并设，所以一旦有什么异常都能及时处理。短处是每次检查都会换医生，生产时的主治医生也确定不下来，这样容易使产妇感到不安。而且诊疗的时间也有限制，人也比较多，等的时间长。

私立医院从最初检查到产后都是由一个医生负责，而且面谈的时间不受限制，让孕妈妈有安定感，医生工作时间也可以延长到晚上，对于职业女性来说十分便利。短处是如果遇到突发事故，

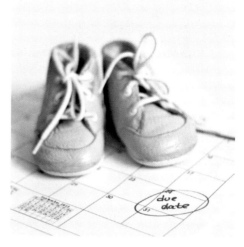

无法像综合医院那样能及时采取措施。

2、选择做孕期检查的医院

一般来说，你选择在哪家医院做孕期检查，就最好在哪家医院生产。这是由于这家医院掌握你孕育全过程的检查情况，对你的身体状况也最为了解，可以提前预防意外发生，及时处理意外情况。

3、选择离家近的医院

即使是口碑再好的医院，如果太远，也很困难。妊娠中如何抵达医院，以及住院的有关事宜，也是要考虑的问题，所以最好能选附近的医院。

孕2月 关键营养素

B族维生素——缓解妊娠反应

维生素B_6建议每日摄入量：2毫克
维生素B_{12}建议每日摄入量：3微克

妊娠反应的主要原因是自主神经失调。维生素B_6和维生素B_{12}能很好地缓解妊娠反应，因为这些物质能保持自主神经处在正常状态。维生素B_6对神经的传导物质多巴胺有活化的作用，可减轻疼痛和疲劳，并且对呕吐也有缓和作用。

在饮食方面，多吃富含B族维生素的食物，就是最好的预防妊娠反应的对策。其中，叶酸（B族维生素中的一种）和锌对胎儿内脏以及各器官的发育都很重要，在孕早期要继续注意补充。

B族维生素是维持人体正常机能与代谢活动不可或缺的水溶性维生素，人体无法自行制造合成，必须额外补充。B族维生素是水溶性维生素，它怕光、怕水、怕热、怕氧化，因此在选择烹饪方法时要加以注意，能生食的就生食，不能生食的则尽量缩短烹制的时间。蔬菜水果则应先洗后切。

医生提醒：

素食的孕妈妈要格外注意服用维生素B_{12}，因为它只存在于动物组织中。尽管绝对素食者可能未发现有维生素B_{12}缺乏的症状出现，这是因为身体可以储备5年使用量。随着时间的推移，这种维生素B_{12}缺乏的症状最终会出现。缺乏的症状包括：非正常步态，长期疲劳，便秘，抑郁，消化系统疾病，眩晕，幻觉，头痛，舌炎，易激惹，呼吸困难，记忆力丧失，心悸，神经损伤，耳鸣，幻想症，脊索退行性病变等。

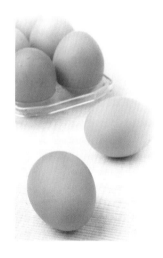

食物来源

营养素	含量多的食物
维生素B_6	鸡肉、蛋、胡萝卜、苜蓿、菠菜、豌豆、菜花、土豆、黄豆及其制品、胡桃、香蕉、全谷物、糙米、麦芽、啤酒酵母等
维生素B_{12}	动物肾脏及肝脏、蛤肉、青鱼、海带、蛋、酵母、牛奶、黄豆和豆制品、苜蓿等

孕2月 饮食宜忌

 宜适量吃豆制品

黄豆及其豆制品富含植物性优质蛋白质,有"植物肉"之称。经常吃豆类食物,既可改善膳食的营养素供给,又可避免吃肉过多带来的不利影响。豆类食品蛋白质含量丰富,而胆固醇含量却远远低于鱼、肉、蛋、奶,可以长期食用,但是要注意摄入量,每天吃50~100克豆制品即可。对于素食的孕妈妈,则可以用豆制品代替肉类。同时,豆制品还含有丰富的钙、磷、铁及B族维生素,可以有效缓解妊娠反应,补充多种营养物质。

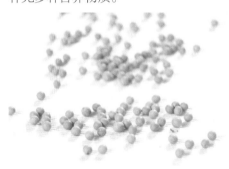

 宜吃富含维生素E的食物

维生素E可促进脑垂体前叶分泌促性腺激素,调节性腺功能,临床上常用维生素E制品治疗习惯性流产和先兆流产。正常情况下一般平衡的饮食就能满足妊娠期对维生素E的需要。富含维生素E的食物有:植物油、绿叶蔬菜、肉类、蛋类、奶类及鱼肝油等。

 宜常备健康小零食

孕早期,孕妈妈往往妊娠反应严重,经常呕吐或者吃不下东西。为了弥补营养摄入的不足,孕妈妈可以常备一些健康的小零食。比如坚果、红枣、葡萄干、芝麻糊、燕麦片、饼干、水果、煮鸡蛋等。在工作间隙吃上一点零食,即可补充营养,又可缓解孕吐,还能带给孕妈妈一个好心情!

 宜饮食多样化

怀孕2个月时,由于腹中胎儿尚小,孕妈妈不需要特意大量增加各类营养素的摄取。但孕2月是胎儿器官形成的关键期,这个时期营养供给要全面,特别是要保证各类维生素、矿物质的摄取,否则很容易发生流产、死胎和胎儿畸形。为了保证胎儿和母体的健康,怀孕2个月的饮食应注意多样化,保证各类食物的摄入量和合理搭配。做到每天三餐的食物品种尽量不重复。

 宜以开胃为主

孕早期,孕妈妈受早孕反应的影响,会没有食欲、胃口较差、恶心呕吐等。因此本月的饮食重点是开胃助消化。可吃些清淡开胃的食物,如蛋花汤、鱼汤、清粥、果蔬汁等。还可吃些时令蔬果,如苹果、香蕉、番茄、黄瓜等,以促进食欲。

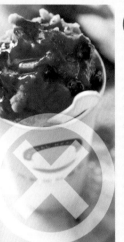

不宜贪食冷饮

冷饮对孕妈妈的肠胃不利。孕妈妈的肠胃对冷热的刺激非常敏感，多吃冷饮容易使肠胃血管突然收缩，胃液分泌减少，消化功能降低，从而引起食欲缺乏、消化不良、腹泻等症状。

不宜长期吃快餐

快餐食品烹调方式以煎炸为主，加上肉食类动物性脂肪，造成食物的脂肪总含量偏高。因而常吃则血中胆固醇量也会增高，危害心脑血管健康。长期吃快餐，会导致营养不良，必然会影响孕育。快餐店食物偶尔吃还可以，同时要注意多吃水果、蔬菜以达到营养摄取的均衡。

不宜多吃加工过的酸味食物

不少孕妈妈在孕早期嗜好酸味的食物，但一定要注意不宜多吃。由于妊娠早期胎儿耐酸度低，母体摄入过量的加工过的酸味食物，会影响胚胎细胞的正常分裂增殖，诱发遗传物质突变，容易致畸。如果这一阶段，孕妈妈因口味的改变非常喜欢吃酸味的食物，可改食无害的天然酸性食物，如番茄、樱桃、杨梅、石榴、海棠、橘子、草莓、酸枣、葡萄等。

不宜经常吃油条

做油条时，需加入一定量的明矾。明矾是一种含铝的无机物，进食超量对人的大脑极为不利。如果孕妈妈每天吃两根油条，就等于吃进了3克明矾，这样天天积蓄起来，其摄入的铝是相当惊人的。这些明矾中的铝通过胎盘，侵入胎宝宝的大脑，易形成大脑障碍，增加痴呆儿的概率。

不宜吃发芽土豆

土豆发芽会产生一种叫龙葵素的毒素。质量好的土豆每100克中只含龙葵素10毫克，而变青、发芽、腐烂的土豆中龙葵素可增加50倍或更多。吃极少量龙葵素对人体不一定有明显的害处，但是如果一次吃进200毫克龙葵素(约吃半两已变青、发芽的土豆)经过15分钟至3小时就可发病。症状包括口腔及咽喉部瘙痒，上腹部疼痛，并有恶心、呕吐、腹泻等症状。

孕2月 宜吃与忌吃食物

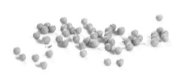

黄豆
热量390千卡/100克

提高免疫力：富含植物蛋白质、大豆异黄酮等，可改善孕早期易疲劳症状，提高免疫力。

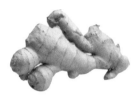

生姜
热量46千卡/100克

增强抵抗力：富含蛋白质、多种矿物质及维生素等，营养丰富，常食可增强抵抗力。

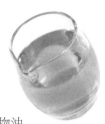

植物油
热量约900千卡/100克

预防流产：其所含丰富的维生素E可调节性腺功能，预防习惯性流产和先兆流产。

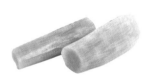

莴笋
热量15千卡/100克

促进食欲：富含叶酸和维生素E，其苦味素成分还可增加胃液分泌，促进食欲。

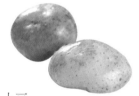

土豆
热量77千卡/100克

缓解妊娠反应：富含B族维生素，可缓解妊娠反应。

柑橘
热量51千卡/100克

缓解妊娠反应：富含叶酸及维生素C等多种营养物质，且开胃理气，可缓解妊娠反应。

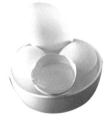

鸡蛋
热量144千卡/100克

健脑益智：富含维生素、矿物质及有高生物价值的蛋白质，可增强体力，健脑益智。

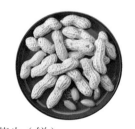

花生（鲜）
热量313千卡/100克

增强记忆力：富含维生素E和锌，能增强记忆力，健脑益智，滋润肌肤。

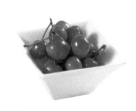

樱桃
热量46千卡/100克

预防贫血：富含铁，可防治缺铁性贫血，增强体质。

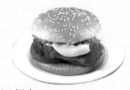

汉堡包
热量450千卡/100克

易致营养不良：快餐营养成分单一，长期食用会导致营养不良，影响孕育。

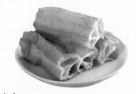

油条
热量388千卡/100克

影响胎儿智力发育：油条中的明矾含量超标，过量摄入会影响胎儿智力发育。

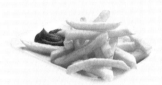

炸薯条
热量375千卡/100克

影响胎儿发育：炸薯条中含有丙烯酰胺，这种物质可致胎儿出生时体重偏轻。

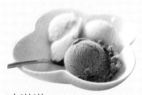

冰淇淋
热量350千卡/100克

刺激肠胃：冷饮容易使肠胃血管突然收缩，胃液分泌减少，影响消化功能。

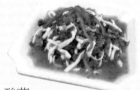

酸菜
热量15千卡/100克

多吃致癌：酸菜中的硝酸盐和亚硝酸盐是致癌物，不宜多吃。

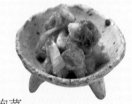

泡菜
热量22千卡/100克

易致水肿：含盐量高，多食易导致孕期水肿。

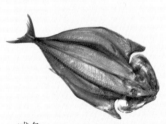

咸鱼
热量176千卡/100克

易致水肿：含亚硝酸盐致癌物。且含盐量高，多食易导致孕期水肿。

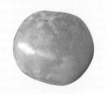

柿子
热量74千卡/100克

易致便秘：含有大量鞣酸，不易消化，多食尤其是空腹食用易导致便秘。

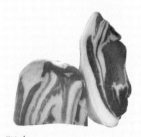

肥肉
热量807千卡/100克

易致肥胖：热量及胆固醇含量高，可使体重增加太多，加重孕妇身体负担。

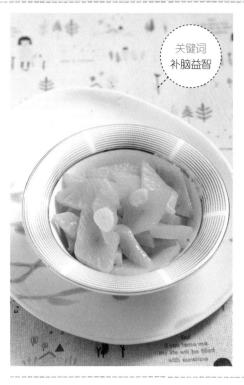

关键词
补脑益智

清炒莴笋

材料 莴笋1根，蒜2瓣。

调料 盐适量。

做法

1.莴笋洗净，莴笋茎去皮切片，莴笋叶切段；蒜切片。

2.锅中放油烧热，放入蒜片爆香，放入莴笋翻炒，其间点少量水，炒约2分钟后放入盐调味，炒匀后即可装盘。

营养功效

莴笋富含叶酸和维生素E，其中莴笋叶的营养价值更高，其维生素含量比茎要高，此外叶中还含有大量钙和叶酸，对孕早期保健尤为有益。

醋熘土豆丝

材料 土豆1个，葱半根，红辣椒1个。

调料 料酒、酱油、醋各5克，盐、白糖各1克，胡椒粉少许。

做法

1.将土豆洗净，去皮切丝；葱切丝、红辣椒切丝。

2.锅内放少许油，下入葱丝、红辣椒丝爆香，然后下入土豆丝翻炒，依次下入料酒、盐、酱油、醋、胡椒粉、白糖，翻炒至熟即可。

关键词
和中养胃

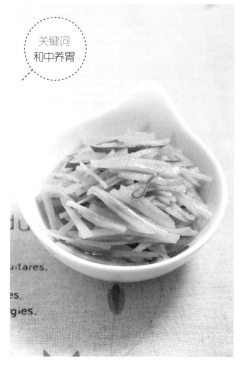

营养功效

土豆含有丰富的淀粉、蛋白质、B族维生素、维生素C等营养物质，能促进脾胃的消化功能，和中养胃，缓解妊娠反应。

夏威夷风情披萨

材料 披萨饼坯1个（淘宝店或大型超市有售），火腿40克，菠萝肉、洋葱各30克。

调料 番茄酱40克，奶酪丝80克，奶酪粉50克。

做法

1. 将饼坯放入抹油的烤盘中，移入预热210℃的烤箱中，烘烤约7分钟，至颜色呈金黄色后取出。

2. 火腿、菠萝肉、洋葱分别切丁。

3. 将烤盘刷上一层薄油，放入饼坯，并抹上番茄酱，在上面均匀撒上50克奶酪丝，再均匀铺上火腿丁、菠萝丁、洋葱丁，最后再撒上30克奶酪丝与50克奶酪粉。

4. 移入预热200℃的烤箱中，烘烤约6分钟，至奶酪表面呈金黄色后，即可取出。

营养功效

奶酪是制作披萨的主要材料之一。其富含蛋白质、多种矿物质及维生素，营养丰富，配合菠萝的果香，味道浓郁，适合孕早期胃口不好的孕妈妈补充营养。

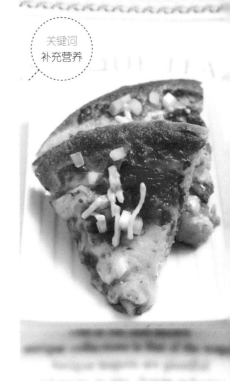

关键词
补充营养

香菇豆腐汤

材料 香菇4朵，嫩豆腐200克，鲜笋50克，高汤750克，香菜少许。

调料 盐2克，水淀粉3克，香油、胡椒粉各少许。

做法

1. 香菇泡发、洗净，去蒂切丝；豆腐切成长方形薄片；鲜笋洗净切丝；香菜择洗净，切末。

2. 锅置火上，放油烧热，下香菇丝、笋丝翻炒片刻出锅。

3. 高汤倒入锅内，烧开后下入香菇丝、笋丝、豆腐片，加盐、胡椒粉调味，以水淀粉勾薄芡，出锅前淋少许香油，撒上香菜末即可。

营养功效

香菇中的麦固醇，可转化为维生素D，促进人体对豆腐中的钙的吸收，二者搭配营养更丰富。

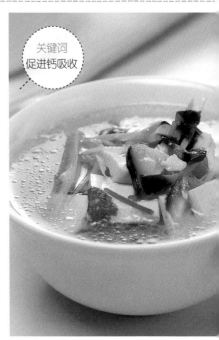

关键词
促进钙吸收

孕3月 大事记

孕妈妈与胎宝宝的变化

胎儿成长情况	孕妈妈身心变化
身长4~9厘米，体重20克左右，身体形态已齐备，手足头清晰可见，各器官已形成并开始工作，性器官可辨认出男女。	激素改变，情绪较易激动。增大的子宫压迫膀胱，小便频繁。容易便秘。乳房胀大。

· 产前初诊
——令人激动的胎心音

初次产前检查应在妊娠3个月左右开始。在这次检查中，你将听到令人激动的胎心音! 那"笃笃笃"欢快奔腾的声音，向你明确宣布："妈妈! 我来了!"

产前初诊注意事项

按我国计划生育的规定，每次产前检查，都请孕妇别忘了带上《围产期保健手册》，请医师做好记录。

初诊时的检查项目

检查项目	检查内容
询问病史	详细了解孕妇以往情况。重点了解以往月经情况，既往妊娠、分娩有否异常；既往患心、肝、肾及结核等疾病与否；直系亲属中有无高血压、糖尿病、结核病及其他与遗传有关的疾病；了解本人早孕反应情况，有无病毒感染及用药史等
全身检查	对全身情况进行观察及检查各脏器，尤其是心脏有无病变。并测孕妇身高、体重、血压及检查乳房发育情况
产科检查	① 腹部检查。子宫底高度、腹围、胎位、胎心等 ② 阴道检查。了解产道、子宫及附件有无异常 ③ 骨盆测量。包括骨盆内外径的测量
化　验	初诊必要的检查为血常规，血型，尿常规。还应做肝、肾功能，澳抗（HBSAg），梅毒血清试验，白带淋菌涂片检查。必要时可做B超检查胎儿、胎盘、羊水等
其　他	① 发现高危妊娠者，酌情增加其他检查项目，如心电图、血液生化、血电解质等 ② 有不良产史者，如死胎、胎儿畸形、遗传疾病史，则应进行有关化验，包括母亲血清或羊水穿刺检查甲胎蛋白、染色体等

孕3月 关键营养素

蛋白质——胎儿大脑发育的物质基础

建议每日摄入量：约65克

蛋白质是人的大脑复杂智力活动中不可缺少的基本物质。如果蛋白质缺乏发生在孕早期3个月脑发育最快的时期，那么胎儿不仅生长缓慢，而且脑细胞数也会减少，对孩子今后的智力发育会有影响。

如蛋白质缺乏发生在孕晚期，虽然对胎儿的脑发育影响不大，但由于胎儿往往同时缺乏脂肪、糖原，那么在分娩的时候，就不容易耐受子宫收缩和缺氧的考验，出生后较容易发生低血糖和呼吸困难等异常情况。

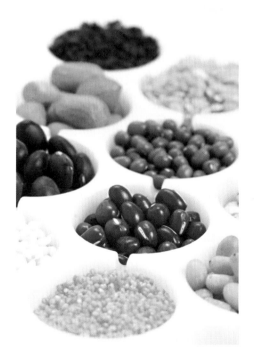

胎儿生长发育需要大量蛋白质，这些蛋白质要依赖母体供应，同时，孕妈妈本身对蛋白质的需要量也比孕前有明显增加。在孕期增加的体重中，蛋白质占将近1千克，其中一半贮存于胎儿。

含有优质蛋白质的食物有乳类、蛋类、鱼类、肉类和豆类，在膳食搭配中，动物性蛋白质以占2/3左右为好。

食物来源

种类	蛋白质含量多的食物
肉类	瘦肉，如猪、牛、羊的瘦肉，鸡肉、鸭肉、动物肝脏、动物肾脏等
水产类	鲤鱼、鲫鱼、草鱼、鲈鱼、鳗鱼、带鱼等多种鱼类，鱼子、螃蟹、虾、蛤蜊、海参、鲍鱼等
蛋奶类	鸡蛋、鸭蛋、鹌鹑蛋等多种蛋类，牛奶、羊奶及奶酪等奶制品
五谷杂粮类	黄豆及其制品，青豆、黑豆、玉米、花生、核桃、榛子、瓜子等

医生提醒：

每餐食物都要有一定质和量的蛋白质，但也不宜过量食用。因为多余的蛋白质并不能被人体吸收利用。相反，它会加重肝、肾等器官负担，长期的高蛋白饮食还会导致肝肾功能异常。

孕3月 饮食宜忌

 宜吃瘦肉

瘦肉不仅能提供优质蛋白质和必需的脂肪酸，还提供B族维生素、钙、磷、铁、硫胺素、核黄素和烟酸等营养元素。瘦肉比肥肉更容易消化吸收，能调节新陈代谢，维持皮肤和肌肉的健康，增强免疫系统和神经系统的功能，促进细胞生长和分裂，预防贫血发生。而且瘦肉中的血红蛋白比植物中的更好吸收，因此，吃瘦肉补铁的效果要比吃蔬菜好。

 宜每天吃1~2个鸡蛋

鸡蛋的营养成分比较全面而均衡，人体需要的营养素几乎都有，无论是蛋清还是蛋黄，它们的蛋白质生理价值都极高，且易于消化吸收，利用率能达到95%以上，因此是较全价的天然食品。鸡蛋虽好，但在吃的数量上还应讲究科学。鸡蛋中胆固醇含量较高，吃鸡蛋过多，会使胆固醇的摄入量大大增加，容易造成营养过剩、导致肥胖，还会增加肝脏与肾脏的负担。从营养学的观点看，一般情况下，每天吃1~2个比较好。

 宜吃煮鸡蛋或蒸鸡蛋

鸡蛋吃法多种多样，就营养的吸收和消化率来讲，煮蛋、蒸蛋为100%，炒蛋为97%，嫩炸为98%，老炸为81.1%，开水、牛奶冲蛋为92.5%，生吃为30%~50%。由此看来，煮鸡蛋和蒸鸡蛋是最佳吃法。而且煮鸡蛋和蒸鸡蛋易于消化吸收，适于孕早期食欲不佳、胃口不好的孕妈妈食用。

 宜吃富含膳食纤维的食物

膳食纤维体积大，可促进肠蠕动、减少食物在肠道中停留的时间。另一方面，膳食纤维在大肠内经细菌发酵，吸收水分，使大便变软，产生通便作用，可预防孕期便秘。由于膳食纤维中的果胶可结合胆固醇，木质素可结合胆酸，使其直接从粪便中排出，从而还能起到降低体内胆固醇和脂肪的作用，有助于孕期控制体重。

宜补充DHA

"脑黄金"，学名DHA，是一种对人体非常重要的多不饱和脂肪酸，是大脑和视网膜的重要构成成分，在人体大脑皮层中含量高达20%，在眼睛视网膜中所占比例最大，约占50%，因此，对胎儿智力和视力发育至关重要。孕早期是胎儿大脑发育的关键期，这个时期应多吃黄豆、蛋黄、鱼等富含DHA的食物。

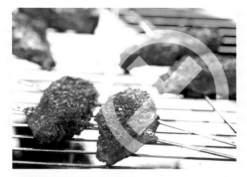

 不宜强迫进食

对于出现早孕反应的孕妈妈，尤其是较严重者，家人要体贴，不能强迫孕妇"吃这吃那"来补充营养。因为这是一个特定的生理期，强迫进食反而会令孕妇更难受，食欲也会变得更差。在孕早期，孕妇的膳食营养要求不太严格，可以等孕妇的早孕反应减弱或停止后再逐渐补充营养。

 不宜多吃腌制食品

腌制食物中含有致癌物质"亚硝胺"和"亚硝酰胺"，它们是亚硝酸盐和蛋白质分解产物"胺类物质"发生结合的结果。咸鱼、鱼片干、海米、鱿鱼丝等食品的蛋白质在运输和储藏中容易发生降解，它们当中往往都含有一定量的亚硝胺类致癌物。此外，这类食物还含有过多的盐分，不利于健康，食用时要慎重选择，不宜多吃。

 不宜经常吃烧烤

烧烤过程中，肉中的脂肪会滴在炭火中被分解，再与肉中的蛋白质相结合，产生一种叫做苯并芘的致癌物质吸附在肉的表面，尤其是轻微烤焦的部位。苯并芘是有明显致癌作用的有机化合物，属于强效致癌物质。经常食用被苯并芘污染的烧烤食品，致癌物质就会在体内累积，有诱发肠癌、胃癌等癌症的危险。

 不宜节食

有的孕妈妈怕产后过度发胖，因此孕期节食，这种做法是不正确的，会直接影响优生。胎儿大脑发育的重要时期是孕前3个月，以及孕期的最后3个月。人的脑组织发育有个特点，就是细胞增殖"一次性完成"。新生儿的脑神经细胞可达100亿至140亿个，此后其数量不再增加，而且每一神经细胞的体积也不再增加。因此人为节食，影响了营养素的摄入而使胎儿脑细胞达不到最大的增殖数目，错过了发育的关键期，是无法再补偿的。

 不宜不吃主食

有些孕妈妈既想控制体重，又要保证营养，于是就自作主张不吃主食，这是非常错误的。人体主要依靠碳水化合物来参与供能、维持运动强度，并为肌肉和大脑提供能量。如果碳水化合物摄入不足，会导致肌肉疲乏无力，脑细胞所需葡萄糖供应减少，影响记忆力及思考力。膳食中长期缺乏主食还会导致头晕、心悸、低血糖等，严重损害孕妈妈和胎宝宝的健康。

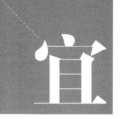

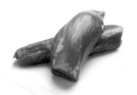

猪瘦肉
热量143千卡/100克

增强免疫力：富含优质蛋白质，可增强免疫系统和神经系统功能。

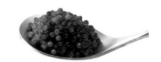

鱼子
热量143千卡/100克

益智补脑：富含蛋白质、维生素和核黄素等，促进胎儿大脑和骨髓的生长发育。

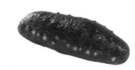

海参
热量78千卡/100克

促进胎儿细胞发育：富含蛋白质和钙，可促进胎儿细胞发育。

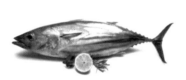

金枪鱼
热量89千卡/100克

促进胎儿脑发育：富含DHA，其是大脑和中枢神经系统发育必需的营养素。

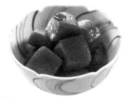

魔芋
热量76千卡/100克

润肠通便：魔芋富含膳食纤维，能促进胃肠蠕动，润肠通便。

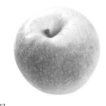

苹果
热量54千卡/100克

缓解便秘：苹果含有丰富的有机酸，可刺激胃肠蠕动，促使大便通畅。

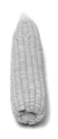

玉米（鲜）
热量112千卡/100克

缓解妊娠反应：玉米富含B族维生素，能调节神经，缓解妊娠反应。

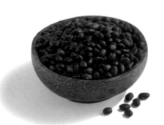

黑豆
热量401千卡/100克

抗氧化：富含花青素，其是很好的抗氧化剂，能清除体内自由基，淡化妊娠斑。

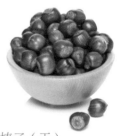

榛子（干）
热量561千卡/100克

润泽肌肤：维生素E含量高，能有效延缓衰老、润泽肌肤。

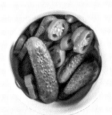

腌黄瓜
热量94千卡/100克

易致水肿：腌黄瓜含盐量高，易引起水钠潴留，导致孕期水肿。

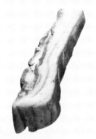

腌肉
热量390千卡/100克

含致癌物：腌制食物中含有致癌物质"亚硝胺"和"亚硝酰胺"，长期食用易致癌。

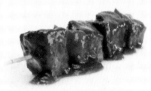

烤肉
热量126千卡/100克

含致癌物：烤肉中含有致癌物质苯并芘，长期食用易致癌。

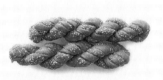

麻花
热量524千卡/100克

含致癌物：麻花是油炸食物，含有致癌物质，且热量高，不宜多食。

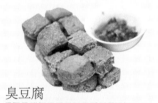

臭豆腐
热量99千卡/100克

易致肠道疾病：属发酵制品，制作过程中会产生一定的腐败物质，易受细菌污染。

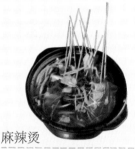

麻辣烫
热量约68千卡/100克

易致肠道疾病：街边麻辣烫如果卫生不过关，没有彻底煮熟，易引起消化道疾病。

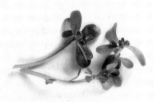

马齿苋
热量28千卡/100克

易致流产：马齿苋性寒滑利，对子宫有明显兴奋作用，多食易造成流产。

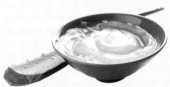

芦荟
热量44千卡/100克

易致流产：其含有的某些物质能扩张毛细血管，促进子宫收缩，多食易致流产。

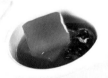

阿胶
热量400千卡/100克

易致流产：阿胶活血，孕早期不宜吃，否则易致流产；孕晚期也不宜吃，因为会引起宫缩。

孕3月 食谱推荐

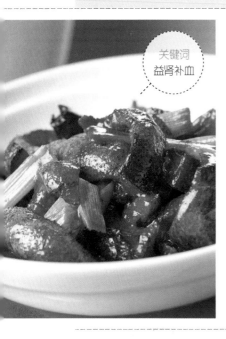

关键词
益肾补血

葱烧海参

材料 水发海参400克，葱白100克。

调料 酱油20克，白糖8克，料酒10克，盐、葱油、
水淀粉、高汤各适量。

做法

1.海参洗净，改刀切成条，入沸水锅中焯水后捞出沥
干；葱白切段。

2.锅中放油烧热，放葱段炒香，放入海参，烹入料
酒，加盐、酱油、白糖，添适量高汤烧透，以水淀粉
勾芡，淋入葱油即可。

营养功效

海参的营养价值很高，具有固本培元、补肾益精的功效，可生
血、养血、补血，特别适于妊娠期妇女食用。

京酱肉丝

材料 猪里脊肉100克，葱白50克，六必居甜面酱20克。

调料 姜、料酒各2克，白糖5克，盐少许，淀粉2
克，鸡蛋清1个。

关键词
补益身体

做法

1.猪里脊肉洗净切丝，放入碗内，加盐、鸡蛋清、淀
粉、部分料酒抓匀。

2.葱白切成丝放在盘中。姜切片，取一点葱丝同放碗
内，加清水，泡成葱姜水。

3.锅中放油烧热，入肉丝滑散，至八成熟时盛出沥油。

4.锅留底油烧热，放甜面酱略炒，倒入葱姜水、白
糖、剩余料酒，不停炒动，待白糖全部溶化，等酱汁
开始变黏时，放入肉丝不停地炒动，使甜面酱均匀裹
在肉丝上。熟后将肉丝盛入盘中，将葱丝盖住。食用
时拌匀即可。

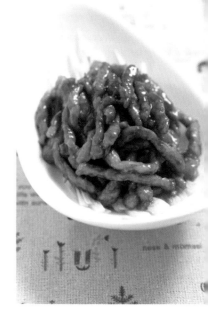

营养功效

猪里脊肉富含优质蛋白质和必需的脂肪酸，且口感细嫩，易于
消化吸收，适于孕妈妈补益身体。

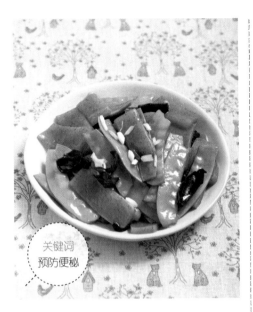

关键词
预防便秘

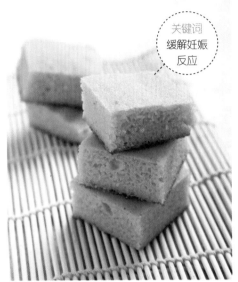

关键词
缓解妊娠
反应

荷兰豆炒魔芋

材料 荷兰豆300克，魔芋150克，木耳适量。

调料 葱末、姜末各适量，盐3克，白糖1.5克，蚝油10克，香油少许。

做法

1.荷兰豆去筋洗净，木耳、魔芋用清水浸泡至软。

2.荷兰豆、魔芋分别入沸水中焯烫，捞出沥干。

3.锅中放油烧热，入葱姜爆香，倒入魔芋和木耳翻炒片刻，加入蚝油、白糖、盐，再放入荷兰豆翻炒，起锅前淋入少许香油即可。

营养功效

魔芋富含膳食纤维，能够清洁肠胃，帮助消化，预防便秘，降低胆固醇。魔芋还是碱性食品，可调整人体酸碱平衡。

玉米面贴饼子

材料 玉米面500克。

调料 开水约500克，干酵母3克，小苏打1克。

做法

1.玉米面用开水和面（面要和得稀一点儿做出来的饼才会松软），之后加入酵母和匀，放置发酵1小时，再加小苏打和匀。

2.锅中放水烧热（中间的水开始响了），再用手揪出一小块面团整理成巴掌大的饼坯，轻拍在锅边上，贴满周围后盖锅盖，火不要太大，十多分钟以后就可以吃了。

营养功效

玉米富含B族维生素，能调节神经，缓解妊娠反应。玉米还富含膳食纤维，有预防便秘的功效。

孕4月 大事记

孕妈妈与胎宝宝的变化

胎儿成长情况	孕妈妈身心变化
身长16~18厘米，体重130克左右；面部和身体长出胎毛；皮肤薄而透明；双臂及双腿关节形成；骨骼开始发育；外阴可分辨性别。	食欲增加；腹部微隆；皮肤色素加深；妊娠反应好转；情绪提升、心情好转。

· 产前随诊

产前随诊，按妊娠周数区别进行。妊娠16~28周，每月一次，主要检查产科情况。化验血、尿常规、测血压、体重等。对有贫血等情况进行指导治疗。

妊娠29~36周，每半月检查一次，此阶段要特别注意有无高危妊娠的征兆。

妊娠37周以后的产前随诊，要求每周一次。这时要对分娩做出初步估计，做好分娩的充分准备。决定分娩方式：自然产还是剖宫产。

· B超应该做几次

孕期做B超是很有必要的。同时为了确定孕周、胎心情况，或者怀疑胎儿畸形，都应该进行B超检查。但是，做B超次数过多或时间过长，都会对胎儿造成不利影响。以下是4次必做的孕期B超。

检查时间	检查目的
孕早期确诊怀孕时	最好等到停经50天后去做，这个时候就基本能看见孕囊、胚芽以及胎心了
孕18~24周	此时可做排畸的三维B超，这是对胎宝宝进行仔细的检查，包括各个器官的发育情况
孕32周左右	做二维B超，主要看胎宝宝的发育情况，重点关注胎宝宝的双顶径，股骨长，羊水指数，以及胎盘成熟度、胎位等
孕36周以后	到快生的时候做，关注胎宝宝的胎位、羊水、双顶径、股骨长、有无脐带绕颈等，这些是为了决定胎宝宝是否能顺产的

注：大致来说，这4次是必须要做的，至于有的孕妈妈B超做得比较多，那是结合她们自身的身体状况，要是有哪项不过关，需要复查，就必须多做几次B超了，这是因人而异的。

孕4月 关键营养素

钙——让胎宝宝骨骼更强健
建议每日摄入量：1000毫克

钙对构筑胎儿骨骼的生长发育至关重要，对维护细胞膜及心脏和肌肉的功能也不可缺少。孕早期推荐钙的摄入量是每天800毫克，孕中期为1000毫克/日，孕晚期为1200毫克/日。

新近研究发现，妇女孕前及怀孕最初几个星期里，若饮食中钙含量不足，则可能促使幼儿脑瘤的发生率增高。在一项对1200名孕妇从妊娠第20周持续到分娩的研究证实，补钙组比安慰剂组患高血压、产前子痫的比率低得多。

孕4月是胎宝宝长牙根的时期，此阶段孕妈妈更要注意加强对钙的补充。

食物来源

种类	钙含量多的食物
蛋奶类	牛奶、羊奶及奶酪等奶制品；鸡蛋、鹌鹑蛋等多种蛋类
水产类	海产品如鱼类、虾皮、海带、紫菜；带刺骨制成的鱼松等；蚌、螺等贝壳类
蔬菜类	黄花菜、萝卜、香菇、木耳、西蓝花、芥蓝、油菜等
五谷杂粮类	黑豆、黄豆及其制品，花生、芝麻、核桃、榛子、松子等坚果类

医生提醒：

在钙的吸收过程中，维生素D起着至关重要的作用。维生素D通过促进肠道内钙的吸收，来提升血浆中钙的水平，以促进骨的钙化。维生素D还能对骨骼中的钙进行双向调节，直接强壮孕妈妈和胎宝宝的骨骼。所以在补钙的同时，还要注意摄取富含维生素D的食物。

富含维生素D的食物主要有：鱼肝油；动物肝脏，如鸡肝、鸭肝、猪肝、牛肝、羊肝等；各种富含油脂的鱼类，如三文鱼、金枪鱼、秋刀鱼、鲶鱼等；各种蛋黄；各种全脂奶、奶酪等。

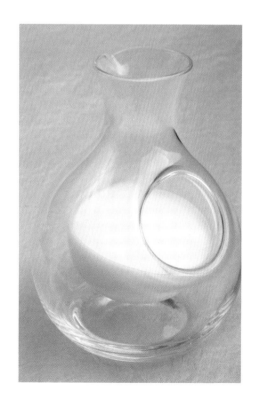

孕4月 饮食宜忌

 宜喝牛奶补钙

牛奶是钙的极佳来源。1升新鲜牛奶所含钙质约1250毫克，约是大米的101倍、瘦牛肉的75倍、瘦猪肉的110倍。它不但含量高，而且钙磷比例非常适当，利于钙的吸收。牛奶中的乳糖也能促进人体肠壁对钙的吸收，吸收率高达98%，从而调节体内钙的代谢，维持血清钙浓度，增进骨骼的钙化。

 宜多吃虾皮

虾皮营养丰富，素有"钙的仓库"之称，是物美价廉的补钙佳品。虾皮用途广泛，可做汤、可炒食、可制馅、可调味，家常菜中的虾皮豆腐、虾皮油菜、虾皮萝卜汤等，均为鲜美的下饭佳肴。

 宜适量吃些芝麻酱

芝麻酱是采用优质白芝麻或黑芝麻加工而成，有浓郁的炒芝麻香味，可以大大调动起孕妈妈的食欲。它既是调味品，又有其独特的营养价值。可佐餐，可拌凉菜，亦可作为火锅的调味酱汁使用。麻酱中含钙量比蔬菜和豆类都高得多，仅次于虾皮，经常食用对胎宝宝的骨骼、牙齿的发育都大有益处。芝麻酱有黄色和黑色两种，以色正、味纯、无浮油、无杂质者为佳品。

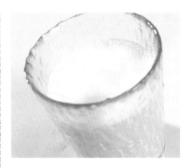

 宜适当补充鱼肝油

鱼肝油中的主要成分是维生素A和维生素D。维生素A和维生素D缺乏时，均可引起胎儿骨骼发育迟缓。维生素D还可以促进钙磷的吸收。因此，孕妈妈适量补充一些鱼肝油，可以促进胎宝宝的骨骼发育，并避免自身的钙流失。当然，在采用这类营养素补充剂之前，应先咨询医生的意见，并严格遵守用法和用量，不可滥服。

 宜通过食物预防妊娠斑

维生素C能有效抑制皮肤内多巴醌的氧化作用。使皮肤中深色氧化型色素转化为还原型浅色素，干扰黑色素的形成，预防色素沉淀，保持皮肤白皙。富含维生素C的食物有：番茄、柑橘、青椒、黄瓜、菜花等。维生素E，能有效抑制过氧化脂质的产生，从而起到干扰黑色素沉淀的作用。富含维生素E的食物有：植物油、坚果、瘦肉、奶类、蛋类、鳗鱼、甘蓝、莴笋、山药等。

不宜过量补钙

孕期补钙很重要，但更需强调的是补钙过量引起的危害。钙多了，会严重影响铁、锌、镁、磷的生物利用率，会引起孕妈妈尿路结石、高钙血症、碱中毒等。由于补钙过多、重复补钙（桶装水加钙、面粉加钙、饮料加钙、牛奶加钙、保健品加钙，重复应用和叠加），还会造成胎宝宝出生后颅骨畸形、身材矮小等。因此，孕妈妈补钙应视自身情况而定。最好的补钙方式就是食补。如需使用钙制剂，须在医生指导下进行。

不宜生吃螺、蚝等

有些孕妈妈为了补钙，会食用螺、蚝等贝壳类食物。但需注意一定不要生食。这类生鲜食品都或多或少存在寄生虫。而寄生虫的种类和多少，与其生长的环境有关。生食螺肉、蚝等，容易导致寄生虫进入体内。其在人体内游走，很可能会引起机体组织病变或机械性损伤，危害孕妈妈和胎宝宝的健康。

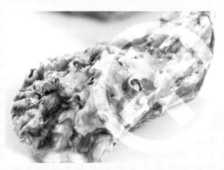

不宜多吃味精

味精的主要成分是谷氨酸钠。其可与血液中的锌结合，生成不能被利用的谷氨酸锌被排出体外，过量食用会导致人体缺锌。此外，味精吃多了会口渴，这是因为味精中含钠，摄入过多易导致妊娠高血压。如要使用味精，应注意烹饪方法，不要过早放入，因为谷氨酸钠在120℃以上会发生化学反应变成焦谷氨酸钠，不仅鲜味减退，还有轻微毒性，所以味精应在出锅前加入。

不宜暴饮暴食

进入孕4月，妊娠反应逐渐消失，孕妈妈会感觉胃口大开。为了弥补孕早期妊娠反应带来的营养摄入不足，有些孕妈妈会在这个阶段大吃特吃，暴饮暴食。这对身体是非常有害的，会导致体重增长迅猛，带来妊娠糖尿病、妊娠高血压等隐患，对胎宝宝的成长也不利。

不宜过量吃巧克力

巧克力是一种高热量食品，过量食用会产生饱腹感，影响孕妈妈的食欲，使正常的生活规律和进餐习惯被打乱，影响孕妈妈的营养吸收。

孕4月 宜吃与忌吃食物

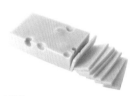

奶酪

热量328千卡/100克

强壮骨骼：富含钙质及维生素D等，可强壮孕妈妈及胎宝宝的骨骼。

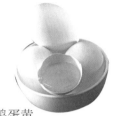

鸡蛋黄

热量328千卡/100克

补充钙质：蛋黄富含钙质及维生素D等营养素，可有效补充钙质。

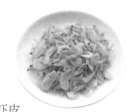

虾皮

热量153千卡/100克

补充钙质：虾皮含钙丰富，鲜美可口，可有效调动孕妈妈食欲，并补充钙质。

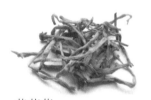

黄花菜

热量214千卡/100克

健脑补钙：含丰富的卵磷脂，有较好的健脑功效；富含钙质，可强壮骨骼。

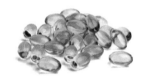

鱼肝油

促进钙吸收：鱼肝油富含维生素D，可促进钙的吸收，强壮胎宝宝的骨骼。

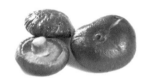

香菇（鲜）

热量26千卡/100克

增强免疫力：香菇富含蛋白质、多种维生素和多种植物化学物质，可提高机体免疫力。

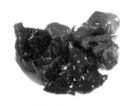

木耳（干）

热量265千卡/100克

排毒养颜：富含植物胶原成分，对体内的废物有较强的吸附作用，可排毒养颜。

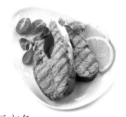

三文鱼

热量139千卡/100克

降低胆固醇：富含不饱和脂肪酸，可降低胆固醇，预防妊娠高血压。

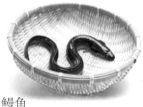

鳗鱼

热量181千卡/100克

淡化妊娠斑：富含维生素E，这是一种强抗氧化剂，可淡化妊娠斑。

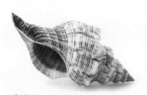

生螺

热量100千卡/100克

含寄生虫：生螺肉中往往含有寄生虫，一旦进入孕妈妈体内，会严重危害母儿安全。

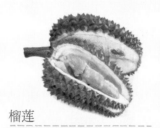

榴莲

热量147千卡/100克

易致高血糖：榴莲的糖分及热量都较高，多吃易导致妊娠糖尿病。

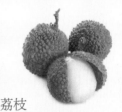

荔枝

热量71千卡/100克

易致高血糖：荔枝的糖分很高，多吃易导致妊娠糖尿病，且容易导致上火。

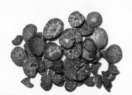

鹿茸

热量65千卡/100克

易致流产：鹿茸药性温热，易使胎动不安，且有活血功效，多食易致流产。

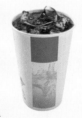

可乐

热量45千卡/100克

易致胎动不安：可乐中含有咖啡因，会兴奋中枢神经，导致胎动不安。

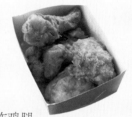

炸鸡腿

热量279千卡/100克

易致肥胖：热量高，多食易导致肥胖，且油炸食品含致癌物。

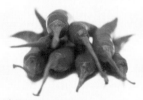

辣椒（红，小）

热量38千卡/100克

导致上火：多食辛辣食物易导致上火，并可引起便秘。

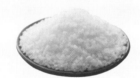

味精

易致锌缺乏：主要成分谷氨酸钠，体内锌与之结合后从尿中排出。多食易导致锌缺乏。

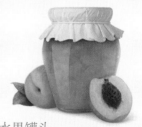

水果罐头

热量50~200千卡/100克

易致畸：水果罐头中含有食品添加剂，多食易导致胎儿畸形。

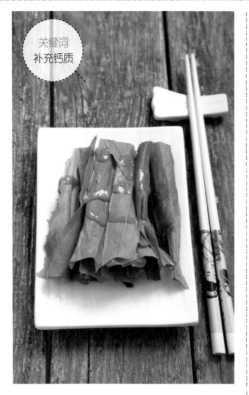

关键词
补充钙质

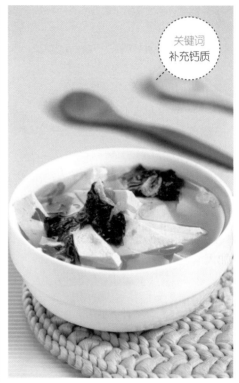

关键词
补充钙质

芝麻酱拌油麦菜

材料 油麦菜400克。

调料 芝麻酱20克，酱油、白糖、白醋各5克，盐1克，香油少许。

做法

1.将油麦菜洗净切段，放入盘内。

2.将芝麻酱用少许冷开水调稀，加其余调料搅匀，淋在油麦菜上即可。

营养功效

芝麻酱富含钙、铁等多种矿物质，以及蛋白质、卵磷脂等营养元素。油麦菜富含B族维生素、维生素A原及钙等营养素。二者搭配营养丰富，清香爽口。

紫菜虾皮豆腐汤

材料 豆腐200克，虾皮10克，紫菜5克。

调料 盐2克，香油、胡椒粉各少许。

做法

1.豆腐洗净，切块；紫菜撕成小片。

2.锅中倒水烧开，放入豆腐煮开，加入盐调味，放入紫菜、虾皮、香油、胡椒粉搅匀即可出锅。

营养功效

紫菜、虾皮及豆腐均含有丰富的钙质，三者搭配煮汤，味道鲜美，可作为孕妈妈孕期补钙的良好选择。

木樨肉

关键词
补脑益智

材料 猪瘦肉100克，鸡蛋2个，黄瓜50克，干木耳10克，干黄花菜10克。

调料 葱丝、姜丝、盐、料酒各2克，酱油、醋各3克，香油少许。

做法

1.猪瘦肉切片；鸡蛋磕入碗中，用筷子打匀；干木耳、干黄花菜分别加开水泡透，去掉根部；木耳撕成块，黄花菜切段，焯水备用；黄瓜洗净，切菱形片。

2.炒锅上火，放油烧热，加入鸡蛋炒散，盛入盘中。

3.锅中再放油烧热，将肉片放入煸炒，肉色变白后，加入葱丝、姜丝同炒至八成熟时，加入料酒、酱油、盐，炒匀后加入木耳、黄花菜、黄瓜片和鸡蛋同炒，成熟后淋入香油，烹醋即可。

营养功效

黄花菜含丰富的卵磷脂，有较好的健脑功效；猪瘦肉和鸡蛋也均有补脑功效。此菜可健脑益智。

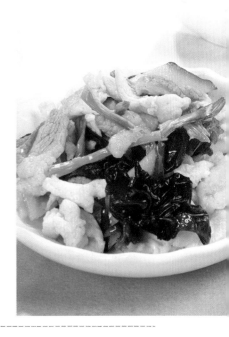

日式鳗鱼饭

关键词
淡化妊娠斑

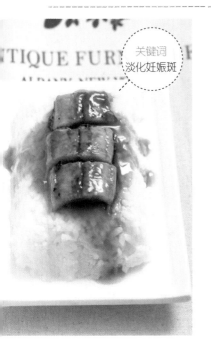

材料 米饭1碗，即食烤鳗鱼1份（大型超市冷冻柜有卖），熟芝麻、海苔丝各少许。

调料 水、酱油、红糖、料酒各适量。

做法

1.把水、酱油、红糖、料酒按照8：2：1：1的体积比，调出一碗酱汁。

2.酱汁倒入锅中烧热，再把现成的烤鳗鱼放进去，盖上盖子，以中火煮两三分钟，煮到酱汁开始冒泡时关火。

3.在米饭上浇上烧鳗鱼的酱汁，把鳗鱼切块铺在上面，再撒上熟芝麻粒和海苔丝即可。

营养功效

鳗鱼富含维生素E，这是一种强抗氧化剂，可淡化妊娠斑。

孕5月 大事记

孕妈妈与胎宝宝的变化

胎儿成长情况	孕妈妈身心变化
身长约25厘米，体重250克左右；开始长出头发和指甲；胎儿表面形成白色胎脂，保护胎儿皮肤；5个月末，大体具备婴儿的外形，运动也更活泼。	能感觉到胎动；乳房进一步增大，有的人乳头有水样物（初乳）流出；阴道分泌物渐多。

· 产前随诊——唐氏儿筛查

怀孕16~18周，可以做唐氏儿筛查。

唐氏儿筛查是一种通过抽取孕妇血清，检测母体血清中甲型胎儿蛋白和绒毛促性腺激素的浓度，并结合孕妇的预产期、年龄、体重和采血时的孕周等，计算生出唐氏儿的危险系数的检测方法。

母亲年龄越大，胎儿唐氏症概率越高，35岁以上孕妇的概率约为1/270，可考虑接受羊水穿刺检查。34岁以下孕妇的概率虽较低，但仍有可能怀有唐氏症胎儿，应做母血唐氏症筛检。通过以上检验，可筛查出60%的唐氏儿。

具有下列情况的孕妈妈应重视唐氏儿筛查

· 妊娠前后，孕妇有病毒感染史，如流感、风疹等

· 受孕时，夫妻一方染色体异常

· 夫妻一方年龄较大

· 妊娠前后，孕妇服用过致畸药物，如四环素等

· 夫妻一方长期在放射性环境或污染环境下工作

· 有习惯性流产史、早产或死胎的孕妇

· 夫妻一方长期饲养宠物

医生提醒：

唐氏筛查得到的不是绝对值，而是可能性，即生育唐氏儿的危险性大小，因此经过筛查定为低危也不能绝对保证胎儿百分之百健康。但就目前来看，唐氏筛查是最先进、最可靠的筛查方式。

做羊膜穿刺后，2~3周可得到结果，若胎儿有严重的染色体异常，则可终止妊娠。羊膜穿刺与绒毛采样不同，对胎儿本身并无伤害，只会稍微提高流产概率（0.5%）。

孕5月 关键营养素

膳食纤维——让孕妈妈远离便秘痛苦

推荐每日摄入量：20~30克

怀孕中后期，由于渐长的胎儿压迫肠胃消化道，造成肠道的蠕动减慢，加上安胎卧床休息，缺乏运动，所以孕妈妈很容易发生便秘现象。

预防便秘其实很简单，只要做到如下几点：

1.养成每天固定时间上厕所的习惯。

2.摄取足够的水分。

3.多吃富含膳食纤维的食物。

4.坚持适度的户外活动和家务劳动，以增强肌力，改善胃肠功能。

膳食纤维是人体内必不可少的物质，主要来自于植物纤维素、树脂、木质素等，在保持消化系统健康上扮演着重要的角色。

膳食纤维可以清洁消化壁和增强消化功能，稀释和加速食物中致癌物质和有毒物质的移除，预防结肠癌；膳食纤维可减缓消化速度和加快排泄胆固醇，让血液中的血糖和胆固醇控制在最理想的水平线；膳食纤维可促进肠蠕动，预防便秘，是名副其实的"肠道清道夫"。

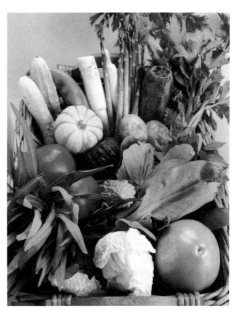

食物来源

种类	膳食纤维含量多的食物
蔬菜类	白菜、菠菜、韭菜、蒜苗、黄花菜、豇豆，以及根茎类蔬菜，如芹菜、白萝卜、胡萝卜、竹笋、红薯、土豆、山药、莲藕、牛蒡等
水果类	桃子、苹果、红枣、香蕉、鸭梨、橘子等
五谷杂粮类	燕麦、高粱、糙米、玉米、小米、大麦等杂粮；未加工的豆类，如黄豆、红豆、绿豆等
水产及菌菇类	海藻、海带、紫菜、木耳、蘑菇等

医生提醒：

补充膳食纤维非常必要，但也不宜过量食用。过量进食膳食纤维，在延缓糖分和脂类吸收的同时，也在一定程度上阻碍了部分常量和微量元素的吸收，特别是钙、铁、锌等元素。因此，我们在补充膳食纤维的时候，还应该注意不要矫枉过正。应该做到食物多样，粗细搭配。

孕5月 饮食宜忌

宜饮食粗细搭配

孕妇的膳食宜粗细搭配，不要吃得过精。精米白面在加工过程中维生素、矿物质及微量元素损失较大，长期食用精米白面易引起B族维生素缺乏，出现疲倦、烦躁、食欲下降等症状。另外，粗杂粮中含有丰富的膳食纤维，可预防孕期便秘的发生。当然，如果偏废精米白面，只吃粗粮也是不行的。粗粮不易消化吸收，会加重肠胃负担，也影响营养素的吸收。

宜适量吃深色蔬菜

深色蔬菜是指深绿色、红色、橘红色、紫红色蔬菜。一般深色蔬菜的胡萝卜素、核黄素、维生素C的含量较浅色蔬菜高，而且含有更多的植物化学物质，营养更丰富。

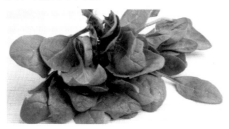

宜吃萝卜

白萝卜中含有蛋白质、脂肪、维生素以及丰富的钙、磷、铁等矿物质，生吃促消化，熟吃补气。青萝卜含有丰富的淀粉酶、蛋白质、钾等矿物质，具有健脾、化痰、利尿、消食等功效。胡萝卜富含胡萝卜素、氨基酸和钙、磷、铁等矿物质，对保护视力效果显著。所有种类的萝卜均含有丰富的膳食纤维，孕妈妈可根据自己的体质，选择合适的一种食用。

宜多喝杂豆、杂粮粥

五谷杂粮熬煮成粥，含有更丰富的营养素与膳食纤维，且含有大量水分，除能果腹止饥之外，还能为身体补充水分，有效防止便秘。对于妊娠反应严重的孕妈妈，熬煮软熟的粥入口即化，下肚后非常容易消化，可以调整肠胃不适，缓解妊娠反应。粥的内容多种多样，五谷杂粮、蔬菜水果、肉类水产，均可入粥，有利于孕妈妈全面摄入营养，饮食均衡。

宜饭前饭后1小时吃水果

食物由胃进入小肠需要1~2小时，饭后吃的水果容易被先吃下的食物阻滞于胃中，出现胀气、便秘等症状，并且会影响食物的消化与吸收，给消化功能带来不良影响。最合理的吃水果时间应该在两餐之间，一般上午在9：00-10：00，下午在3：00-4：00。如果进餐时间不规律，尽量将吃水果时间安排在饭前1小时或饭后1小时。

不宜喝久沸的开水

煮开时间超过5分钟以上的开水，其水质中的重金属与亚硝酸盐浓度就会升高。重金属会干扰人体肠胃功能，易导致腹胀与腹泻；亚硝酸盐会使血液中的血红蛋白失去携氧功能，导致机体缺氧症。因此，孕妈妈不宜喝久沸的开水。

不宜喝未煮开的豆浆

生豆浆中含有皂苷和抗胰蛋白酶等有毒成分，喝后不能被肠胃消化吸收，易发生恶心、呕吐、腹泻等中毒症状。而以上物质在豆浆充分煮开后会被分解。因此，生豆浆必须先用大火煮开，待沸腾后改以小火继续熬煮5分钟左右，使其有害物质被分解破坏。需要注意的是，豆浆在熬煮过程中会经过"假沸腾"这个阶段，就是豆浆的泡沫增多，好像已经煮开了，但实际并未煮开，这时还需继续熬煮一段时间才能真正煮熟。

不宜吃得太咸

研究发现，吃完含盐量多的食物，短短30分钟后，血管扩张能力就会受到影响。即使原本血压正常，食盐摄入过多也会迅速对血管产生伤害。心脏通过血管泵出血液时会产生一氧化氮，一氧化氮会放松血管，顺畅血流。而食盐和脂肪之类的物质会阻碍一氧化氮释放，从而妨碍血管扩张。研究表明，血管功能一旦受到这样的损害，便会增加动脉硬化的风险。

不宜经常吃皮蛋

皮蛋可分为含铅皮蛋和无铅皮蛋。铅的危害较大，过量或长期摄入后，沉积在体内会损害人体神经系统，影响健康。孕妇如果慢性铅中毒，则可能导致流产、早产、胎儿畸形、胎儿营养不良、胎儿脑发育迟缓等。如今不少厂家推出无铅皮蛋，食用相对更安全。但无铅皮蛋并非一点不含铅，只是铅含量比原来要低得多，虽对健康影响不大，但孕妇最好还是少吃或不吃。

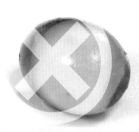

不宜吃含激素的补品

有些孕妈妈会服用补品来增加营养。但是人参、蜂王浆等滋补品含有较多的激素，如果滥用这些补品，会威胁孕期安全，影响胎儿正常发育。而且补品吃得过多，会影响正常饮食营养的摄取和吸收，引起人体整个内分泌系统紊乱和功能失调，不利于孕妈妈和胎宝宝的健康。

宜

孕5月 宜吃与忌吃食物

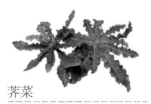

荠菜
热量31千卡/100克

清肝明目：其主要功效为清肝明目、中和脾胃、止血降压，补虚健脾。

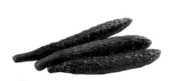

黄瓜
热量16千卡/100克

降低胆固醇：其所含膳食纤维素可促进肠道内腐败物质的排除和降低胆固醇。

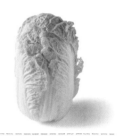

白菜
热量18千卡/100克

预防便秘：其富含膳食纤维，可刺激肠胃蠕动，润肠通便，帮助消化。

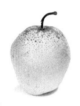

鸭梨
热量43千卡/100克

去火通便：果胶含量高，有助于消化、通利大便；还可清喉降火，化痰润燥。

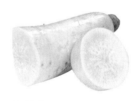

白萝卜
热量23千卡/100克

下气消食：其主要功效为下气消食，除痰润肺，解毒生津，利大小便。

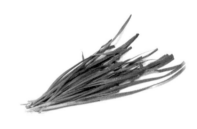

韭菜
热量29千卡/100克

益肝健胃：含有挥发性精油及硫化物，具有独特辛香气味，可疏调肝气，增进食欲。

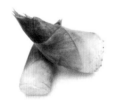

竹笋
热量23千卡/100克

开胃健脾：其含氮物质构成了竹笋独有的清香，可开胃、促消化、增食欲。

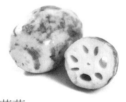

莲藕
热量73千卡/100克

补益气血：富含铁、钙等矿物质，植物蛋白质、维生素等，可补益气血，增强免疫力。

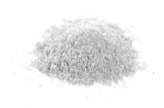

小米
热量361千卡/100克

避免口舌生疮：富含B族维生素，可防止消化不良及口角生疮；并有滋阴养血功效。

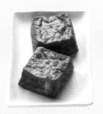

卤豆干

热量339千卡/100克

易致水肿：含盐量高，多食易导致妊娠高血压、妊娠水肿等。

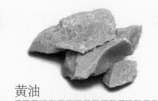

黄油

热量888千卡/100克

易致肥胖：热量及脂肪含量高，多食易导致肥胖。

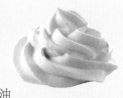

奶油

热量879千卡/100克

易致肥胖：奶油含反式脂肪酸，多食会导致肥胖。

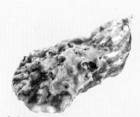

生蚝

热量57千卡/100克

易致腹泻：现在的养殖环境和海洋正在遭受工业污染，生食易致腹泻、过敏等。

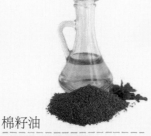

棉籽油

热量899千卡/100克

易致胎儿营养不良：含有大量棉酚，影响子宫内膜血液循环，易致胎儿营养不良。

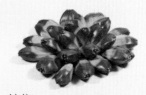

槟榔

热量49千卡/100克

影响胎儿发育：其所含槟榔素及黄樟素是致癌物质，易导致胎儿畸形、发育障碍。

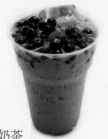

珍珠奶茶

热量48千卡/100克

影响健康：含塑化剂及反式脂肪酸，多食影响人体健康。

皮蛋

热量171千卡/100克

易致流产：皮蛋含铅，多食可能导致流产、早产、胎儿畸形、胎儿营养不良等。

泻药

易致流产：泻药对肠壁产生强烈刺激，稍微过量就会引起腹痛，甚至导致流产，应严格遵医嘱用药。

孕5月 食谱推荐

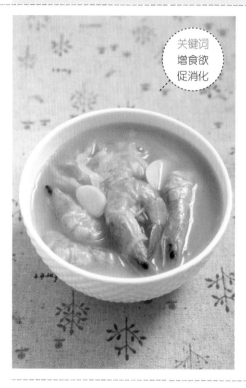

关键词
增食欲
促消化

萝卜丝炖虾

材料 白萝卜450克，鲜虾200克。

调料 姜2片，大蒜3瓣，料酒、盐各适量。

做法

1. 白萝卜去皮切丝；鲜虾洗净，去掉虾芒、虾须和虾线备用；蒜切片。

2. 锅中放油烧热，爆香姜片、蒜片，下入鲜虾爆炒。

3. 虾充分炒出红油后，烹入料酒，然后下入萝卜丝翻炒，倒入适量水煮开，转中火炖煮5分钟，起锅前加盐调味即可。

营养功效

此菜含有多种维生素及矿物质，口感鲜香，增进食欲；白萝卜还富含膳食纤维，通气促消化，可预防便秘。

醋熘白菜

材料 白菜500克。

调料 蒜末5克，醋20克，盐、白糖各3克，酱油、水淀粉各3克。

做法

1. 白菜择洗干净，取嫩帮，片成抹刀片；将醋、水淀粉调成芡汁。

2. 锅中放油烧热，用蒜末炝锅，爆出香味后下入白菜片翻炒一会儿，放入酱油、盐、白糖翻炒至熟，出锅前淋入芡汁炒匀即可。

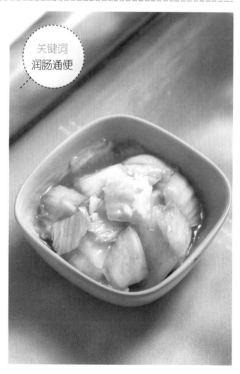

关键词
润肠通便

营养功效

醋能使白菜中的维生素C不易被破坏，此外，醋与糖结合，可使白菜酸甜爽口。白菜富含膳食纤维，具有润肠通便的功效。

荠菜水饺

材料 面粉300克，猪肉200克，荠菜200克。

调料 料酒15克，葱末、姜末、盐、香油各适量。

做法

1. 荠菜择除老叶及根，洗净后放入加有少许盐的开水内略焯，捞出后马上入冷水浸泡。

2. 猪肉剁细，拌入料酒、葱末、姜末、盐；荠菜切碎，放入肉馅，加入香油拌匀。

3. 面粉用温水揉成面团，揪剂，擀成饺子皮，包入馅料并捏好形状，以开水煮熟即可。

营养功效

荠菜中的植物化学物质，具有降低血压、胆固醇及甘油三酯的作用。荠菜还富含膳食纤维，具有消脂减肥的功效。

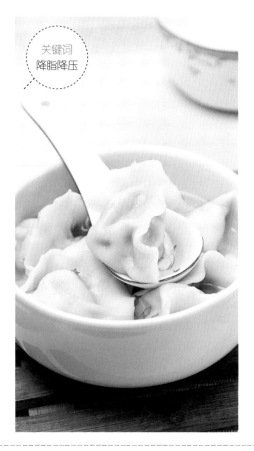

关键词
降脂降压

核桃小米粥

材料 小米100克，核桃仁50克。

做法

1. 小米淘洗净，核桃仁碾碎。

2. 锅中放水烧开，放入小米，大火煮开，放入核桃碎，转小火，煮至小米开花即可。食用时可根据各人口味，加红糖或蜂蜜调味。

营养功效

小米面富含B族维生素，具有防止消化不良及口角生疮的功效，还具有滋阴养血的作用，有利于孕妈妈补养身体。

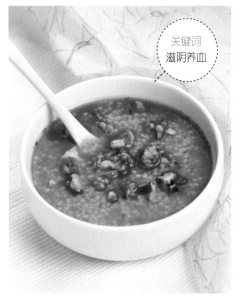

关键词
滋阴养血

孕6月 大事记

孕妈妈与胎宝宝的变化

胎儿成长情况	孕妈妈身心变化
身长约30厘米，体重650克左右；骨骼已经长齐全；汗腺渐渐形成；会咳嗽和打嗝；活动有时激烈；皮下脂肪少，皮肤有许多皱褶。	肚子迅速膨出；面部及身体因水分潴留，显得浮肿；体重迅速增加；易患痔疮。

· 胎动记录表：时刻关注胎宝宝

怀孕周数	（　　）周							（　　）周							（　　）周						
天数	1	2	3	4	5	6	7	1	2	3	4	5	6	7	1	2	3	4	5	6	7
早																					
中																					
晚																					
12小时胎动次数																					
怀孕周数	（　　）周							（　　）周							（　　）周						
天数	1	2	3	4	5	6	7	1	2	3	4	5	6	7	1	2	3	4	5	6	7
早																					
中																					
晚																					
12小时胎动次数																					

温馨提示：

· 每天早中晚各数胎动1个小时，并且每次时间要尽量固定，以保证规律性。

· 12小时胎动次数=(早+中+晚)×4

· 每个宝宝都是不同的，你的胎动次数跟其他准妈妈可能会非常不一样。

· 连续的一串儿胎算做1次；一跳一跳的打嗝不能计入胎动次数。

· 如果胎动次数跟平时的平均胎动次数相比，增减幅度超过50%，请立即到医院就诊。

· 如果胎动连续3天明显偏离通常的胎动规律，建议咨询医生。

孕6月 关键营养素

铁——预防缺铁性贫血

铁是人体生成红细胞的主要材料之一，孕期的缺铁性贫血，不但可以导致孕妈妈出现心慌气短、头晕、乏力，还可导致胎宝宝宫内缺氧，生长发育迟缓，出生后智力发育障碍，生后6个月之内易患营养性缺铁性贫血等。因此，孕期应特别注意补铁。

孕早期，每天应至少摄入15~20毫克铁；孕中晚期，每天应摄入25~35毫克铁。

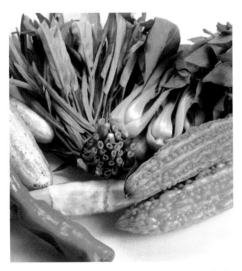

除了有意识地食用一些含铁质丰富的食物，还可在怀孕5~6个月以后每天口服铁剂，常用琥珀酸亚铁0.1克×1次／日，以预防孕期缺铁性贫血的发生。如果孕妇已患有缺铁性贫血，可用琥珀酸亚铁0.1克×3次／日。

补铁除了考虑铁含量外，还需考虑其干扰因素。如某些蔬菜中的硫酸盐、磷酸盐、草酸盐等，茶叶或咖啡中的丹宁酸，麦麸中的膳食纤维等，常可抑制铁的吸收。

另需注意的是，补铁的同时，还需补充充足的蛋白质，否则即使铁多了也没有办法合成血红蛋白。

食物来源

种类	铁含量多的食物
肉蛋类	瘦肉、动物肝脏、动物肾脏、动物血等，鸡蛋、鸭蛋等多种蛋的蛋黄
蔬菜类	绿色蔬菜，如韭菜、芹菜、油菜、苜蓿、荠菜等
水果干果类	红枣、樱桃、桃子、桂圆、干杏、葡萄干、核桃等
五谷杂粮类	糯米、紫米、黄豆、黑豆、红豆、红糖、芝麻酱等
水产及菌菇类	扇贝、蛤蜊、牡蛎、贻贝等贝壳类，海带、紫菜、木耳、口蘑、香菇等

医生提醒：

由于铁剂对胃肠道有刺激作用，有的孕妈妈服用后恶心、食欲不好，或有腹泻或便秘，为减轻副作用，铁剂应饭后服用，对于饭后服用仍不能耐受者，可在医生指导下改用其他配方铁剂，或静脉注射补充。

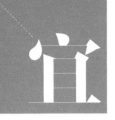

孕6月 饮食宜忌

宜多吃鱼

鱼类含有丰富的蛋白质、卵磷脂、钾、钙、锌等营养元素，这些是胎儿发育的必要物质。鱼肉中含有的卵磷脂、氨基酸等对胎儿中枢神经系统的发育可起到良好的作用。因此，孕妈妈多吃鱼，特别是海鱼，可使宝宝更加聪明。受体内激素变化的影响，孕妈妈容易出现抑郁情绪。而三文鱼、沙丁鱼等深海鱼类富含ω-3脂肪酸，此种物质可帮助缓解抑郁情绪。

宜吃含碘食物

人体内含碘量极低，但却是各个系统特别是神经系统发育必不可少的物质。从胎儿期到出生后两年是宝宝脑发育的重要时期，也是一生中需碘量最多的时期。而胎宝宝的碘供应只能来自于母体，因此孕妈妈的生理需碘量高于正常人一倍左右。孕妈妈缺碘会导致胎儿不可逆性脑发育障碍。含碘丰富的食物有海带、紫菜等。

宜喝酸奶

酸奶是牛奶经乳酸菌发酵后形成的。其蛋白质会分解成更细的氨基酸，营养成分更有利于人体的吸收。其富含的钙、铁等元素，在酸性环境中，人体吸收率更高。乳酸菌能够在肠道中分解乳糖及蛋白质，帮助消化，还能促进肠胃蠕动，抵抗有害菌，改善肠胃环境，维持肠道健康。孕妈妈适量喝酸奶，不仅补充营养，还可预防便秘。

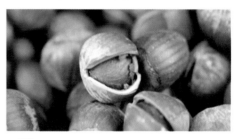

宜吃坚果

坚果是一种方便、美味的零食，可以随身携带，满足孕妈妈随时补充营养的需要。坚果富含不饱和脂肪酸，能够促进胎宝宝大脑发育。其丰富的维生素B_1、维生素B_2、维生素B_5等，也对大脑神经细胞发育十分有益。坚果还是钙、铁、锌等多种矿物质的宝库，钙能促进胎宝宝骨骼的钙化，铁参与血红蛋白合成，锌促进新陈代谢和智力发育。

宜通过饮食预防贫血

随着胎儿不断生长，母体对胎儿的营养供给日益增多，有些孕妈妈会出现贫血的现象。这一时期，孕妈妈宜全面摄取各类食材，荤素搭配、粗细搭配。多吃有助于补血养血的食物，如猪肝、猪血、瘦肉、奶制品、红枣、木耳、菠菜、黑豆、花生等。

不宜经常吃火锅

秋冬季节，热腾腾油辣辣的火锅成为了人们餐桌上的宠儿。不过，由于火锅中含有大量的嘌呤，涮一次火锅比一顿正餐摄入嘌呤多10倍以上，吃多了，血液中的尿酸会增高，有可能诱发痛风。另外，反复煮沸的汤底中含有亚硝酸盐，这是一种致癌物，对孕妈妈和胎宝宝的健康不利。

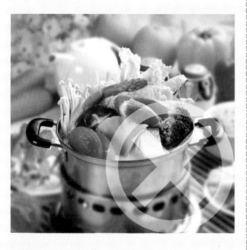

 不宜过量吃水果

大多数水果含糖量高，如果孕妈妈过量食用，容易使妊娠期糖尿病的患病风险增高。还有苹果、橘子、葡萄、桃子、梨等水果中，含有大量有机酸，如苹果酸、柠檬酸、酒石酸等，过量食用会刺激胃壁的黏膜，对胃部健康非常不利。水果的补充，每天最多不要超过200克，尽量选择含糖量低的水果，不要无节制食用。

 不宜用开水冲调孕妇奶粉

孕妇奶粉中所含的营养素在高温下易分解变质。经实验证明，当加温至60℃~80℃时，其中大部分营养成分均分解变化。如果用刚刚烧开的水冲饮，因温度较高，就会降低其营养价值。

不宜吃饭太快

饭菜在口腔内要充分进行咀嚼，使它与口腔唾液中的消化酶充分混合，以帮助消化与吸收。如含淀粉的食物在口腔中咀嚼可初步被消化，令人感觉到食物的鲜甜味，从而有增加食欲，促进胃、胰等消化腺体分泌消化液的作用。如果吃饭太快，饭菜不易被咀嚼充分，便囫囵吞下去，进入胃内还需要胃再进行搅碎，给胃增加了负担。有些油炸食物和硬性食物，不彻底嚼碎会影响消化，不但无法吸收养分，时间久了还易患胃病。

 不宜过量食用大蒜

过量食用大蒜会抑制胃液分泌，影响食物的消化和吸收。对于已经患有贫血的孕妈妈，大量吃蒜还会降低血红蛋白和红细胞数目，可加重贫血。

孕6月 宜吃与忌吃食物

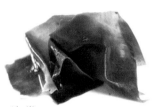

海带

热量 13千卡/100克

预防高血压：其所含的昆布氨酸，具有降低血压的功效，可预防妊娠高血压。

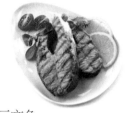

三文鱼

热量139千卡/100克

降低胆固醇：富含不饱和脂肪酸，可降低胆固醇，预防妊娠高血压。

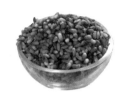

松子（生）

热量665千卡/100克

降血脂：富含亚油酸、亚麻油酸等，能降低血脂，预防心血管疾病。

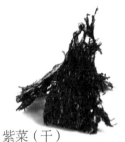

紫菜（干）

热量250千卡/100克

预防碘缺乏：富含碘和钙、铁等，能预防碘缺乏、贫血及促进骨骼的生长发育。

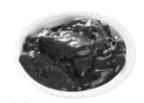

猪血

热量55千卡/100克

预防贫血：富含铁元素，可预防孕期贫血，使皮肤恢复良好血色。

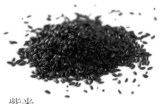

紫米

热量346千卡/100克

预防贫血：富含铁，可防治缺铁性贫血，增强抗病能力，防止疲劳。

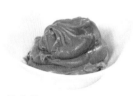

芝麻酱

热量630千卡/100克

预防脱发：富含卵磷脂，可预防头发脱落。富含铁，可防治缺铁性贫血。

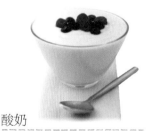

酸奶

热量72千卡/100克

预防便秘：富含益生菌，可清洁肠胃，防止便秘。

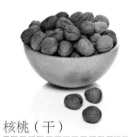

核桃（干）

热量646千卡/100克

促进胎儿脑发育：含有丰富的蛋白质及不饱和脂肪酸，有利于胎儿大脑发育。

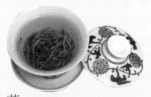

茶

热量 <1千卡/100克

抑制铁吸收：茶叶中的丹宁酸，可抑制铁的吸收。

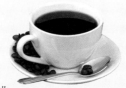

咖啡

热量45千卡/100克

影响胎儿发育：过量摄入咖啡因，有影响胎儿发育之虞。

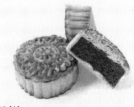

月饼

热量400~500千卡/100克

易致高血糖：月饼重油重糖，不易消化，易导致血糖升高。

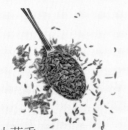

小茴香

热量318千卡/100克

加重便秘：热性香料具有刺激性，易消耗肠道水分，加重孕期便秘。

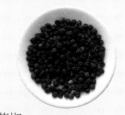

花椒

热量316千卡/100克

加重便秘：热性香料具有刺激性，易消耗肠道水分，加重孕期便秘。

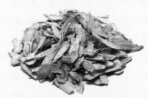

当归

易致流产：当归除补血外，还有行气活血的作用，孕期不宜食用。

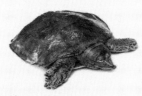

甲鱼

热量118千卡/100克

易致流产：甲鱼具有较强的活血散瘀的功效，有流产风险的孕妇应忌用。

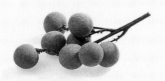

桂圆（鲜）

热量71千卡/100克

导致上火：桂圆糖分高、热量高，过多食用会导致上火，血糖升高。

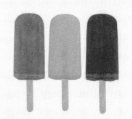

冰棍

热量47千卡/100克

刺激肠胃：冷饮容易使肠胃血管突然收缩，胃液分泌减少，影响消化功能。

孕6月 食谱推荐

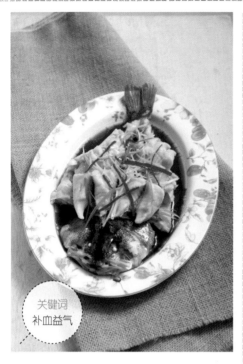

关键词
补血益气

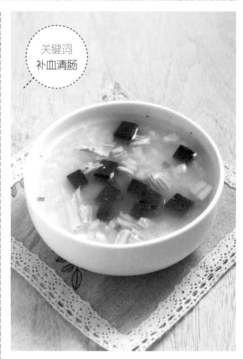

关键词
补血清肠

清蒸鲈鱼

材料 鲈鱼1条（约750克）。

调料 酱油、胡椒粉、葱、姜、红椒各适量。

做法

1.鲈鱼去鳞、内脏，在背部开一刀，洗净待用；葱、姜、红椒切丝待用。

2.将鱼平放腰盘上，淋少许酱油、食用油，撒少许胡椒粉，放入已上汽的笼屉中，同时蒸上小半碗酱油。

3.蒸熟后取出，撒上葱丝、姜丝、红椒丝，浇上蒸热的酱油即可。

营养功效

鲈鱼是健身补血、健脾益气的佳品，还可治胎动不安等症，适合孕妈妈食用。

猪血腐竹粥

材料 大米100克，猪血150克，腐竹50克。

调料 盐、葱花各适量，胡椒粉少许。

做法

1.腐竹事先浸泡洗净，切小块，用开水汆烫一下备用；猪血洗净，切小块，同样用开水汆烫一下。

2.大米淘洗净，放入沙锅中，加清水适量，大火煮滚，转小火，放入腐竹，慢慢熬煮，待锅中的粥熬到黏稠时，放入猪血，再煮七八分钟即可关火，调入盐、胡椒粉、葱花即可。

营养功效

腐竹富含蛋白质，猪血富含铁质，二者与大米共同煮粥，可以补养脾胃，补血益气。

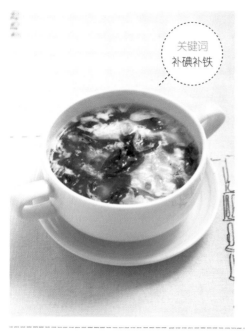

关键词
补碘补铁

紫菜蛋花汤

材料 紫菜20克，海米15克，鸡蛋1个。

调料 葱花5克，盐2克，香油少许。

做法

1. 紫菜洗净撕碎，海米洗净，一同放入碗中，加清水泡好；鸡蛋打成蛋液。

2. 锅中放油烧热，放葱花爆香，倒入适量水烧开，均匀淋入蛋液，搅散，当形成蛋花浮起后，加盐、香油调味，再放入泡好的紫菜、海米，煮熟即可。

营养功效

紫菜富含碘，可促进胎儿神经系统发育。紫菜还富含铁，可预防孕期缺铁性贫血。与海米、鸡蛋一同煮汤，味道鲜美，开胃消食。

自制酸奶

材料 牛奶500克，原味酸奶100克。

调料 白砂糖或蜂蜜适量。

做法

1. 将酸奶倒入一个干净的容器中，再倒入牛奶，用无水无油的干净勺子搅拌均匀。

2. 电饭煲内注入一小浅锅开水；将装有牛奶和酸奶的容器密封盖好，放入电饭煲中。

3. 电饭煲接上电源，将功能调到煮粥，按键抬上选择保温，1小时后断电，不要开盖，继续捂3～4小时，然后取出，变成比较浓稠的状态就是做好了，送进冰箱冷藏，食用时可以拌入白砂糖或者蜂蜜调味。

营养功效

酸奶中的乳酸菌能帮助消化，促进肠胃蠕动，改善肠胃环境，预防便秘。自制酸奶更卫生、更安全，孕妈妈不妨自己动手试试。

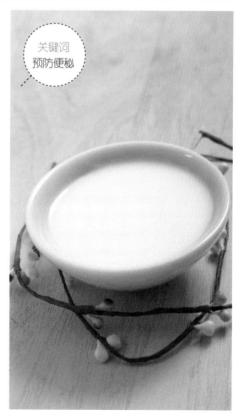

关键词
预防便秘

孕7月 大事记

孕妈妈与胎宝宝的变化

胎儿成长情况	孕妈妈身心变化
身长约35厘米，体重1100克左右；眼睛可以张开；味觉变得敏锐；头发长得浓密起来，并开始长出了睫毛、眉毛；若胎儿在此时早产，生存机会达七八成。	阴道分泌物增多，易患阴道炎；偶尔有子宫收缩；有些孕妇腹部出现红色妊娠纹；容易腰酸背痛及手脚浮肿。

·产前随诊——妊娠糖尿病筛查

孕7~8个月期间要每半月检查一次，此时期要特别注意有无高危妊娠的征兆。

妊娠期糖尿病是指在妊娠期间首次发现或首次发生的糖尿病，无论其程度轻重，或是否使用胰岛素治疗，均统称为妊娠糖尿病。目前妊娠期糖尿病的发病率高达6%，给母婴带来极大的伤害，可能造成巨大胎儿，甚至危及胎儿或母体的安全。

正常妊娠而无高危因素者应在孕24~28周采血化验筛查；而高危因素人群首诊时就应该接受筛查。对于第一次筛查正常的高危因素孕妇应在孕32周复查。

筛查方法：

在没有禁食的情况下，吃50克葡萄糖粉后1小时，测血中糖浓度，若大于7.8毫摩尔/升（140毫克/分升），则进一步做100克耐糖试验，采空腹及服用100克糖后每个小时（共四次）的血糖值，若四次有其中两次超过标准值，则可确定诊断。确实有妊娠糖尿病的孕妇，需由营养师指导做饮食控制，若血糖仍偏高则需接受胰岛素注射。

高危因素主要包括：

· 高龄，孕妇年龄超过30岁；

· 身材矮小，身高矮于1.59米；

· 孕前体重超过60千克；

· 孕期体重增长过多；

· 有糖尿病家族史；

· 孕妇有吸烟史；

· 患妊娠期高血压；

· 既往有不良妊娠史。

孕7月 关键营养素

维生素C——增强机体免疫力

推荐每日摄入量：130毫克

维生素C也称抗坏血酸，是一种对身体健康有益的重要物质。维生素C缺乏时，会影响胶原的合成，使创伤愈合延缓，毛细血管脆弱，引起不同程度的出血；维生素C对胎儿骨骼和牙齿的发育、造血系统的健全和机体免疫力的增强都有促进作用。

如果孕妇体内严重缺乏维生素C，可使孕妇患坏血病，还可引起胎膜早破和增高新生儿的死亡率，引起低体重新生儿增多、早产率增高。

维生素C推荐摄入量：孕早期与正常成年妇女一样每日为100毫克，孕中期和孕晚期均为130毫克。

人体自身不能合成维生素C，必须从膳食中获取。维生素C主要存在于新鲜的蔬菜和水果中。

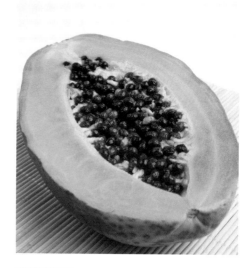

食物来源

种类	维生素C含量多的食物
蔬菜类	苋菜、辣椒、苜蓿、芥蓝、青椒、芥菜、鱼腥草、豌豆苗、油菜薹、野葱、菜花、苦瓜、番薯叶、西蓝花、香菜、大白菜、芦笋、莲藕、荠菜、苤蓝、香椿、圆白菜、油菜、木耳菜、菠菜、毛豆、紫甘蓝、茴香、蕨菜、白萝卜、番茄等
水果类	酸枣、猕猴桃、红枣、山楂、草莓、木瓜、桂圆、荔枝、金橘、橙子、柿子、柑橘、葡萄、芒果、柚子等

医生提醒：

维生素C是水溶性物质，易氧化破坏，过热、遇碱性、长时间暴露在空气中也会被破坏，只要经常吃足够的新鲜蔬菜和水果，注意用正确的烹调方法，一般不会缺乏维生素C。如果服用维生素C制剂来补充维生素C，要注意不可过量，否则会引起一些副作用，如腹泻、多尿、皮疹等。有以上症状时，必须减量。长期过量服用维生素C补充剂，可能导致草酸及尿酸结石。

孕7月 饮食宜忌

 宜多吃新鲜蔬果

新鲜蔬菜和水果含有丰富的维生素。其中维生素C，这种水溶性维生素，有抑制病毒的作用，能提高人体免疫力，促进抗体形成，增加白细胞吞噬作用，增强抗病能力。维生素C参与肝内胆汁酸的形成，可减轻肝细胞脂肪变性，促进肝细胞的修复和再生，还有结合细菌内毒素的能力，减少内毒素对肝脏的损害。孕妈妈应多吃新鲜蔬果，特别是应季的蔬果。

 宜适量喝孕妇奶粉

孕妇奶粉是在牛奶的基础上，进一步添加孕期所需要的营养素制成的。这些营养素包括叶酸、铁、钙、DHA等，可以满足孕妈妈的营养需要。有的孕妈妈体重增长缓慢，可以每天通过喝1~2杯孕妇奶粉来补充营养。但是也不要过量，以免增加肝肾负担。挑选孕妇奶粉要注意看厂家、挑口味、看保质期，最好选择大厂家的品牌孕妇奶粉。

 宜每周吃1~2次海带

专家建议，孕妈妈应每周吃1~2次海带。海带的营养价值很高，富含碘等多种营养元素。孕妈妈适当吃海带，补充碘的摄入量，可避免胎儿因缺碘而发育不良、智力低下。海带还是一种碱性食品，在油腻过多的食物中掺进点海带，可减少脂肪在体内的积存。

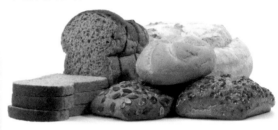

 宜吃全麦面包

全麦面包是用没有去掉外面麸皮和麦胚的全麦面粉制作的面包，它的营养价值比白面包高，含有丰富粗纤维、B族维生素、维生素E以及锌、钾等矿物质。其丰富的膳食纤维，可以预防孕期便秘；B族维生素，对孕期疲倦、腰酸背痛、食欲不振及孕期皮肤瘙痒均有一定的预防和食疗效果。而且全麦面包是复合性碳水化合物，可以缓慢释放能量，具有缓解孕期情绪紧张的效果。

 宜吃山药补脾益气

随着月份的增加，胎儿不断长大，孕妈妈的身体负担越来越重，容易出现气虚乏力、脾胃消化不良、小便频数等症状。这时期可以吃山药调理。山药具有健脾养胃、固肾涩精、补气益肺等功效，常用于脾虚食少、肺虚喘咳、肾虚尿频、虚热消渴等症的食疗。

不宜空腹喝牛奶

牛奶中含有大量的蛋白质，空腹饮用，蛋白质将"被迫"转化为热量消耗掉，起不到营养滋补作用。有些人还可能出现腹痛、腹泻等症状。这是因为体内生成的乳糖酶极少，空腹喝进大量的牛奶，牛奶中的乳糖不能被及时消化，转而被肠道内的细菌分解，产生出大量气体、酸液，刺激肠道收缩，出现腹痛、腹泻。

不宜吃饱就睡

"吃饱了就睡"，不但影响睡眠，更易导致消化不良。睡眠时，由于肠腔蠕动减慢，食物中的蛋白质延长了停留时间，在大肠内受到厌氧菌的作用，产生胺酶、氨、吲哚等有毒物质，会增加肝肾的负担和对大脑的毒性刺激，还可促使大肠癌发病率的增高。饱餐不久就睡眠，还易使人做恶梦，引起神经衰弱等。

不宜吃鲜黄花菜

鲜黄花菜中含有一种名叫秋水仙碱的物质，进入人体后，经氧化生成的二秋水仙碱，对人体的胃肠道和呼吸系统具有强烈的刺激作用，可以使人出现腹痛、腹泻、呕吐等中毒症状。而干黄花菜经过了蒸煮洗晒等加工，除掉了大部分的秋水仙碱，一般可以放心食用。专家建议，鲜黄花菜内的秋水仙碱在60℃时能够减弱，因此在食用鲜黄花菜时，应先用开水焯过，再用清水浸泡2小时以上再行烹饪。

不宜常用猪油炒菜

猪油的饱和脂肪酸和胆固醇含量高，长期用猪油炒菜，易导致肥胖，增加了罹患高脂血症和心脑血管疾病的可能性。不过猪油炒菜比较香，容易激发食欲。我们在日常饮食中要以植物油为主，以猪油为辅。建议在食用时按猪油与植物油之比为1：2的比例来混合烹制菜肴。而凉拌类菜肴则应选用植物油。只有保持饱和脂肪酸与不饱和脂肪酸的适宜比例，才能使人体健康，延年益寿。

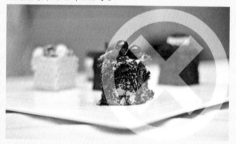

不宜过量吃西点

西点香甜可口，很多孕妈妈都喜欢吃。然而西式点心的脂肪及糖分含量都很高，过量食用会加重孕妈妈的代谢负荷，不利身体健康。且经过精加工的西点除了热量较高以外，营养价值不高。

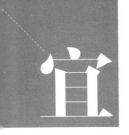

孕7月 宜吃与忌吃食物

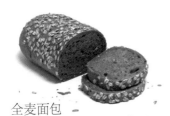

全麦面包

热量100~200千卡/100克

缓解疲劳：富含B族维生素，对疲倦、腰酸背痛、食欲不振等有食疗效果。

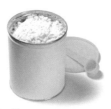

孕妇奶粉

热量约400千卡/100克

补充营养：添加了孕期所需的多种营养素，如叶酸、铁、钙、DHA等，营养全面。

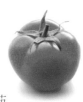

番茄

热量20千卡/100克

抗氧化：番茄红素具有抗氧化能力，能清除自由基，保护细胞。

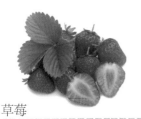

草莓

热量32千卡/100克

养肝明目：富含胡萝卜素，其是合成维生素A的重要物质，具有明目养肝功效。

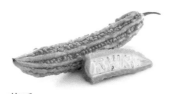

苦瓜

热量22千卡/100克

清心去火：苦瓜中的苦瓜苷和苦味素能增进食欲、健脾开胃、清心去火。

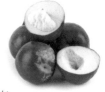

鲜枣

热量125千卡/100克

增强免疫力：富含维生素C，能提高机体的免疫功能。

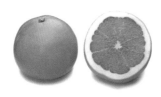

柚子

热量42千卡/100克

降糖降脂：富含类胰岛素成分，有降血糖、降血脂等功效。

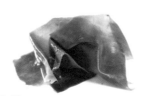

海带

热量13千卡/100克

促进胎儿脑发育：富含碘，促进胎儿神经系统发育，避免胎儿智力低下。

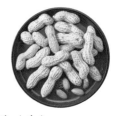

花生（生）

热量574千卡/100克

增强记忆力：富含维生素E和锌，能增强记忆力，健脑益智，滋润肌肤。

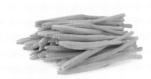

鲜黄花菜

热量214千卡/100克

易致中毒：含有一种叫秋水仙碱的物质，易导致中毒。

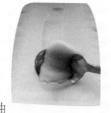

猪油

热量897千卡/100克

易致血脂高：饱和脂肪酸含量高，常食易导致血脂高、胆固醇高。

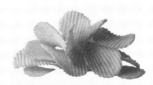

薯片

热量615千卡/100克

易致血脂高：薯片是油炸膨化食品，饱和脂肪酸含量高，易致肥胖、血脂高。

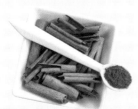

桂皮

加重便秘：热性香料具有刺激性，易消耗肠道水分，加重孕期便秘。

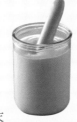

芥末

热量490千卡/100克

易致胎动不安：辛辣刺激，易导致胎动不安。

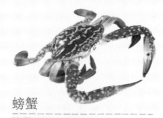

螃蟹

热量95千卡/100克

易致胎动不安：有活血化淤的功效，可使胎气不安，有可能导致流产。

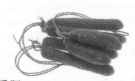

香肠

热量508千卡/100克

添加剂多：香肠的添加剂较多，且为腌制食品，孕妇不宜多吃。

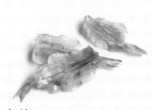

鱼片

热量303千卡/100克

含防腐剂：鱼片含盐量高，且含有防腐剂，孕妇不宜食用。

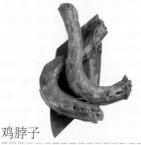

鸡脖子

热量约200千卡/100克

易致病：鸡脖子有淋巴组织，容易积存毒素和致病菌，孕妇不宜食用。

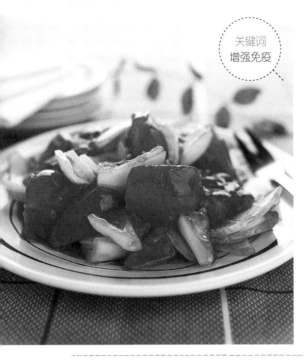

关键词
增强免疫

洋葱烧番茄

材料 洋葱200克，番茄250克。

调料 番茄酱20克，盐5克，醋、白糖、水淀粉各适量。

做法

1.洋葱去老皮，洗净，切片；番茄洗净，去蒂、切块。

2.锅中放油烧热，下洋葱片略炒，放入番茄块，倒入番茄酱，略翻炒后，加少许水，加入盐、醋、白糖，待汤烧开后以水淀粉勾芡即可。

营养功效

番茄富含维生素C、B族维生素等。洋葱富含谷胱甘肽、类黄酮等抗氧化成分。这些成分有助于增强免疫力，促进胎儿生长发育。

肉末炒苦瓜

材料 肉末25克，苦瓜100克。

调料 盐3克，酱油、姜丝、料酒各适量。

做法

1.将苦瓜洗净，从中间剖开去子，切成丝。

2.锅内放油烧热，放入姜丝爆香，放入肉末煸炒，肉变色后，加入料酒、酱油，略炒后放入苦瓜，翻炒至熟，加盐调味即可。

营养功效

苦瓜富含维生素C，能提高机体的免疫功能；苦瓜中的苦瓜苷和苦味素还能增进食欲、健脾开胃、清心去火；苦瓜还含有类似胰岛素的物质，具有良好的降血糖作用，可预防妊娠糖尿病。

关键词
增强免疫

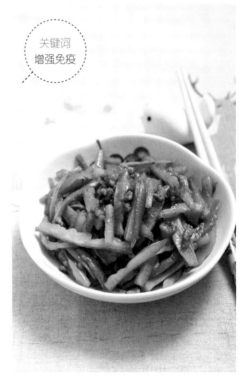

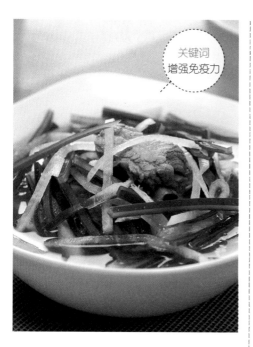

关键词
增强免疫力

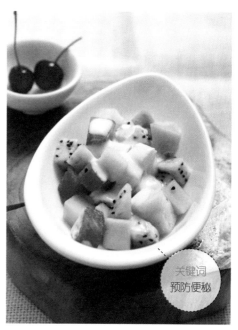

关键词
预防便秘

海带萝卜排骨汤

材料 海带丝、白萝卜各200克，排骨400克。

调料 料酒15克，盐适量，香葱段15克，姜片10克。

做法

1.排骨洗净、剁块，入沸水锅中汆烫至变色，捞出备用；海带丝洗净，剪短，用沸水烫煮约10分钟；白萝卜洗净，切丝。

2.锅中放水煮开，放入排骨、葱段、姜片和料酒，煮滚后改小火炖煮至排骨八成熟，放入海带丝、白萝卜丝，炖煮至熟烂，加盐调味即可。

营养功效

排骨富含优质蛋白质、钙质等；海带富含膳食纤维、B族维生素及碘等多种矿物质；白萝卜含丰富的维生素C。这款汤具有除燥生津、清凉解毒、增强免疫力等食疗功效。

水果沙拉

材料 时令鲜果若干种。

调料 原味酸奶适量。

做法

1.将各种时令鲜果去皮、去核，切小块，盛入盘中。

2.浇上原味酸奶，食用时拌匀即可。

营养功效

时令鲜果富含维生素C，可增强人体免疫力。酸奶含有乳酸菌，能促进肠胃蠕动，抵抗有害菌，改善肠胃环境。酸奶与水果搭配，不仅爽口开胃，还能补充营养，预防便秘。

孕8月 大事记

孕妈妈与胎宝宝的变化

胎儿成长情况	孕妈妈身心变化
身长约40厘米，体重1500~1700克；皮肤呈红色，皮下脂肪增多，但皮肤皱褶仍多；已能区分光亮与黑暗。	已出现尿频、失眠、气喘及胃灼热；双脚可能出现静脉曲张；肚脐变平或凸出。

· 产前随诊——超声波胎儿筛检

怀孕28~30周要做第二次超声波胎儿筛检，即B超。此时做B超的目的是了解胎儿发育情况，是否有体表畸形，还能对胎儿的位置及羊水量有进一步的了解。

筛检内容：

检查胎儿大小、脑、脊椎、颜面、唇、心脏、胃、肾、膀胱、腹壁、四肢、性别、脐带血管、胎盘位置及羊水量等。有严重异常的胎儿可考虑在24周前中止怀孕。怀疑染色体异常的胎儿可接受羊膜穿刺或脐带血检查。由胎头的测量可以准确估计妊娠龄。

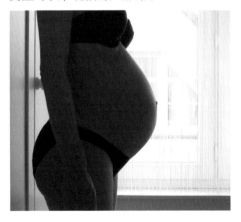

胎位不正怎么办

若怀孕7个月以后胎位仍不正的，便要纠正了。可以采用胸膝卧式。要领是解尽小便，放松裤带，跪在铺有棉褥的硬板床上，双手前臂伸直，胸部尽量与床贴紧，臀部上翘，大腿与小腿成直角。如此每日两次，开始时每次3~5分钟，以后增至每次10~15分钟，胸膝卧位可使胎臀退出盆腔，增加胎头转为头位的机会。

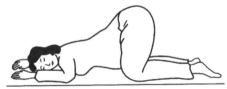

· 胸膝卧位

医生提醒：

子宫腔中的胎儿是浸泡在羊水中的，由于胎头比胎体重，所以胎儿是头下臀上的姿势。正常的胎位应该是胎头俯曲，枕骨在前，这叫枕前位；如果胎儿横卧在宫腔内，称横位；臀在下方，坐在宫腔里，叫臀位。横位和臀位，都是胎位不正。

孕8月 关键营养素

维生素E——预防静脉曲张

推荐每日摄入量：14毫克

怀孕后，随着月份的增加，增大的子宫和胎儿、羊水等重量，会压迫盆腔内的静脉和下肢静脉，造成静脉曲张。

饮食上，可多吃富含维生素E的食物。维生素E具有扩张血管和抗凝血的作用，能预防与治疗静脉曲张。同时，摄入一定量的生物类黄酮，其可促进维生素E的吸收。富含生物类黄酮的食物有豆类、柑橘类水果、杏仁、草莓、樱桃、燕麦等。

还可选食牛肉、羊肉、鸡肉等温性食物，以温通经络。忌食辛辣刺激、鱼腥发物等，不要吸烟。

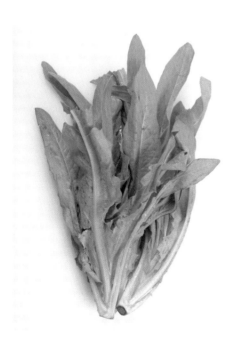

为了避免下肢静脉曲张和下肢水肿，在怀孕3个月后，孕妇应尽量减少站立体位。睡觉时也不要仰卧，以避免子宫压迫静脉，最好采用侧卧位。

若下肢有浮肿或静脉曲张，可用枕头等把腿部垫高，以利静脉血的回流，还可穿上高强度的弹力袜进行防护，以防静脉血栓和静脉瘤的发生。

食物来源

种类	维生素E含量多的食物
植物油类	小麦胚油、玉米油、花生油、豆油、葵花子油、菜籽油、香油等
蔬菜类	莴笋叶、圆白菜、菠菜、油菜等绿叶蔬菜
坚果类	核桃、花生、核桃、瓜子、松子、杏仁等
动物性食物类	奶类、蛋类、瘦肉、动物肝、奶油、鱼肝油等

医生提醒：

根据2007年卫生部发布的《中国居民膳食指南》，孕妇在妊娠期间维生素E的摄入量为14毫克/日。

维生素E缺乏非常罕见，特别是中国居民的膳食结构主要以植物性食物为主，维生素E的摄入量普遍较高。如果没有脂肪吸收障碍，膳食中提供的维生素E已基本能满足正常的人体需要。

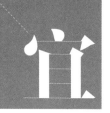

孕8月 饮食宜忌

 宜吃鱼防早产

鱼类，特别是富含ω-3脂肪酸的鱼，可以帮助孕妈妈保护胎盘功能，防止早产，从而增加新生儿出生的体重。研究人员发现，吃鱼多的妈妈生下早产和体重过轻的婴儿比重较小。从不吃鱼的孕妈妈早产概率为7.1%，而每周至少吃一次鱼的孕妈妈早产概率为1.9%。此外在怀孕初期孕妈妈也可多吃些鱼，有预防流产的作用。

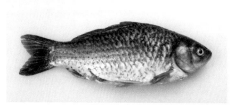

 宜摄入一定量的生物类黄酮

生物类黄酮可促进维生素E的吸收，预防孕晚期静脉曲张。生物类黄酮还可调节血脂，降低血液黏稠度，预防心脑血管疾病；能够有效清除体内的自由基及毒素，预防、减少疾病的发生；还具有消炎、抗过敏、抗病毒等作用。生物类黄酮在植物界中分布很普遍，如豆类、柑橘类水果、樱桃、葡萄、木瓜、番茄、黄瓜等。

 宜继续补铁

孕晚期补铁是很重要的，因为胎儿后期生长速度很快，对铁的需求量较大。孕期补铁要注意三点：一，多吃富铁的食物，如瘦肉、动物肝及血、蛋类等；主食多吃面食，面食较大米含铁多，肠道吸收也比大米好。二，多吃有助于铁吸收的食物，如水果、蔬菜中的维生素C可促进铁在肠道的吸收。三，避免过多食用可抑制铁吸收的食物，如茶、咖啡等。

 宜适当增加铜的摄入

铜在人体中的含量只有80毫克左右，是许多酶的组成部分，对于胎儿的生长发育十分必要，特别在孕晚期3个月更为重要。缺铜会导致胎儿先天性畸形，并可导致孕妇羊膜变薄而发生胎膜早破、早产、低体重儿等。补充适量的铜能够有效降低早产率。富含铜的食物有：柑橘、栗子、芝麻、红糖、蘑菇、鱼虾、动物肝、豆类、小米、玉米、绿色蔬菜等。

 宜补充蛋白质及钾元素预防水肿

妊娠期水肿，是很多孕妈妈都会出现的现象。为减轻肿胀，孕妈妈吃的食物不宜太咸，要多吃清淡食物。宜保证优质蛋白质的摄入，如鸡蛋、牛奶、牛肉、虾、大豆等，可预防营养不良导致的水肿。宜注意补充钾元素，以预防体内钾离子、钠离子失衡而导致的浮肿虚胖。

不宜让体重增长过快

孕晚期体重增长过多、过快，易生产巨大儿，加重自然分娩的难度。同时也会造成产后恢复难。一般来说，孕晚期每周体重增长500克左右为正常。如果体重增长过快，适当控制热量的摄入非常必要。避免吃甜点、巧克力、蛋糕、油炸主食、奶油、奶酪、黄油及快餐食品。可以吃高蛋白质、低热量、富含维生素、矿物质的饮食。

 不宜在饭前喝大量水

饭前空腹时，胃里会有一定量的胃液，主要成分是胃蛋白酶、胃酸和黏液，这是保护胃黏膜及消化食物所不可或缺的物质。但若喝下过多的水，会稀释胃酸浓度，从而影响食欲，降低消化能力。此外，胃液中的黏液能使食物间接接触胃黏膜，若在饭前喝水太多，就会破坏这一保护层，久而久之，易产生胃溃疡。

 不宜吃果脯、蜜饯

果脯、蜜饯在加工过程中，鲜水果所含的维生素C基本被破坏，除大量热量外，营养已所剩无几。果脯蜜饯在加工过程中还添加了大量的糖、盐和一些食品添加剂，其中含有香精的添加剂可

能损害肝脏等器官。果脯蜜饯在加工过程中还会产生亚硝酸盐，这是一种致癌物，易导致胎儿畸形，以及增加宝宝出生后患癌的危险度。

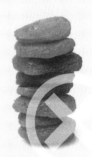

 不宜多喝糯米甜酒

我国南方许多地方都有给孕妇喝糯米甜酒的习惯，并认为糯米甜酒是"补母体，壮胎儿"之物。其实这种说法是没有科学根据的。糯米甜酒和一般酒一样，都含有一定比例的酒精，只是酒精的浓度不如烈性酒高。但即使是微量酒精，也可毫无阻挡地通过胎盘进入胎儿体内，多喝易使胎儿大脑细胞的分裂受到阻碍，导致其发育不全，并可造成胎儿畸形和智力低下。

 不宜过量喝饮料

过量喝饮料，会干扰体内电解质平衡，增加肾脏负担，加重妊娠水肿。饮料还含有较高的糖分，经常喝容易使人发胖，并造成血糖过高。碳酸饮料含有磷酸。大量磷酸的摄入会影响钙的吸收，引起钙、磷比例失调，导致缺钙。碳酸饮料中的二氧化碳还会抑制肠内的有益菌，影响消化，引起腹胀，造成肠胃功能紊乱。

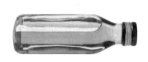

植物油
热量约900千卡/100克

预防静脉曲张：富含维生素E，其具有预防与治疗静脉曲张的作用。

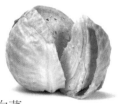

圆白菜
热量24千卡/100克

预防静脉曲张：富含维生素E，其具有预防与治疗静脉曲张的作用。

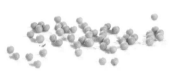

黄豆
热量390千卡/100克

预防静脉曲张：富含生物类黄酮，可促进维生素E的吸收，预防静脉曲张。

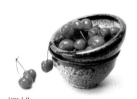

樱桃
热量46千卡/100克

预防静脉曲张：富含生物类黄酮，可促进维生素E的吸收，预防静脉曲张。

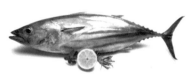

金枪鱼
热量89千卡/100克

预防早产：富含ω-3脂肪酸，可延长孕期、防止早产。

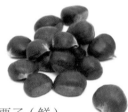

栗子（鲜）
热量189千卡/100克

预防早产：富含铜元素，可预防胎儿先天性畸形，并可预防早产。

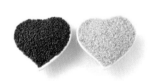

芝麻
热量517千卡/100克

预防早产：富含铜元素，可预防胎儿先天性畸形，并可预防早产。

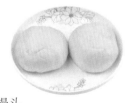

馒头
热量223千卡/100克

补铁：面食较大米含铁多，肠道吸收也比大米好。

橙子
热量51千卡/100克

促进铁吸收：富含叶酸及维生素C，可促进铁吸收。

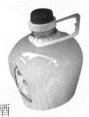

糯米酒

热量91千卡/100克

易致胎儿畸形：所含的酒精有导致胎儿畸形和智力低下的作用。

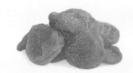

蜜饯

热量200~400千卡/100克

损害肝脏：高盐、高糖，含添加剂。其中含有香精的添加剂可能损害肝脏等器官。

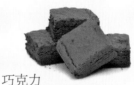

巧克力

热量589千卡/100克

使体重增长过快：热量高，多吃易使体重增长过快，影响胎儿正常发育。

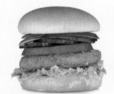

汉堡包

热量450千卡/100克

使体重增长过快：快餐高脂肪、高热量，多吃易使体重增长过快，影响正常分娩。

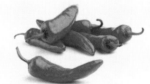

辣椒（红、小）

热量38千卡/100克

易致便秘：多食辛辣食物易导致消化功能障碍，加重孕晚期便秘症状。

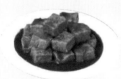

腐乳

热量130~150千卡/100克

易致妊娠高血压：钠含量高，多食易导致妊娠高血压。

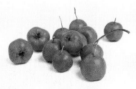

山楂

热量102千卡/100克

易致早产：对子宫有一定的兴奋作用，会促使子宫收缩，过量食用可能导致早产。

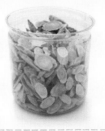

黄芪

易致过期妊娠：黄芪有益气、升提、固涩作用，孕晚期食用会干扰胎儿正常分娩，易导致过期妊娠。

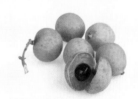

桂圆（鲜）

热量71千卡/100克

导致上火："产前宜凉，产后宜温"。孕晚期不宜吃性热的水果，多食易导致上火。

孕8月 食谱推荐

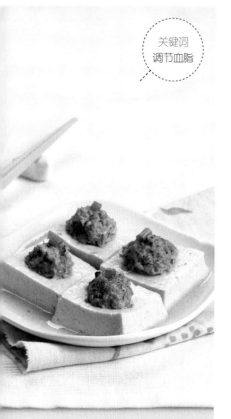

关键词
调节血脂

酿豆腐

材料 嫩豆腐500克，猪肉100克，鲜虾仁50克，水发香菇2朵，香葱末少许。

调料 葱末、姜末各10克，料酒5克，鸡蛋清1个，高汤250克，水淀粉、盐、香油各适量。

做法

1. 将香菇洗净，与猪肉、虾仁一同剁细成蓉，放入鸡蛋清、料酒、5克葱末、5克姜末、部分盐搅匀上劲。

2. 把豆腐切成5厘米见方的大块，中间用小勺挖一圆坑，放入搅好的肉馅。

3. 锅置火上，放油烧热，放入剩余葱末、姜末煸香，将酿好的豆腐块推入，加高汤、剩余盐，烧沸后改小火，加盖炖约15分钟，出锅装盘。

4. 锅中汤汁用水淀粉勾薄芡，淋入少许香油，浇在豆腐上，撒上香葱末即可。

营养功效

黄豆制品富含生物类黄酮，其具有调节血脂，降低血液黏稠度，预防心脑血管疾病的作用；同时可预防毛细血管脆弱、牙龈出血、静脉曲张、痔疮等疾病。

素炒圆白菜

材料 圆白菜300克。

调料 酱油10克，花椒1克，葱花3克，盐适量。

做法

1. 将圆白菜洗净、沥干，切成2厘米宽的长条，再斜刀切成象眼块。

2. 将炒锅放在旺火上，加入植物油烧热，放入花椒炸出香味，取出花椒不用。

3. 放入葱花，爆香后即放入圆白菜翻炒，加酱油、盐再拌炒均匀，熟后即可出锅。

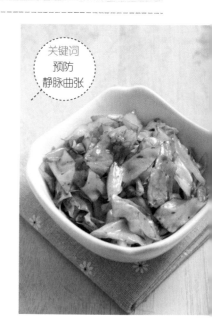

关键词
预防
静脉曲张

营养功效

圆白菜富含维生素E，对孕晚期静脉曲张有预防及食疗功效。

栗子山药炖鸡块

材料 山药200克，栗子肉30克，鸡肉80克，香菇几朵。

调料 盐5克，生抽少许，料酒适量，白糖3克，水淀粉20克。

做法

1.鸡肉洗净切块，加入2克盐、生抽、料酒拌匀，腌约20分钟，入热油锅中滑油后捞出。

2.山药去皮洗净，切块，与栗子肉同浸水约15分钟；香菇浸软去蒂，洗净后切丝。

3.锅中放油烧热，放入山药块、栗子肉翻炒，然后加入鸡肉块、香菇丝拌炒匀，加水至没过材料，加盖煮至材料熟软、汤汁将收干，加白糖、剩余盐调味，以水淀粉勾芡即可。

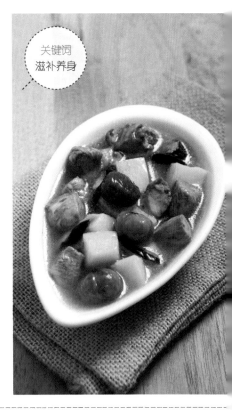

关键词
滋补养身

营养功效

栗子富含铜元素，铜元素有预防胎儿早产的功效；山药健脾益胃、滋阴益肾。二者与鸡肉同炖，营养丰富，利于孕晚期女性滋补养身。

金枪鱼三明治

材料 全麦吐司面包2片，熟金枪鱼肉50克，甜玉米粒20克，黄瓜、胡萝卜各适量。

调料 沙拉酱适量。

做法

1.黄瓜、胡萝卜洗净切粒；将熟金枪鱼肉捣烂，与玉米粒、黄瓜粒、胡萝卜粒混合均匀，挤入沙拉酱拌匀。

2.取一片吐司，上面铺上拌好的金枪鱼沙拉，再在上面盖上一片吐司即可。

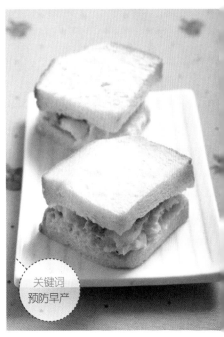

关键词
预防早产

营养功效

金枪鱼富含ω-3脂肪酸，这种物质可延长孕期、防止早产。同时金枪鱼还富含DHA，有利于胎儿大脑发育。

孕9月 大事记

孕妈妈与胎宝宝的变化

胎儿成长情况	孕妈妈身心变化
身长45~47厘米，体重2000~2400克；指甲已长出达指尖；各器官发育完全；头部已长出头发；头已降入骨盆。	膀胱受压，尿频更明显；小腿容易抽筋；气喘、胃灼热和消化不良等症状会逐步减轻。

· 产前随诊——胎心监护

胎心监护是通过超声波信号描记瞬间的胎心变化所形成的监护图形的曲线，可以了解胎动时、宫缩时胎心的反应，以推测宫内胎儿有无缺氧。正常怀孕第37周开始每周做一次胎心监护，如有合并症或并发症，可以从怀孕第28~30周开始做。应注意胎心音的节律性是否忽快忽慢等，正常胎心音120~160次/分钟，如果胎心音160次/分钟以上或持续100次/分钟都表示胎儿宫内缺氧，应及时治疗。

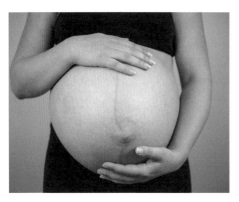

怎样做胎心监护：

做胎心监护时，最好采取左侧卧位。胎心监护操作人员会把两个圆饼形状的小设备绑在孕妈妈的肚子上。一个用来监测胎宝宝的心跳，另一个记录宫缩情况。同时孕妈妈手中握一个按钮。在感觉到胎宝宝动了时，按一下按钮。每次胎心监护通常会持续20~40分钟。

如果胎宝宝没有动，可能是因为他在睡觉。孕妈妈可以喝点儿水或吃点东西，让他动起来。也可以轻轻推揉肚皮，碰碰胎宝宝，让他醒过来。

医生提醒：

孕妇本身的情况会影响胎心的变化，如孕妇发烧，胎心常常会超过160次/分钟；孕妇有甲状腺功能亢进，她本身的心率很快，胎儿的心率也常常超过160次/分钟；如果孕妇服用某些药物，也可引起胎儿心率加快或减慢。因此在有胎心异常时，需仔细分析情况，如确实胎儿缺氧，应及早分娩。

孕9月 关键营养素

维生素A——母婴之必需维生素

建议每日摄入量：900微克

维生素A有两种。一种是维生素A醇，只存在于动物性食物中；另一种是胡萝卜素，在体内可转变为维生素A的预成物质，可从植物性及动物性食物中摄取。维生素A是人体必需又无法自行合成的脂溶性维生素，它有重要的生理功能，如维持正常视觉功能，促进免疫球蛋白的合成，维持骨骼正常生长发育，促进生长与生殖等。

孕妈妈缺乏维生素A，可引起流产、胚胎发育不全或胎儿生长缓慢；维生素A对胚胎的心脏发育影响较大，如果严重缺乏，胎儿心脏畸形的风险将增大，先天性心脏病的患病率会增高。

孕期补充维生素A是非常重要的。由于维生素A广泛存在于食物当中，尤其在动物肝脏及蛋黄中，因此一般建议孕妇采取食补的方法，多进食猪肝、鸡蛋、瘦肉。按目前中国城镇居民的消费水准，如果能正常进食，不偏食、不挑食，维生素A的摄入应该不成问题，不必过于担心。对于部分素食主义者，则需要补充维生素A，剂量可以根据缺少的程度来定。

食物来源

种类	维生素A含量多的食物
蔬菜类	菠菜、苜蓿、豌豆苗、胡萝卜、青椒、南瓜、番茄、豌豆、芹菜、莴笋、芦笋等
水果类	梨、苹果、枇杷、樱桃、香蕉、西瓜、甜瓜、芒果、哈密瓜等
水产类	鲫鱼、白鲢、鳝鱼、鱿鱼、蛤蜊、鱼肝油等
肉奶蛋类	瘦肉、动物肝脏、奶及奶制品（未脱脂奶）、禽蛋类等

医生提醒：

不宜过量补充维生素A。因为维生素A及胡萝卜素都能顺利地通过胎盘屏障，过量补充维生素A不仅对母体不利，也会影响到胎儿的生长发育。除引起孕妈妈自身出现中毒症状外，也会危及胎宝宝，出现大脑、心、肾等器官先天缺陷。

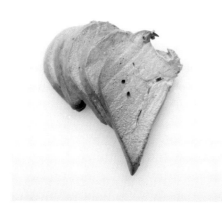

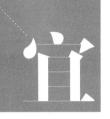

 宜吃可缓解水肿的食物

孕晚期，孕妈妈的子宫会压迫到静脉回流，所以此阶段比较易出现水肿现象。此时期宜每天进食蔬菜和水果。蔬菜水果中含有人体必需的多种维生素和矿物质，可加强新陈代谢，具有解毒利尿等作用。还宜吃富含钾的食物，如香蕉、苹果、蘑菇、番茄、菜花、芹菜等，可促进钠的排出，避免水钠潴留造成的水肿。其他具有利水消肿作用的食物还有红小豆、绿豆、冬瓜、鲤鱼、鲫鱼、黄瓜等。

 宜吃富含蛋白质的食物

妊娠晚期，胎儿增长更加迅速，加之怀孕晚期，孕妈妈还要为分娩、哺乳储备足够的营养及能量。这个时期，除了保证维生素、矿物质等营养素的补充外，还要注意补充蛋白质。通常在孕早期，孕妈妈每天应摄入蛋白质65克，孕中期为75克/日，孕晚期为80克/日。富含蛋白质的食物有乳类、蛋类、鱼类、肉类和豆类等。

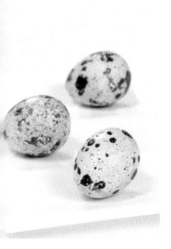

 宜吃富含胶原蛋白的食物

孕晚期，肌肤受孕激素影响，胶原纤维和弹力纤维活力低下，造成皮肤张力与弹力的调节作用减弱。这时可多食用富含胶原蛋白的食物。胶原蛋白能修复肌肤弹力纤维，促进肌肤细胞新陈代谢，可改善肌肤的松弛状况，提高皮肤弹性。牛蹄筋、猪蹄、鸡翅、鸡皮、鱼皮及软骨中，都富含胶原蛋白。

 宜少食多餐

到了孕晚期，子宫逐渐膨大，压迫胃部，使孕妈妈的食量减少，往往吃较少的食物就有饱腹感，但实际上并未能满足机体对营养素的需要。所以孕晚期应采取少食多餐的方法。可以选择一些体积小但营养价值高的食物，如奶制品或动物性食品等；减少营养价值低而体积大的食物，如土豆、甘薯等。每日餐次可增至5餐以上。

 宜睡前喝牛奶助睡眠

孕晚期失眠现象比较多见。此时期宜多吃有助于睡眠的食物。例如睡前可喝一杯温热的牛奶。牛奶富含色氨酸和钙，色氨酸是具有镇静作用的一种氨基酸，钙可帮助大脑充分利用色氨酸。睡前喝牛奶可帮助入睡，改善睡眠质量。

不宜吃反季节蔬果

反季节蔬果大多采用大棚种植，大棚中温湿度较高，易发病虫害，只能靠施大量农药来缓解。一些菜农为缩短蔬果生产周期或保鲜，往往也会给反季节蔬果施加过多化肥，甚至激素、保鲜剂等，这些残留物对人体有害。从中国传统养生之道来看，饮食应遵循自然规律。只有生长成熟符合节气的蔬果，才能得天地之精华。因此，孕妈妈不宜食用反季节蔬果。

 不宜过量食用荔枝

荔枝属性温燥，而孕期人体容易燥热，大量食用荔枝后，更易上火；荔枝还含有丰富的糖，多食容易引起高血糖，增加患妊娠糖尿病的风险。大量食用荔枝，还会导致出汗、头晕、口渴、腹泻，甚至出现昏迷和循环衰竭等症，医学上称为"荔枝病"。医生建议，每日进食荔枝不要超过300克，而且不要空腹进食。

 不宜多吃马齿苋

马齿苋性寒滑，《本草正义》中说其"能入血破瘀"。明代李时珍也认为马齿苋具有散血消肿、利肠滑胎的作用。近代临床实践认为，马齿苋能使子宫平滑肌收缩，对子宫有明显的兴奋作用，因此孕早期的孕妇忌食，以免造成流产；孕晚期的孕妇也不宜过多食用，以免导致早产。但在临产前又属例外，多食马齿苋，反而有利于顺产。

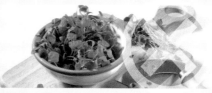

 不宜用高油温炒菜

有些人炒菜时喜欢等到油冒青烟时再下锅，炒出的菜非常可口。但从营养和安全角度看，炒菜时油温过高弊大于利：首先，油温过高会破坏油脂中的脂肪酸和蔬菜中的维生素，使营养价值大大降低。其次，油温过高会产生过氧化脂质，阻碍人体对蛋白质的吸收，长期摄入过氧化脂质会加快人体的衰老速度，也可诱发癌症。

 不宜多吃苦杏仁及白果

苦杏仁中含有苦杏仁苷，它在水解之后会放出有剧毒的氢氰酸，其中毒反应为眩晕、心悸、头疼、恶心呕吐、惊厥等。白果内含有氢氰酸毒素，一般中毒剂量为10~50颗，中毒症状发生在进食白果后1~12小时。这两种食物孕妈妈应尽量不吃，或少吃几颗白果。

孕9月 宜吃与忌吃食物

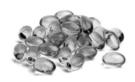

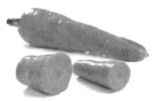

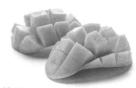

鱼肝油

预防胎儿畸形：富含维生素A，可预防胎儿畸形，维持骨骼正常生长发育等。

胡萝卜

热量39千卡/100克

促进视觉发育：富含胡萝卜素，可促进胎儿视觉功能发育，促进免疫球蛋白的合成等。

芒果

热量35千卡/100克

增强免疫力：富含胡萝卜素，可促进胎儿免疫球蛋白的合成等。

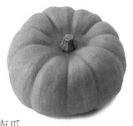

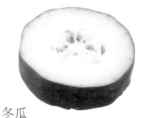

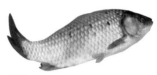

南瓜

热量23千卡/100克

促进骨骼发育：富含胡萝卜素，可促进胎儿骨骼正常生长发育。

冬瓜

热量12千卡/100克

预防妊娠水肿：有利尿消肿的功效，对妊娠水肿的食疗效果好。

鲫鱼

热量108千卡/100克

预防妊娠水肿：鲫鱼益脾胃、安五脏、利水湿，可预防及消除妊娠水肿。

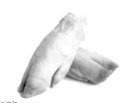

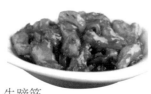

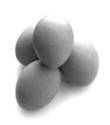

猪蹄

热量260千卡/100克

缓解妊娠纹：富含胶原蛋白，可改善肌肤松弛状况，缓解妊娠纹。

牛蹄筋

热量151千卡/100克

缓解妊娠纹：富含胶原蛋白，可修复肌肤弹力纤维，缓解妊娠纹。

鸡蛋

热量144千卡/100克

为分娩储备能量：富含蛋白质、维生素、矿物质等，可增强体力，为分娩储备能量。

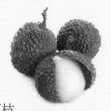

荔枝
热量71千卡/100克

易致上火：荔枝属性温燥，大量食用易导致上火。

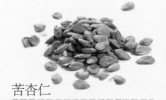

苦杏仁
热量578千卡/100克

易致中毒：苦杏仁含有一种叫苦杏仁苷的物质，多食易导致中毒。

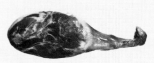

火腿
热量330千卡/100克

易致妊娠水肿：为高钠食品，大量进食可导致盐分摄入过高，引起妊娠水肿。

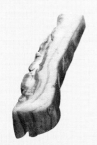

腊肉
热量498千卡/100克

易致妊娠水肿：脂肪及盐分含量高，过多食用易引起妊娠水肿。

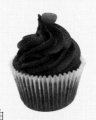

奶油
热量879千卡/100克

易致肥胖：含反式脂肪酸，多食易导致肥胖及巨大儿，增加分娩难度。

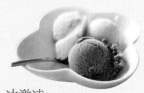

冰激凌
热量127千卡/100克

易致胎动不安：胎儿对冷刺激敏感，孕妇吃冷饮时，胎儿会在子宫内躁动不安，胎动会变得频繁。

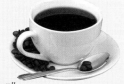

咖啡
热量45千卡/100克

易致胎动不安：咖啡因会通过胎盘进入胎儿体内，导致胎动不安，并影响胎儿发育。

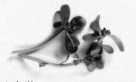

马齿苋
热量28千卡/100克

易致早产：马齿苋性寒滑利，对子宫有明显兴奋作用，多食易致早产。

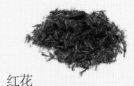

红花
热量220千卡/100克

易致早产：红花具有活血化瘀的功效，对子宫有兴奋作用，多食易致流产、早产。

孕9月 食谱推荐

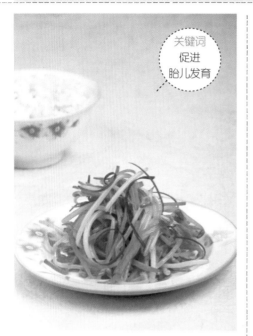

关键词
促进
胎儿发育

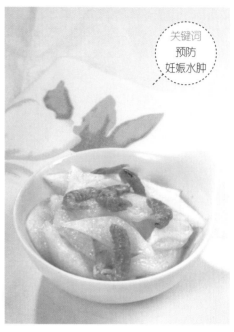

关键词
预防
妊娠水肿

素炒胡萝卜丝

材料 胡萝卜150克，绿豆芽200克。

调料 葱丝5克，盐4克，白糖2克，醋3克。

做法

1.胡萝卜去皮切成细丝；绿豆芽去根洗净，用沸水煮2分钟捞起沥干。

2.锅置火上，倒油烧至六成热，爆香葱丝，放入胡萝卜丝，快速翻炒至将熟，放入绿豆芽、盐、白糖、醋炒匀入味即可。

营养功效

胡萝卜富含胡萝卜素，其具有维持胎儿正常生长发育等功效。与绿豆芽同炒，更加清脆爽口。

海米冬瓜

材料 冬瓜500克，海米30克。

调料 葱花、姜末、料酒各5克，盐、水淀粉各适量。

做法

1.冬瓜洗净，削去外皮(留少许青皮)，去瓤，切成片，用少许盐腌制5分钟，滗去水分备用；海米用温水泡软。

2.炒锅置火上，放油烧热，放入冬瓜片炒至八成熟，盛出控油。

3.锅中留少许底油，放入葱花、姜末炝锅，加入适量水、盐、料酒、海米，烧开后放入冬瓜片，再次烧开后改用小火焖烧，待冬瓜透明入味后，用水淀粉勾芡即可。

营养功效

冬瓜钾盐含量高，钠盐含量较低，利水消肿、清热解毒，具有消水肿而不伤正气的作用。

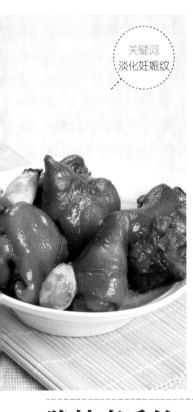

红焖猪蹄

关键词
淡化妊娠纹

材料 猪蹄3只。

调料 大蒜1头，盐、酱油、红糖、料酒各适量。

做法

1.将大蒜剥去外皮；猪蹄洗净，切成小块，放入沸水中汆烫5分钟左右，沸水锅中放少许料酒，以去腥味，捞出沥干水备用。

2.锅置火上，放油烧热，将蒜放入爆至呈金黄色，再放入猪蹄，加入盐、酱油、料酒、红糖，用中火翻炒约3分钟后盛出备用。

3.另取沙锅置火上，放入做法2的全部材料，加水至没过猪蹄，盖上锅盖，用大火烧开后，再转小火焖约2小时至汤汁收干、猪蹄酥烂即可。

营养功效

猪蹄富含胶原蛋白，其具有修复肌肤弹力纤维，促进肌肤细胞新陈代谢的功效，可淡化妊娠纹。

脆炒南瓜丝

材料 嫩南瓜400克。

调料 葱花、盐各适量，白糖5克。

做法

1.南瓜洗净去皮，切开去瓤及子，瓜肉切成长约8厘米的细丝，加盐腌渍15~20分钟，挤去多余水分备用。

2.锅置火上，放油烧热，下入南瓜丝，快速翻炒2分钟，加白糖、葱花，翻炒均匀后即可出锅。

关键词
预防妊娠
糖尿病

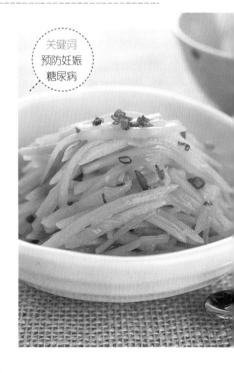

营养功效

南瓜富含淀粉、蛋白质、胡萝卜素、B族维生素和钙、磷、钴等营养成分。其中钴是人体胰岛细胞所必须的微量元素，能降低血糖，可预防妊娠糖尿病。

孕10月 大事记

孕妈妈与胎宝宝的变化

胎儿成长情况	孕妈妈身心变化
身长48~54厘米，体重2900~3400克；皮下脂肪多起来了；大部分胎毛已消失；尚留有少量胎脂；头的大小为身长的1/4左右。	乳晕色素沉着；下腹感觉沉重，行动费力；子宫收缩渐渐频密。

· 产前随诊

——胎儿超声波评估&胎心监护

9个月以后，要每周进行一次产前检查，医生要对分娩做出初步估计。37周以后，医生会根据产妇骨盆、胎位、胎儿大小等情况，来综合考虑分娩的方式。

怀孕38~40周要通过做最后一次B超评估胎儿生长速度。怀孕末期若仍胎位不正时，可以清楚了解胎儿手脚、身体在子宫内的姿势，以便提早决定生产的方式。

超过预产期，即怀孕41周以上者，要进行胎心胎动检查，每周一次或两次。检查胎盘功能是否健全。用胎心监护仪监测有无胎动及胎动时胎儿心跳的变化情形。若胎动时胎心音反应不良，可能是胎儿宫内缺氧，应做催产素刺激试验，若确实为胎儿宫内缺氧，则应尽快使胎儿产出。

产前准备：

1. 提前联系好住院事宜、计划好去医院的路线。

2. 准备好待产包：

卫　生：产妇垫巾、特殊或加长加大卫生巾、产后卫生棉、面巾纸。

衣　物：开衫式的睡衣1件、哺乳胸衣2件、大小毛巾数块、拖鞋1双，如果天冷加上棉袜2双。

宝宝用品：新生宝宝的小衣服、小被子、小毛巾、纸尿裤、湿纸巾。

待产时的食物：待产有时是相对漫长的过程，要准备些食物补充能量，如巧克力、果汁（配上弯曲的吸管，可以方便喝水）等。

TIPS: 入院绝不能忘带的：身份证、医疗保险卡、母子健康手册、相关病历、住院押金。

孕10月 关键营养素

锌——帮助顺利分娩

建议每日摄入量：20毫克

锌是促进生长发育的重要元素之一，如果孕早期缺锌，可干扰胎儿中枢神经系统发育，严重的可造成中枢神经系统畸形；孕晚期缺锌，可使胎儿神经系统发育异常。

据专家研究，锌对分娩的影响主要是可增强子宫有关酶的活性，促进子宫肌收缩，帮助胎儿娩出子宫腔。当缺锌时，子宫肌收缩乏力，无法自行驱出胎儿，因而需要借助产钳、吸引等外力，才能娩出胎儿，严重缺锌则需剖宫产。

孕妈妈缺锌，会增加分娩的痛苦。此外，子宫肌收缩力弱，还有导致产后出血过多及并发其他妇科疾病的可能，影响产妇健康。在正常情况下，孕妈妈对锌的需要量比一般人多，如不注意补充，就极容易缺乏。

食物来源

种类	锌含量多的食物
蔬菜类	白菜、紫甘蓝、红菜薹、花椰菜、菠菜等叶（茎）类蔬菜
坚果类	核桃、花生、西瓜子、板栗、榛子、松子、腰果、杏仁等
水产类	鱼、紫菜、牡蛎、干贝、蛤蜊等
肉类	动物肝、动物肾、瘦肉等
五谷杂粮类	小米、燕麦、谷类胚芽、麦麸、豆类等

医生提醒：

补锌不宜过量

摄入过多（每日超过45毫克），容易引起锌中毒，出现恶心、呕吐、腹痛、腹泻等消化道症状。补锌过量，还会妨碍铁、铜等二价离子的吸收，不仅引起贫血，还会使体内胆固醇、尿酸等增高，增加罹患冠心病、心肌梗死的危险。母体锌含量过高，可致胎儿神经管畸形。因此，建议孕妈妈采用食补的方式，如需补充锌制剂，则需遵医嘱，并严格遵守用法及用量。

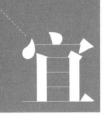

孕10月 饮食宜忌

 宜吃易消化吸收的食物

分娩是非常繁重的劳动，因此在产前和分娩中一定要摄食。如果您是初产妇，无高危妊娠因素，准备自然分娩，可准备易消化吸收、少渣、可口味鲜的食物，如面条鸡蛋汤、面条排骨汤、牛奶、酸奶、巧克力等食物，吃饱吃好，为分娩储备足够的能量。否则吃不好睡不好，紧张焦虑，容易导致产妇疲劳，将可能引起宫缩乏力、难产、产后出血等危险情况。

 宜吃富含维生素K的食物

维生素K是一种脂溶性维生素，在维持人体正常凝血过程中起着重要作用。缺乏维生素K会造成凝血障碍，易导致产后大出血。富含维生素K的食物有：莴笋、胡萝卜、番茄、南瓜、菠菜、豌豆、香菜、螺旋藻、藕、鱼子、瘦肉、动物肝脏、鱼肝油、蛋黄、黄豆油、坚果、谷物等。孕妈妈的每日推荐摄入量为90微克。

 宜适量吃茭白

茭白有清热利尿的功效，用茭白煎水代茶饮，可防治妊娠水肿；其富含的膳食纤维，可预防妊娠期便秘；其丰富的钾元素，还可预防妊娠高血压；

此外，茭白还具有通乳下奶的功效，孕晚期适量食用，可以预防产后少奶。

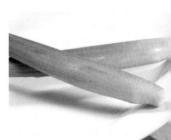

 宜吃富含锌的食物

锌可以增强子宫肌细胞有关酶的活性，促进肌细胞收缩，从而把胎儿驱出子宫。因此孕妇缺锌，可造成宫缩乏力、难产，还有增加产后出血等产科并发症的可能。据测定，妇女在怀孕后的第2个月，血中锌含量即开始下降，到妊娠晚期母体血锌浓度较未妊娠的正常妇女低20%左右。可见孕期补锌的重要及必要。富含锌的食物有肉、奶、鱼、蛋、牡蛎等，应注意选食。

 宜在产前吃些巧克力

分娩需要耗费极大的体力。产妇的正常产程需12～16小时，相当于爬二百多级楼梯或跑完1万米所需的能量。因此，产妇在临产前要多补充些热量，以保证有足够的体力促使子宫口尽快扩张，顺利分娩。而产妇在临产前，由于频繁的阵痛和紧张不安，食欲很差。这时吃些巧克力，不仅香甜可口、方便进食，而且能在短时间内被人体消化吸收，产生大量热能，供人体消耗。

不宜在孕晚期大量补钙

孕晚期大量补钙，会引起胎盘早熟，导致早产；补钙过量还会造成胎儿的骨骼较硬，影响顺利分娩，还会导致宝宝出生后囟门提前闭合，影响宝宝大脑发育。如果没有明显的缺钙症状，孕晚期不宜补充钙片。如需服用钙制剂，则最好的时间是晚饭后。因为钙对胃有一定的刺激作用，空腹服用容易影响食欲，而且人体在夜间对钙的吸收率最高。

 不宜在产前吃大量富含膳食纤维的食物

准备顺产的孕妈妈是可以正常进食的，但是在产前最好不要吃太多富含膳食纤维的食物。这是因为膳食纤维会促进排便，而生产时需要屏气用力，容易发生排便事件，给生产造成不便。另外，孕妈妈在产前也不宜吃韭菜、大蒜、洋葱等有异味的食物，以免出现排气现象。

 不宜在剖宫产前吃东西

剖宫产术前12小时应禁止吃东西，手术前6~8小时也不要再喝水。这是因为手术时需要麻醉，这会导致全身组织细胞、器官代谢功能下降，胃肠道蠕动减慢。如果吃饭喝水，会引起肠胀气、肠梗阻。还可能出现呕吐反应而引起窒息或吸入性肺炎。因为麻醉药物会减弱人体正常的保护性反射，一旦呕吐物进入肺中，对肺的刺激非常大，可导致呼吸衰竭，危及生命。

 不宜在剖宫产前吃滋补品

剖宫产术前不宜滥用高级滋补品，如人参、高丽参、西洋参等。因为参类具有强心、兴奋作用，会影响手术中麻醉药的效果；还会使产妇大脑兴奋，影响术后休息。食用滋补品后，还会使新妈妈的伤口渗血时间延长，不利于伤口的愈合。

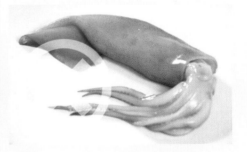

 不宜在剖宫产前吃鱿鱼

鱿鱼体内含有丰富的有机酸物质——EPA，它能抑制血小板凝集，不利于术后止血与创口愈合。

宜

孕10月 宜吃与忌吃食物

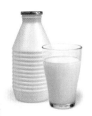

牛奶

热量54千卡/100克

储备营养：营养丰富，又易于消化吸收，可为生产储备能量。

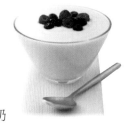

酸奶

热量72千卡/100克

储备营养：酸奶中的蛋白质被水解为小分子，更易于消化吸收，营养利用率更高。

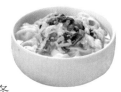

面条

热量286千卡/100克

补充体力：面条软烂，易于消化吸收，可为产妇补充营养及体力。

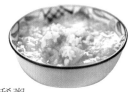

稀粥

热量47千卡/100克

补充能量及水分：稀粥易于消化吸收，可为产妇补充能量及消耗的水分。

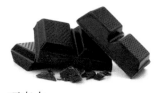

巧克力

热量589千卡/100克

助产大力士：能在短时间内被人体消化吸收，产生大量热能，有助生产。

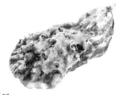

牡蛎

热量73千卡/100克

帮助分娩：富含锌，锌可促进子宫肌收缩，帮助胎儿娩出子宫腔。

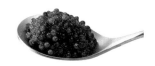

鱼子

热量143千卡/100克

预防产后大出血：富含维生素K，其可维持人体正常凝血功能，预防产后大出血。

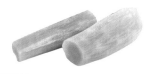

莴笋

热量15千卡/100克

预防产后大出血：富含维生素K，其可维持人体正常凝血功能，预防产后大出血。

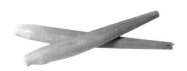

茭白

热量26千卡/100克

预防妊娠高血压：含丰富的钾元素，钾对血管有保护作用，可预防妊娠高血压。

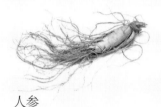

人参

热量80千卡/100克

影响剖宫产麻醉：具有强心、兴奋作用，会影响手术中麻醉药的效果。

西洋参

热量578千卡/100克

影响剖宫产麻醉：具有强心、兴奋作用，会影响手术中麻醉药的效果。

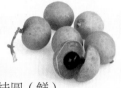

桂圆（鲜）

热量71千卡/100克

导致高血糖：桂圆糖分高、热量高，过多食用会导致血糖升高。

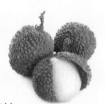

荔枝

热量71千卡/100克

易致早产：荔枝属性温燥，孕晚期食用易引起内热，导致见红、早产等。

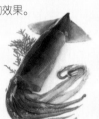

鱿鱼（水发）

热量75千卡/100克

不利伤口愈合：其所含的有机酸物质，可抑制血小板凝集，不利于剖宫产后伤口愈合。

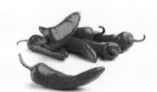

辣椒（红、小）

热量38千卡/100克

不利伤口愈合：刺激性强，易导致剖宫产伤口刺痒，不易愈合。

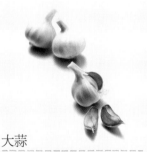

大蒜

热量128千卡/100克

易产气：刺激性气味强，易产气，生产时易出现腹胀及排气现象。

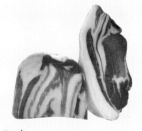

肥肉

热量807千卡/100克

不易消化：临产前肠道蠕动减慢，肥肉等油腻食物不易消化。

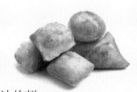

油炸糕

热量282千卡/100克

易致肠胃不适：临产前肠道蠕动减慢，油炸食物不易消化，易致肠胃不适。

孕10月 食谱推荐

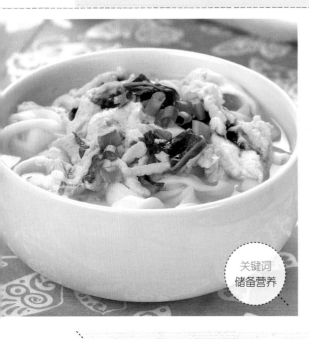

关键词
储备营养

家常汤面

材料 面条250克，菠菜120克，猪肉丝50克，鸡蛋1个，肉汤600克。

调料 葱末10克，香油5克，水淀粉适量，盐适量。

做法

1. 猪肉丝用水淀粉抓一下；菠菜洗净，切段；鸡蛋打散。

2. 锅置火上，倒入肉汤烧开，放入肉丝、菠菜段煮开，下面条，用筷子搅散，待面条将熟时加盐调味，慢慢淋入蛋液搅开，熟后滴入香油，撒上葱末即可。

营养功效

这碗热汤面营养丰富，易于消化，适合孕妈妈在产前食用，储备营养、积蓄体力。

白玉豌豆粥

材料 大米100克，豌豆30克，豆腐200克，胡萝卜50克。

调料 盐适量。

做法

1. 大米淘洗干净；豌豆洗净；豆腐洗净，切丁；胡萝卜洗净，切丁。

2. 锅置火上，倒入适量清水，放入大米煮开，转小火煮约15分钟，放入豌豆、胡萝卜丁、豆腐丁，继续熬煮至米烂粥稠，加盐调味即可。

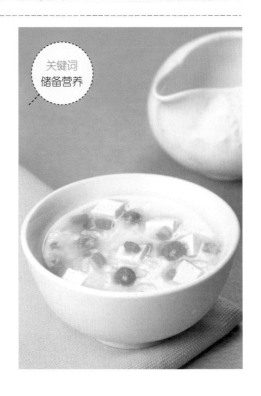

关键词
储备营养

营养功效

豌豆、胡萝卜都富含维生素K，维生素K可维持人体正常凝血功能，预防产后大出血。产前喝粥，易于消化吸收营养，为生产积蓄体力。

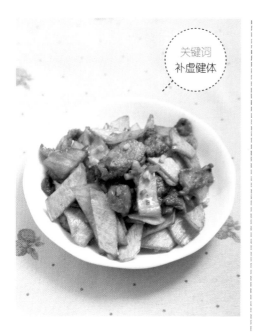

关键词
补虚健体

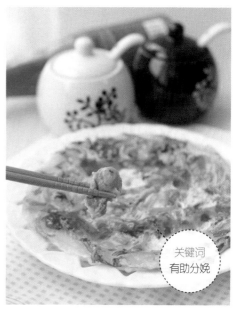

关键词
有助分娩

茭白炒肉片

材料 茭白500克，猪瘦肉150克。

调料 盐5克，酱油20克，料酒10克，姜片5克，葱花少许。

做法

1.猪瘦肉洗净切片，用部分料酒腌制15分钟待用；茭白洗净，去皮去根切片。

2.锅中放油烧热，爆香姜片，倒入腌好的肉片，煸炒至发白，加入酱油、剩余料酒翻炒几下，盛出待用。

3.锅留底油烧热，放入茭白片大火煸炒，烹一点水，炒至茭白发软，加盐调味。

4.再次倒入肉片，拌炒均匀，出锅前撒少许葱花点缀即可。

营养功效

茭白味道鲜美，富含碳水化合物、蛋白质、维生素及钙、磷、铁、锌、钾等多种矿物质，营养价值高，容易为人体所吸收，具有健壮机体的作用。

牡蛎煎蛋

材料 牡蛎300克，鸡蛋1个，茼蒿100克。

调料 料酒10克，盐适量，番茄酱少许。

做法

1.牡蛎去壳，洗净，沥干水分；鸡蛋打散备用；茼蒿洗净切段。

2.锅中放油烧热，放入牡蛎略翻炒，倒入料酒，撒入茼蒿段，再倒入打好的鸡蛋液煎一下。

3.煎至一面金黄后翻面，煎至水分收干，撒适量盐调味，起锅后淋少许番茄酱装饰即可。

营养功效

牡蛎富含锌，可促进胎儿生长发育，同时可增强子宫有关酶的活性，促进子宫肌肉收缩，有利于分娩。鸡蛋可增强免疫力、护眼明目。二者搭配，滋味鲜美，可令孕妈妈胃口大开。

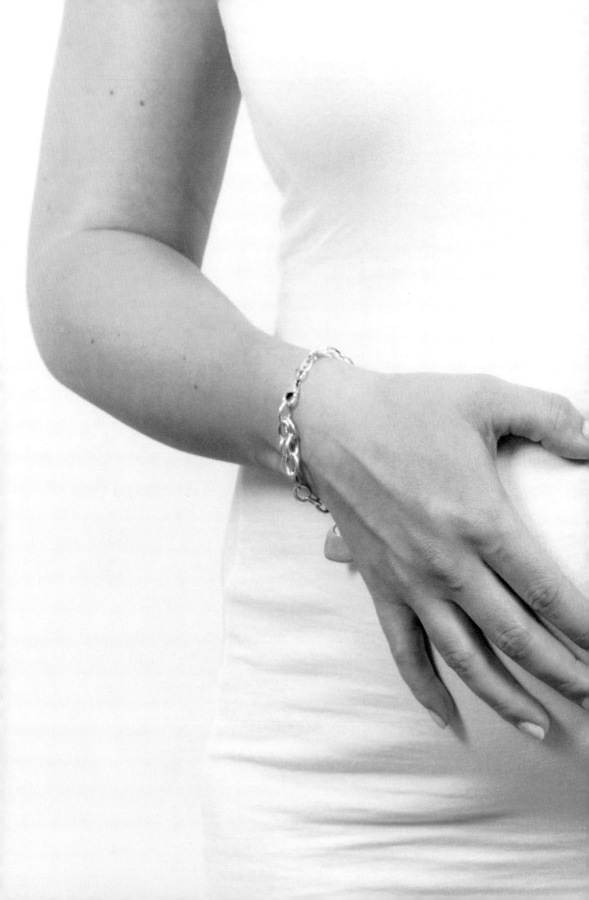

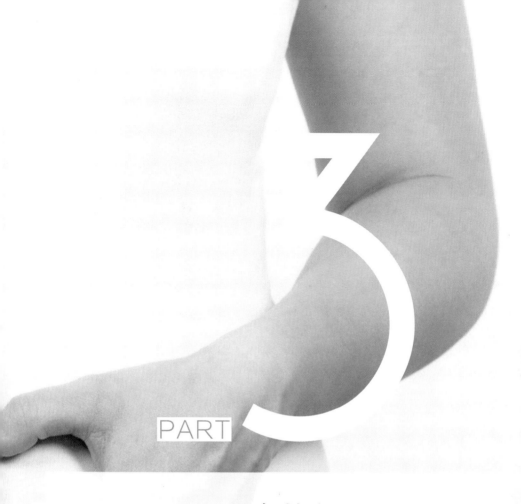

孕期
食材选择宜忌

　　面对种类繁多的食材，孕妈妈往往难以抉择。吃什么对胎宝宝好？怎么吃才最有营养？本章以简单明了的宜忌形式，将孕妈妈宜吃、忌吃的食材按照水果、蔬菜、肉类、坚果等，分门别类加以讲解，宜吃食物还提供营养食谱推荐、保存营养的烹调方法建议，以及需要特别注意的饮食禁忌，让孕妈妈吃得明白，补得放心！

水果类

宜 苹果

——缓解妊娠反应，预防宝宝哮喘

每日推荐食用量：1~2个

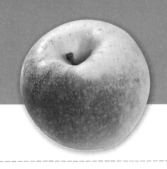

营养成分	含量（每100克）	同类食物含量比较
蛋白质	0.2克	★
脂肪	0.2克	★
碳水化合物	13.5克	★
膳食纤维	1.2克	★★
维生素C	4毫克	★
维生素E	2.12毫克	★★★
钠	1.6毫克	★
钾	119毫克	★★

这样吃

宜洗净后直接食用：这样可以更多地保留其中的营养素。也可将苹果与其他蔬果榨汁饮用，保留营养的同时还能改善口感。

宜在秋季食用：初春到夏季的苹果是经过贮藏过的苹果，不是很新鲜。苹果在8-10月份陆续上市，因此孕妈妈最佳食用苹果的季节是秋季。

这样吃

不宜切后久放：苹果最好现切现吃，不要把切开或削皮后的苹果长时间暴露在空气中，否则会发生氧化反应，使果肉变成褐色，影响味道，且易使营养成分流失。

·对孕妈妈的好处

缓解妊娠反应

苹果酸甜的口感可以兴奋肠胃的副交感神经，促进胃液和消化酶分泌，有效缓解孕早期食欲差、恶心、呕吐等妊娠反应。此外，孕妈妈常吃苹果还可以调节体内电解质平衡，防止因频繁呕吐而引起酮症酸中毒。

·对胎宝宝的好处

预防宝宝哮喘

苹果中含有某种特殊的植物化学成分，孕妈妈常吃苹果，可使宝宝在出生后不易发生哮喘或气喘。

搭配宜忌

苹果+魔芋		魔芋是低热量、高膳食纤维的食物，与苹果同食，可促进肠道蠕动，排除宿便，缓解孕期便秘。
苹果+海鲜		苹果不宜与海鲜等海味食品一起吃，否则不易消化，易产生腹痛、恶心、呕吐等不良症状。

食谱推荐

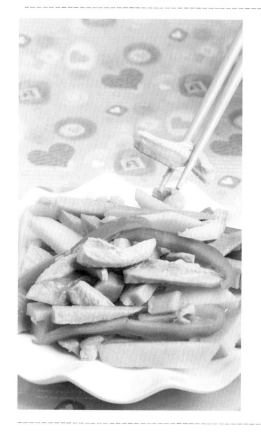

苹果炒鸡柳

材料 鸡肉300克，苹果1个，青椒1个。

调料 姜丝、淀粉、花椒油各10克，蒜末5克，盐适量。

做法

1.苹果去皮，切粗条浸在盐水中；青椒洗净切丝。

2.鸡肉洗净切粗条，用淀粉、花椒油、部分盐腌制15分钟，然后入沸水焯至将熟。

3.锅中放油烧热，爆香姜丝，放入青椒丝炒至将熟时，加入蒜末炒片刻，下鸡肉条、苹果条，拌炒几分钟至熟，加剩余的盐调味即可。

> 营养功效
>
> 鸡肉富含蛋白质，苹果富含多种维生素和矿物质，此菜香甜开胃，适合孕早期孕妇食用。

鸭梨苹果汤

材料 苹果1个，鸭梨1个，陈皮1块。

调料 白糖适量。

做法

1.将苹果、鸭梨分别去皮、核，切块；陈皮洗净，泡软。

2.将全部材料放入锅中，加水适量，大火煮沸，转小火煮至苹果、鸭梨绵软，加白糖调味即可。

> 营养功效
>
> 苹果、鸭梨均富含维生素C，可抑制黑色素生成，常吃可预防妊娠斑。此汤含糖分较高，患有妊娠糖尿病的孕妈妈不宜食用。

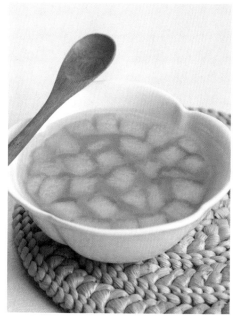

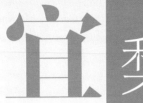

宜梨

——化痰止咳，预防水肿

每日推荐食用量：1个

营养成分	含量 （每100克）	同类食物 含量比较
蛋白质	0.4克	★
脂肪	0.2克	★
碳水化合物	13.3克	★
膳食纤维	3.1克	★★★
维生素E	1.34毫克	★★
维生素C	6毫克	★★
钾	92毫克	★★

 这样吃

寒性体质者宜煮后食用：梨性寒，将其煮熟后吃，可以缓解其凉性。有畏寒、手脚凉的孕妈妈，最好将梨隔水蒸熟或煮熟了再吃。

 这样吃

不宜久放：梨子一旦熟透了，要尽快食用，以防止其变质。不要将梨挤在一起放置，也不要放在密封的口袋或容器里，因为它们产生的气体会加快变质的速度。此外，也不要将梨与味重的大蒜等放在一起。

· 对孕妈妈的好处

化痰止咳

梨有润喉清肺、镇咳祛痰、止渴生津的作用，可防治肺部感染。常吃炖熟的梨，能增加口中津液，防止口干唇燥，不仅可保护嗓子，也是肺炎、支气管炎的食疗佳品。

防治妊娠水肿

梨有清热利尿的作用，有助于排除体内多余盐分，防治妊娠水肿。

· 对胎宝宝的好处

促进正常发育

梨富含多种维生素和矿物质，有利于保持机体组织和细胞的健康状态，维持孕妈妈体内环境的酸碱平衡，从而保证胎宝宝的正常生长发育。

搭配宜忌

梨+冰糖 ✅ 二者搭配，有滋阴润肺、化痰止咳、排毒润肤的功效。

梨+银耳 ✅ 银耳润肺生津、滋阴养胃，二者搭配有滋阴润燥、去肺火的功效。

梨+芥菜 ❌ 芥菜富含膳食纤维，梨性寒凉，二者同食不易消化，易导致肠胃不适。

梨+螃蟹 ❌ 二者均属寒凉之品，一起食用易引起腹泻，损伤肠胃。

食谱推荐

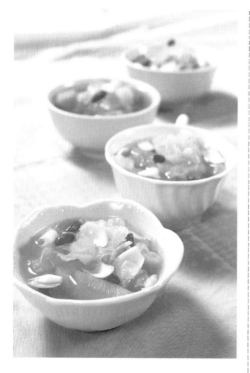

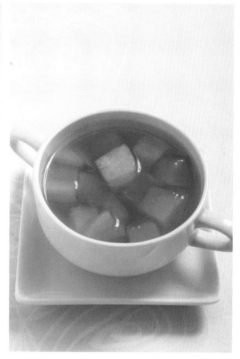

银耳百合雪梨汤

材料 水发银耳50克，雪梨1个、百合、枸杞子各10克。

调料 冰糖适量。

做法

1.百合洗净泡软；枸杞子洗净；雪梨去皮去核，切成小块；水发银耳撕成小朵。

2.将银耳放入汤煲内，加入适量清水，大火烧开，转小火炖至银耳软烂，放入百合、枸杞子、梨块、冰糖，加盖继续用小火炖至梨块软烂即可。

营养功效

这款汤润肺生津、滋阴润燥、化痰止咳，非常适合容易上火的孕妈妈食用。

木瓜炖雪梨

材料 木瓜1个，雪梨2个。

调料 冰糖适量。

做法

1.木瓜去子、去皮，切小块；梨去皮、去核，切成小块。

2.锅中加水煮沸，放入木瓜块、梨块、冰糖，煮开后，转小火煮半个小时即可。

营养功效

木瓜和胃化湿、通络舒筋；雪梨清肺化痰、生津止渴。此汤滋阴润燥，美容养颜。

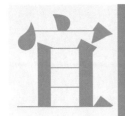
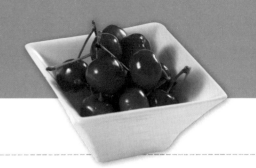

宜 樱桃

——美容养颜，预防静脉曲张

每日推荐食用量：10~20颗

营养成分	含量 （每100克）	同类食物 含量比较
蛋白质	1.1克	★
脂肪	0.2克	★
碳水化合物	10.2克	★
膳食纤维	0.3克	★
维生素C	10毫克	★★
维生素E	2.22毫克	★★★
胡萝卜素	210微克	★★★
铁	0.4毫克	★★
钾	232毫克	★★★

这样吃

宜选深色樱桃：樱桃中含有一种称为"花青素"的植物化学物质，其具有很强的抗氧化作用。樱桃的颜色越深，其花青素的含量越大。所以紫

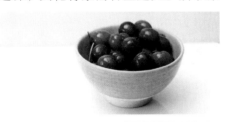

色樱桃抗氧化作用最强，深红色樱桃次之，浅红色樱桃再次，黄色樱桃的抗氧化功能最弱。因此应尽量选择颜色深的樱桃食用。

这样吃

不宜一次过量食用：樱桃钾含量高，如果一次大量食用，会造成体内电解质紊乱，出现高血钾症状。主要表现为乏力、心律失常等。

·对孕妈妈的好处

养颜美容

樱桃营养丰富，含多种维生素及矿物质，铁含量较高，常吃樱桃，能使面部皮肤红润嫩白，淡化色斑，预防贫血。

预防静脉曲张

樱桃富含维生素E，其具有扩张血管和抗凝血的作用，能预防与治疗静脉曲张。

·对胎宝宝的好处

促进视觉功能发育

樱桃富含胡萝卜素，可促进胎儿视觉功能发育，促进免疫球蛋白的合成等。

搭配宜忌

樱桃+哈密瓜		哈密瓜中的维生素C可促进人体对樱桃中的铁的吸收。
樱桃+蜂蜜		蜂蜜中的铜离子会使樱桃中的维生素C氧化，失去其营养价值。

食谱推荐

樱桃果酱

材料 樱桃500克，细砂糖200克，麦芽糖100克，盐适量。

做法

1.樱桃洗净，用淡盐水浸泡30分钟，去蒂去核，加细砂糖腌制一夜。

2.将腌出汁的樱桃倒入锅里，小火慢煮，煮至樱桃出汁，加入麦芽糖，小火继续煮，加少许盐提味，待汁收浓时关火，装入瓶中冷却后，放入冰箱冷藏保存。

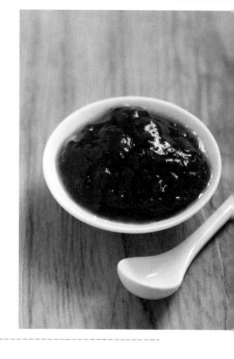

营养功效

樱桃富含铁，有预防孕期贫血的功效；樱桃富含胡萝卜素，可促进胎儿视觉功能的发育。

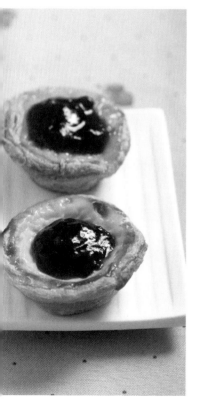

樱桃蛋挞

材料 蛋挞皮9个，牛奶70克，蛋黄2个，炼乳85克，低筋面粉6克，细砂糖25克，樱桃果酱适量。

做法

1.将炼乳、牛奶、细砂糖搅拌均匀，加热至糖完全溶化，倒入蛋黄，搅拌均匀。

2.筛入低筋面粉，搅拌均匀，过筛后就是蛋挞液。

3.将蛋挞皮摆在烤盘内，倒入蛋挞液，七八成满即可，装入烤盘，放入预热210℃的烤箱中层，烤25分钟，至蛋挞表面出现焦点，取出。

4.在蛋挞表面淋少许上文中制作的樱桃果酱即可。

温馨提示

制作蛋挞液时，加热是为了让细砂糖彻底溶解。如果用糖粉，可以不加热，直接搅拌均匀。

宜 橙子

——降低胆固醇，预防便秘

每日推荐食用量：1~2个

营养成分	含量（每100克）	同类食物含量比较
蛋白质	0.8克	★
脂肪	0.2克	★
碳水化合物	11.1克	★
膳食纤维	0.6克	★
维生素C	33毫克	★★★
维生素E	0.56毫克	★
钾	159毫克	★★

这样吃

宜榨汁食用：将橙子榨汁饮用，其丰富的果糖能迅速补充体力，而高达85%的水分更能解渴提神。特别提醒橙汁榨好后应立即饮用，否则空气中的氧会使其维生素C的含量迅速降低。在橙汁中加少许盐，会使其平衡体内电解质的效果更是明显。

这样吃

不宜空腹食用橙子：否则橙子所含的有机酸会刺激胃黏膜，造成肠胃不适。

不宜在吃橙子前后1小时内喝牛奶：因为牛奶中的蛋白质和钙会与橙子中的鞣酸相结合，凝固成不易消化的物质，影响消化吸收。

不宜用橙皮泡水饮用：因为橙皮上通常会有保鲜剂，很难用水洗净。

·对孕妈妈的好处

降低胆固醇

橙子富含维生素C，能增强毛细血管的弹性，降低血中胆固醇，预防高血脂、高血压的发生。

预防便秘

橙子所含的膳食纤维和果胶物质，可促进肠道蠕动，有利于清肠通便，排除体内有害物质。

·对胎宝宝的好处

促进生长发育

橙子含丰富维生素C及多种矿物质，可增强母体免疫力，促进胎宝宝健康发育。

搭配宜忌

橙子+柑橘	柑橘中的维生素P，可加强橙子中的维生素C对人体的作用，增强人体免疫力，预防感冒。
橙子+牛奶	橙子中的鞣酸，会影响人体对牛奶中的蛋白质和钙的吸收。

食谱推荐

盐蒸橙子

 橙子1个。

 盐1克。

做法

1.橙子洗净，放入盐水中浸泡一会儿，以去掉橙皮表面的农药残留等。

2.将橙子割去顶，做成一个橙盅，将少许盐均匀撒在橙肉上，用筷子戳几下，便于盐分渗入，装在碗中，上锅蒸，水开后再蒸10分钟左右。

3.取出后用勺子连果肉带蒸出的橙汁一起舀着吃。

营养功效

盐蒸橙子适合因气滞血淤或肺燥引起的热咳，主要症状为痰发黄、较黏稠，咽喉红肿发痛，口干、口苦等。

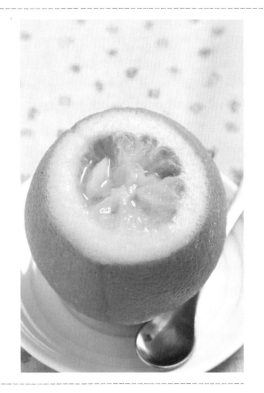

香橙柠檬汁

 橙子1个，蜂蜜适量，柠檬半个。

做法

1.橙子去皮，切块；柠檬去皮，切块，一同放入榨汁机榨成汁。

2.将榨好的果汁倒入杯中，加入适量蜂蜜，搅拌均匀即可饮用。

营养功效

柠檬具有良好的安胎止呕的作用，与富含维生素C的橙子一同榨汁饮用，有化痰止咳、生津健脾的功效，适于食欲不振、妊娠反应严重的孕妈妈。

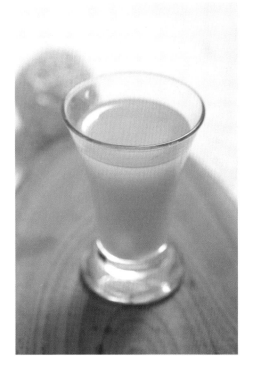

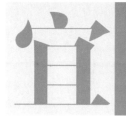

宜 香蕉

——缓解抑郁，防治妊娠高血压

每日推荐食用量：1~2根

营养成分	含量（每100克）	同类食物含量比较
蛋白质	1.4克	★
脂肪	0.2克	★
碳水化合物	22克	★★
膳食纤维	1.2克	★
维生素E	0.2毫克	★
维生素C	8毫克	★
钾	256毫克	★★★

这样吃

宜在夏季出汗多时食用：夏季出汗多时，可以适量吃些香蕉，补充体内流失的钾元素。

宜选时间吃香蕉：宜在餐后1小时吃香蕉，也可在睡前1小时吃。

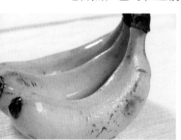

这样吃

不宜冷藏：香蕉为热带水果，放进冰箱会加速腐败。

不宜吃的人群：由于香蕉性寒，故脾胃虚寒、胃痛、腹泻者应少食，胃酸过多者尽量少食用。香蕉的含糖量较高，所以患有妊娠糖尿病的孕妈妈也不宜食用，否则会加重病情。

·对孕妈妈的好处

缓解孕期抑郁

香蕉在人体内能帮助大脑制造一种化学成分——血清素，这种物质能刺激神经系统，给人带来欢乐、平静及瞌睡的信号，甚至还有镇痛的效应，可缓解孕期抑郁情绪。

防治妊娠高血压

香蕉富含钾，可维持体内电解质平衡，保护血管，抵制钠离子的升压作用。孕妈妈常吃香蕉可防治妊娠高血压。

·对胎宝宝的好处

促进正常发育

香蕉是钾的极好来源，并含有丰富的叶酸，这些营养物质可保证胎儿神经管正常发育。

搭配宜忌

香蕉+冰糖		香蕉通便泻热，冰糖甘甜润燥，二者搭配，可滋润肠燥，解毒去火。
香蕉+火腿		火腿含亚硝酸盐，香蕉含二级胺，二者同食，易产生亚硝胺，对人体不利。

食谱推荐

香蕉红薯饼

材料 红薯300克，香蕉1根，糯米粉50克。

做法

1.红薯洗净，去皮切小块，隔水蒸软，取出后趁热压烂成泥，将红薯泥加入糯米粉，揉成粉团，如果过干，可以酌量加热水。

2.将揉好的粉团搓成条，再分成小份；香蕉去皮，切成圆薄片。

3.将粉团揉成球状，再压扁，将一块香蕉片置于薯泥皮内包裹起来，再捏成圆饼状。

4.锅中倒油烧热，放入香蕉红薯饼，以中火两面煎至金黄即可。

营养功效

红薯和香蕉均有通便功效，此饼可防治妊娠期便秘。

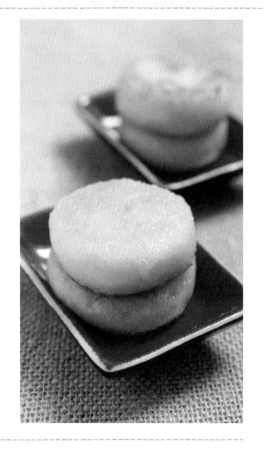

香蕉粥

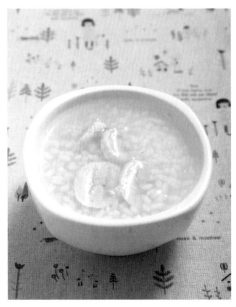

材料 大米50克，香蕉1根。

做法

1.大米淘洗净；香蕉去皮切片。

2.大米放入锅中，加水适量，大火烧开，转小火熬煮，煮时要不停搅拌，以免煳锅。

3.煮约15分钟后，放入香蕉片，用勺子不停搅拌，待米烂粥稠即可。

营养功效

大米富含碳水化合物，香蕉润肠通便。二者搭配，润燥生津，滋补身体。

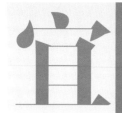

宜 柠檬

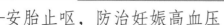

——安胎止呕，防治妊娠高血压

每日推荐食用量：1/3个

营养成分	含量 （每100克）	同类食物 含量比较
蛋白质	1.1克	★
脂肪	1.2克	★★
碳水化合物	6.2克	★
膳食纤维	1.3克	★
维生素C	22毫克	★★
维生素E	1.14毫克	★★
钾	209毫克	★★★

这样吃

宜与肉类、水产类食物同食：柠檬富有香气，能祛除肉类、水产的腥膻之气，并能使肉质更加细嫩；柠檬还能促进胃中蛋白分解酶的分泌，有助于对肉食、水产类食物的消化。

忌 这样吃

不宜一次食用过多：柠檬味极酸，易损伤牙齿，一次不宜食用过多，特别是牙痛者忌食。另外，胃及十二指肠溃疡或胃酸过多的患者忌用。

·对孕妈妈的好处

安胎止呕

柠檬健脾消食，味道清香，用柠檬泡水喝，具有良好的安胎止呕作用。

防治妊娠高血压

柠檬富含维生素C和维生素P，其能增强血管弹性和韧性，孕期食用，可预防和治疗妊娠高血压。

·对胎宝宝的好处

促进健康生长

柠檬是高度碱性食品，具有很强的抗氧化作用，能促进细胞的新陈代谢、排除自由基，改善母体内环境，有利于胎儿健康成长。

搭配宜忌

柠檬+牛排 柠檬的酸味可促进食欲，并有助于人体对牛排等肉食的消化吸收。

柠檬+芦荟 芦荟可抑制炎症；柠檬能帮助产生唾液。口腔黏膜破损者可将二者一同榨汁饮用。

柠檬+牛奶 柠檬中的果酸会与牛奶中的钙结合成草酸钙，影响人体对牛奶的消化吸收。

柠檬+胡萝卜 胡萝卜中含有抗坏血酸酵酶，二者同食会破坏柠檬中的维生素C，降低其营养价值。

食谱推荐

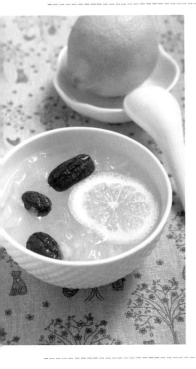

柠檬水果甜汤

材料 银耳10克，冰糖20克，红枣5颗，柠檬1/3个。

做法

1.银耳泡发；红枣洗净去核；柠檬切片。

2.将银耳、红枣、冰糖一同放入沙锅中，加适量水，大火煮开后，改小火炖。

3.先不要放入柠檬，因为煮久的柠檬会带有淡淡的苦味，待银耳软烂，快出锅前再放入柠檬片，略煮即可。

营养功效

银耳润肺，红枣安神，柠檬降脂降压。三者搭配煮汤，对内热燥盛、失眠多梦的孕妈妈尤为适宜。

柠檬熘鸡片

材料 鸡胸肉250克，柠檬1个，青椒1个。

调料 白糖30克，白醋、蒜片各5克，盐4克，淀粉10克，胡椒粉少许。

做法

1.将鸡胸肉洗净切片，以2克盐、胡椒粉拌匀，腌制5分钟；青椒洗净切片；柠檬拦腰切开，挤出柠檬汁。

2.把柠檬汁、淀粉、白糖、白醋、2克盐和适量水调匀成芡汁。

3.锅中放油烧热，放入鸡片滑炒至八成熟捞出备用。

4.锅留底油烧热，爆香蒜片，放入青椒片略炒，倒入调好的芡汁烧开，放入鸡片，快速翻炒，使芡汁裹满鸡片即可出锅。

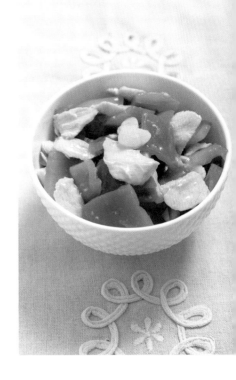

营养功效

鸡肉温中益气、补虚填精，因为添加了柠檬汁，鸡片的口感格外清新爽口，香而不腻，适合妊娠反应较重的孕妈妈食用。

宜 草莓

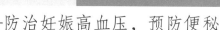

——防治妊娠高血压，预防便秘

每日推荐食用量：150克

营养成分	含量 （每100克）	同类食物 含量比较
蛋白质	1.1克	★
脂肪	0.2克	★
碳水化合物	7.1克	★
膳食纤维	1.1克	★
维生素C	47毫克	★★★
铁	1.8毫克	★

 这样吃

宜用淡盐水浸泡：洗草莓时，宜先用淡盐水浸泡5～10分钟，再用清水洗净。这是由于草莓是低矮的草茎植物，生长过程中容易受到泥土和细菌的污染，所以入口前一定要把好"清洗关"。

宜巧选草莓：选购草莓时，宜选果实结实、颜色鲜艳的，正常草莓应是亮红色的，暗红色则表示熟过头了。

 这样吃

不宜吃畸形草莓：正常生长的草莓外观总体上呈心形，而畸形草莓表面颜色正常，个头也大。但在局部有畸形凸起，咬开后中间有空心，这种畸形草莓往往是在种植过程中使用了某些植物生长促进激素造成的，可能有损人体健康。特别是孕妇和儿童，不宜食用。

·对孕妈妈的好处

防治妊娠高血压

草莓中丰富的维生素C，能软化和保护血管、改善血液循环，起到预防心血管系统疾病的作用。孕妈妈常吃，可预防妊娠高血压。

预防妊娠期便秘

草莓所含的有机酸、膳食纤维和果胶，能促进胃肠蠕动、帮助消化，可防治痔疮，预防妊娠期便秘。

·对胎宝宝的好处

促进生长发育

胎儿的发育，特别是骨骼发育需要大量矿物质，但钙盐要沉积下来形成骨骼，离不开酸味食物的协助。草莓中的有机酸可促进肠道中钙与铁质的吸收，利于胎儿生长发育。

搭配宜忌

草莓+榛子	✓	富含维生素C的草莓与富含铁的榛子搭配，可促进人体对铁的吸收，有助于预防贫血、增强体力。
草莓+红薯	✗	红薯淀粉含量高，食用后胃会分泌大量胃酸，与富含果酸的草莓同食，易导致肠胃不适。

食谱推荐

白制草莓酱

材料 草莓500克，白糖50克，冰糖10颗。

做法

1.新鲜草莓洗净去蒂，将白糖撒在草莓上腌制1小时。

2.待看见草莓的汁液流出，将草莓带汁液一同倒入锅中，加入冰糖，以大火烧开，转小火慢熬，不停搅拌直至呈黏稠状即可。

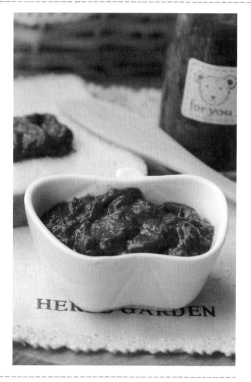

营养功效

草莓酱生津止渴，富含维生素C，能软化和保护血管，并有美白护肤的功效。

草莓粥

材料 糯米100克，草莓100克。

调料 冰糖适量。

做法

1.糯米淘洗净，用清水泡3小时，备用；草莓洗净，切丁。

2.糯米放入锅中，加适量清水，大火煮开，转小火煮30分钟，加入草莓、冰糖，再煮3分钟即可。

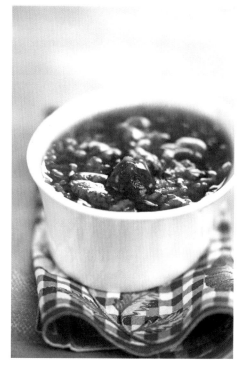

营养功效

草莓富含维生素C，有增强人体免疫力的功效。糯米补中益气，健脾养胃，与草莓搭配煮粥，软糯香甜，颇受孕妈妈的欢迎。

宜 葡萄

——抗病毒，预防心脑血管疾病

每日推荐食用量：<100克

营养成分	含量 （每100克）	同类食物 含量比较
蛋白质	0.5克	★
脂肪	0.2克	★
碳水化合物	10.3克	★
膳食纤维	0.4克	★
维生素C	25毫克	★★
维生素E	0.7毫克	★★
铁	0.4毫克	★★
钾	104毫克	★★

这样吃

宜带皮吃：葡萄皮中含有一种叫白藜芦醇的化学物质，可以防止正常细胞癌变，具有良好的防癌、抗癌作用。葡萄皮中还含有一种可降低血压的成分，具有良好的降压和抗动脉粥样硬化作用。因此，葡萄的科学吃法应该洗净果皮后带皮吃。

宜吃的人群：葡萄干含铁较多，体弱贫血的孕妈妈可以适量食用。

这样吃

不宜在吃葡萄后大量喝水：否则容易引起腹泻。这是因为葡萄本身有通便润肠之功效，吃完葡萄立即喝水，胃还来不及消化吸收，水就将胃酸冲淡了，葡萄与水、胃酸急剧氧化、发酵，加速了肠道蠕动，就容易导致腹泻。

·对孕妈妈的好处

杀菌抗病毒

葡萄中含有天然的聚合苯酚，能与病毒或细菌中的蛋白质化合，使之失去传染疾病的能力。孕妈妈常食葡萄，可增强免疫力。

防治心脑血管疾病

葡萄汁、子、皮内均富含强力抗氧化物质——白藜芦醇及类黄酮等成分，具有溶栓、抗血凝功效，可防治心脑血管疾病。

·对胎宝宝的好处

促进生长发育

葡萄中含有的类黄酮物质是一种强抗氧化剂，可抗衰老，并清除体内自由基。孕妈妈经常食用，可以改善体内环境，有利于胎宝宝健康成长。

搭配宜忌

葡萄+枸杞子	枸杞子含天然多糖、B族维生素等，葡萄含铁及维生素C，二者搭配是补血良品。
葡萄+水产品	葡萄中的鞣酸与水产品中的钙质易形成难以吸收的物质，影响人体健康。

食谱推荐

葡萄干面包

材料 高筋面粉300克，干酵母6克，白糖15克，盐5克，核桃仁、葡萄干各45克，水200克。

做法

1. 核桃仁放进烤箱，以180℃烤10分钟，闻到香味即可，平均分成2份，一份留大粒果仁，一份压碎；葡萄干洗净沥干水分备用。

2. 将除大粒核桃、葡萄干以外的所有材料混合均匀，揉成光滑面团，醒30分钟，放入大粒核桃、葡萄干，继续发酵，至发酵到2倍大时，整形，继续发酵1小时（天气冷发酵时间要延长）。

3. 入180℃的烤箱中烤15分钟即可。

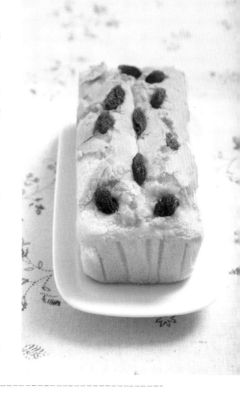

营养功效

葡萄干中的铁和钙含量十分丰富，是孕妈妈的滋补佳品，可补气养血，防治妊娠期贫血。

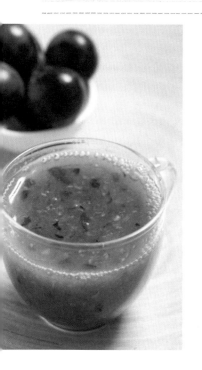

苹果葡萄汁

材料 苹果1个，葡萄200克。

调料 蜂蜜30克。

做法

1. 苹果洗净，去皮去核，切块；葡萄洗净（最好保留皮和核，也可视个人口味去除）。

2. 将苹果、葡萄和适量凉白开放入榨汁机，搅拌均匀，盛出后加入蜂蜜调味，即可饮用。

营养功效

此果汁养血益气、健脑养神，尤其适合从事脑力劳动的孕妈妈饮用。

宜 菠萝

—— 防治妊娠水肿，促进胎儿骨骼发育

每日推荐食用量：半个

营养成分	含量（每100克）	同类食物含量比较
蛋白质	0.5克	★
脂肪	0.1克	★
碳水化合物	10.8克	★
膳食纤维	1.3克	★★
维生素B₁	0.04毫克	★★★
维生素C	18毫克	★★
锰	1.04毫克	★★★
钾	113毫克	★★

这样吃

宜先用淡盐水浸泡：菠萝中含有的苷类物质和菠萝蛋白酶对口腔黏膜有刺激作用，因此食用前宜先将菠萝切片，放在淡盐水中浸泡一下再吃，便可杀灭蛋白酶，避免口腔刺痛的现象。

宜吃菠萝助消化：过食肉类及油腻食物后，宜吃些菠萝帮助消化。这是因为菠萝含有丰富的膳食纤维，让胃肠道蠕动更顺畅；同时新鲜菠萝中含有蛋白酶，可以分解食物中的蛋白质，能解油腻，助消化。

这样吃

不宜一次过量食用：菠萝中含草酸比较多，过量食用对肠胃有害，因此不可一次食用太多。

不宜选购的菠萝：果实青绿、坚硬、没有香气的菠萝不够成熟，不宜选购；捏一捏果实，如果有汁液溢出就说明果实已经变质，不可以再食用。

·对孕妈妈的好处
防治妊娠水肿

菠萝含有一种叫"菠萝朊酶"的物质，它能分解蛋白质，溶解阻塞于组织中的纤维蛋白和血凝块，改善局部的血液循环，消除炎症和水肿。孕妈妈适量食用，可缓解妊娠水肿症状。

·对胎宝宝的好处
促进骨骼生长发育

菠萝富含锰。锰是一种矿物质，有助于骨和软骨的形成，特别有利于胎儿的骨骼发育生长。

搭配宜忌

菠萝+肉食		菠萝中的蛋白酶，可以帮助分解肉类食物中的蛋白质，能解油腻，助消化。
菠萝+淡盐水		菠萝中的蛋白酶对口腔黏膜有刺激作用，而淡盐水可抑制分解菠萝蛋白酶。

食谱推荐

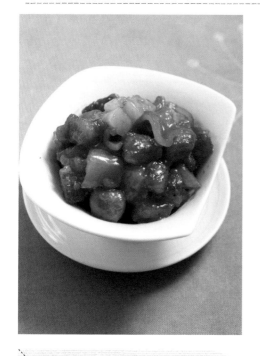

营养功效
菠萝含有蛋白酶，可以分解肉食中的蛋白质，解油腻，助消化。此菜酸甜可口，健脾开胃。

菠萝咕咾肉

材料 猪五花肉350克，菠萝肉150克，青椒1个。

调料 盐3克，淀粉60克，番茄酱50克，白糖10克。

做法

1.五花肉洗净切块，用盐腌制15分钟，加入45克淀粉，用手抓拌至肉块表面都均匀裹上淀粉；青椒洗净切块；菠萝肉切块。

2.锅中放油烧热，放入猪肉块，大火炸至表面呈金黄色，捞出沥干油备用。

3.锅留底油烧热，投入青椒，放少许盐炒至断生，盛起备用；将番茄酱、白糖、15克淀粉、适量水在碗中调匀成芡汁。

4.锅中再放油烧热，将芡汁倒入，用小火煮至浓稠，芡汁能挂在锅铲上，放入菠萝块，翻炒几下，再放入炸好的肉块，迅速翻炒至肉块和菠萝块都均匀裹上芡汁，最后投入炒好的青椒，拌炒匀即可。

菠萝炒饭

材料 米饭1碗，菠萝半个，煮熟的豌豆20克，胡萝卜20克。

调料 盐3克，胡椒粉少许。

做法

1.将菠萝肉取出，切成1厘米见方的丁；胡萝卜洗净切丁。

2.锅中倒油烧热，放入胡萝卜丁、豌豆略炒，倒入米饭，炒松散，加入菠萝丁、少许胡椒粉、盐，炒匀即可。

营养功效
这道炒饭营养丰富，味道鲜香，可以刺激食欲，适于妊娠反应较重的孕妈妈食用。

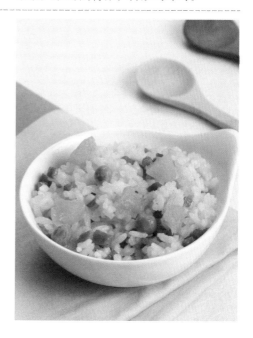

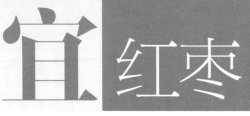

宜 红枣

——防治心血管疾病，缓解妊娠纹

每日推荐食用量：5~10枚（以干红枣为例）

营养成分	含量（每100克）	同类食物含量比较
蛋白质	3.2克	★★★
脂肪	0.5克	★
碳水化合物	67.8克	★★★
膳食纤维	6.2克	★★★
维生素B₁	0.04毫克	★★★
维生素B₂	0.16毫克	★★★
维生素C	14毫克	★★
维生素E	3.04毫克	★★
钙	64毫克	★★
铁	2.3毫克	★★★
锌	0.65毫克	★★★
钾	524毫克	★★★

 这样吃

宜细嚼慢咽：吃红枣时，枣皮易滞留在肠道中不易排出，因此吃枣时宜细细咀嚼。

宜连皮一起炖汤：枣皮中含有丰富的营养成分，炖汤时宜连皮一起烹调。

 这样吃

不宜过量食用：红枣虽然可以经常食用，但一次最好别超过10枚，吃得过量会有损消化功能，引发便秘。过多食用红枣还会引起胃酸过多和腹胀。

不宜吃腐烂的红枣：腐烂的红枣在微生物的作用下会产生果酸和甲醇，人吃了烂枣会出现头晕、视力障碍等中毒反应，重者可危及生命，所以要特别注意。

·对孕妈妈的好处
防治心血管疾病

红枣所含有的环磷酸腺苷，是人体细胞能量代谢的必需成分，能够增强肌力、消除疲劳、扩张血管、增加心肌收缩力、改善心肌营养，对防治心血管系统疾病有良好的作用。

缓解妊娠纹

红枣中所富含的维生素C可促进胶原蛋白的合成，并参与体内的生理氧气还原过程，防止黑色素在体内慢性沉淀，可有效预防和缓解妊娠纹。

·对胎宝宝的好处
促进骨骼发育

红枣中富含钙，可促进胎儿骨骼及牙齿的健康成长。

搭配宜忌

红枣+百合	✓	二者均具有滋阴养血、安神的功效，适合烦躁易怒、失眠的孕妈妈食用。
红枣+大蒜	✗	二者搭配，会引起消化不良，影响肠胃功能，甚至产生便秘等不良症状。

食谱推荐

红枣茶

材料 红枣100克。

做法

1.红枣用温水泡发，洗净，沥干。

2.锅中不放油，烧热，放入红枣，以小火炒，炒到发焦即可盛出。

3.用炒焦的红枣泡水喝，体质燥热的孕妈妈可以加点蜂蜜调味。

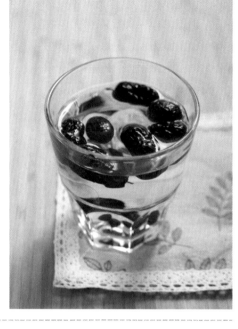

营养功效

这道茶饮有安神、补脾胃、辅助降血脂的功效。

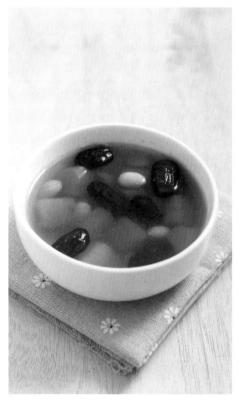

木瓜红枣花生饮

材料 木瓜1/4个，红枣50克，花生仁20克。

调料 冰糖适量。

做法

1.木瓜洗净，去皮去子，改刀切成厚块；红枣洗净，去核；花生仁去皮，洗净待用。

2.将上述汤料同放进汤煲内，加足量清水，大火煮沸，转小火慢煲1小时，至花生仁熟透变软即可，加冰糖调味。

营养功效

木瓜和胃、通络、化湿；红枣安神、补脾胃；花生补脾、化痰、润肺。这款汤饮适合咳嗽痰多、烦躁失眠的孕妈妈食用。

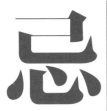

忌 桂圆

—— 易上火，导致胎动不安

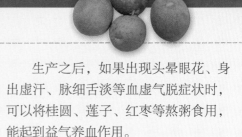

营养成分	含量（每100克）	同类食物含量比较
蛋白质	1.2克	★★
脂肪	0.1克	★
碳水化合物	16.6克	★★
膳食纤维	0.4克	★
维生素C	43毫克	★★★
钠	3.9毫克	★★
钾	248毫克	★★★

· 为何不宜吃

桂圆有补心安神、养血益脾之功效。然而孕妇应少吃桂圆。这是因为桂圆属湿热食物，其性温，味甘，多食极易上火、滞气。妇女怀孕后，大都阴血偏虚，阴虚则生内热，往往容易出现大便燥结、口苦口干、心悸燥热、舌质偏红等症状。而孕妇吃了桂圆以后，不仅增添胎热，而且易导致气机失调，引起胃气上逆、呕吐，日久则伤阴出现热象，引起腹痛、见红等先兆流产症状，甚至引起流产或早产。

· 什么情况下可以吃

孕妈妈在分娩时要消耗较大的体力，体质虚弱的孕妈妈在临盆时往往会出现手足软弱无力、头晕、出虚汗等症状，此时喝桂圆汤（以桂圆为主，加红枣、红糖、生姜，以水煎煮而成），对增强体力、稳定情绪、帮助分娩有一定好处。

生产之后，如果出现头晕眼花、身出虚汗、脉细舌淡等血虚气脱症状时，可以将桂圆、莲子、红枣等熬粥食用，能起到益气养血作用。

补血食疗方

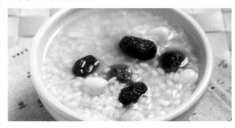

桂圆莲子粥

材料：桂圆肉30克，莲子30克，红枣10枚，糯米60克。

调料：白糖适量。

做法：将莲子去皮，去心，洗净；红枣去核，洗净；糯米淘洗干净；桂圆肉洗净；将材料全部放入锅内，加水适量，置大火上烧沸，再用小火熬煮至熟即成。

功效：滋养补虚、补血安神。

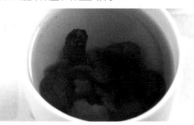

桂圆红枣汤

材料：桂圆肉30克，红枣15克。

调料：蜂蜜适量。

做法：将桂圆肉、红枣放入锅中，加水适量，大火煮开，转小火煮至红枣熟烂。盛出凉凉，加蜂蜜调味即可。

功效：可治疗贫血，血小板减少。

山楂

—易致胎儿畸形或流产

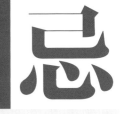

营养成分	含量 （每100克）	同类食物 含量比较
蛋白质	0.5克	★
脂肪	0.6克	★
碳水化合物	25.1克	★★
膳食纤维	3.1克	★★★
维生素C	53毫克	★★★
胡萝卜素	100微克	★★
钙	52毫克	★★★

·为何不宜吃

大部分妇女怀孕后有择食、食欲不振、恶心、呕吐等妊娠反应，而且不少人爱吃酸性饮食，如山楂及其制品等。然而，德国的科学家研究发现，妊娠早期，胚胎细胞的酸度低，母体摄入的酸性药物或其他酸性物质，容易大量聚积于胎儿组织中，影响胚胎细胞的正常分裂增殖与发育生长，并易诱发遗传物质突变，导致胎儿畸形发育。

妊娠后期，由于胎儿日趋发育成熟，其组织细胞内的酸碱度与母体相接近，受影响相对小些。

山楂及其制品，孕妈妈更是不吃为宜。现代医学临床证实：山楂对妇女子宫有收缩作用，如果孕妈妈大量食用山楂食品，就会刺激子宫收缩，甚至导致流产。特别是有过流产史或者有先兆性流产迹象的孕妈妈，最好不要食用山楂及其制品。

·什么情况下可以吃

山楂对子宫有收缩作用，在孕妇临产时有催生之效，故可以在临产前适量食用。

山楂性微温，味酸甘，有活血化淤的功效，可用于产后恶露不尽的食疗，能促进子宫复原。

排恶露食疗方

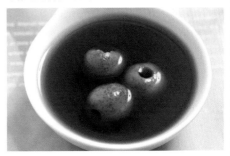

山楂红糖汤

材料：山楂10枚，红糖适量。

做法：山楂冲洗干净，去核打碎，放入锅中，加清水煮约20分钟，调以红糖进食。

功效：活血化瘀，促进恶露排出。

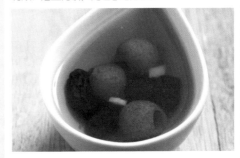

山楂红枣汤

材料：山楂50克，生姜15克，红枣15枚。

做法：将上药以水煎服。每日1剂，分2次服。

功效：活血化瘀，行气导滞，可促进恶露排出。

蔬菜菌菇类

宜 白萝卜

——预防孕期便秘

每日推荐食用量：100克

营养成分	含量 （每100克）	同类食物 含量比较
蛋白质	0.9克	★
脂肪	0.1克	★
碳水化合物	5克	★
维生素C	21毫克	★★
钙	36毫克	★★
镁	16毫克	★★

这样吃

宜在冬季吃萝卜：我国民间谚语有"冬吃萝卜夏吃姜，不需医生开处方"的说法。冬季适宜常吃萝卜，这是由于冬季人们习惯进补，活动相对较少，因而体内易生痰热。此时进食萝卜，具有清热化痰，消积除胀的作用。而夏季阳气在表，胃中虚冷，吃生姜可以温胃健脾。

宜根据体质选吃法：白萝卜生吃可清热生津，凉血止血，化痰止咳；煮熟吃则偏于益脾和胃，消食下气。对于脾胃虚寒的孕妈妈，宜将萝卜煮熟吃，可以治脾胃失和、腹痛作胀、饮食不消、反胃呕吐等。

这样吃

不宜将白萝卜腌成咸菜食用：白萝卜腌制后，不仅破坏了其中的维生素，而且含盐量高，并含有亚硝酸盐等致癌物，孕妇过多食用易增加罹患妊娠高血压的危险。

· 对孕妈妈的好处
预防孕期便秘

白萝卜含芥子油、淀粉酶和粗纤维，具有促进消化、增强食欲、加快胃肠蠕动的作用。孕妈妈食用白萝卜，可以开胃生津，预防孕期便秘。

· 对胎宝宝的好处
促进生长发育

白萝卜富含多种矿物质，能促进体内电解质的平衡，诱导人体自身产生干扰素，增强机体免疫力。孕妈妈食用，可改善体内环境，有利于胎儿生长发育。

搭配宜忌

白萝卜+猪肉		二者搭配，具有健脾润肤、健胃消食、顺气、利尿等功效。
白萝卜+人参		人参补气，性热；白萝卜下气、定喘，性凉。二者同食，白萝卜会降低人参的补益效果。

食谱推荐

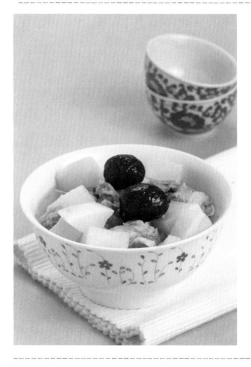

萝卜煲羊肉

材料 羊肉500克，白萝卜100克，红枣50克。

调料 大蒜2粒，盐适量。

做法

1. 羊肉、白萝卜洗净切成大块。
2. 将羊肉块、白萝卜块、红枣一同入沸水锅中同煮15分钟取出。
3. 将大蒜剁碎，入热油锅中爆香，放入煮过的羊肉块、萝卜块、红枣，加入适量水及少许盐，待煮沸后用小火焖至羊肉熟烂即可。

营养功效

白萝卜清肺，羊肉温补，二者搭配，具有清痰止咳、温中益气之功效。

萝卜丝炒黄豆

材料 泡发黄豆200克，白萝卜半根，香葱少许。

调料 葱末、姜末、盐各5克。

做法

1. 泡发黄豆中撒少许盐，提前腌一下，可使黄豆在炒制时更易入味；香葱洗净切段；白萝卜洗净，切丝。
2. 锅中放油烧热，爆香葱末、姜末，放入白萝卜丝翻炒，加少许盐，将萝卜丝炒至出水，这样放入黄豆时就不会煳锅。
3. 放入黄豆翻炒，加少许水，焖煮一下，使黄豆彻底熟透，收干汤汁，撒少许香葱点缀即可。

营养功效

黄豆健脾利湿，益血补虚。白萝卜清热生津、凉血止血。这道菜有消食化滞、开胃健脾、顺气化痰的功效。

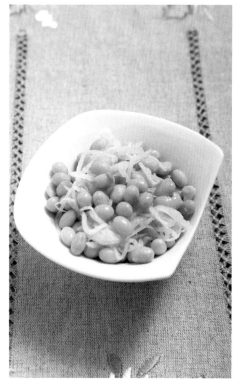

宜 胡萝卜

——预防孕期"三高"，促进胎儿骨骼发育

每日推荐食用量：1根

营养成分	含量（每100克）	同类食物含量比较
蛋白质	1.4克	★
脂肪	0.2克	★
碳水化合物	10.2克	★★
膳食纤维	1.3克	★★
维生素A	668微克	★★★
胡萝卜素	4010微克	★★★
钙	32毫克	★★
钾	193毫克	★★

这样吃

宜与油脂一同烹饪：胡萝卜中的胡萝卜素是脂溶性的，因此烹饪胡萝卜时，应适量加一些植物油，或者与肉类食材一同烹制，这样便于人体对胡萝卜素的吸收利用。

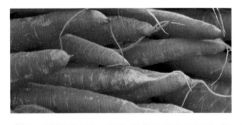

这样吃

不宜一次过量食用：这是因为胡萝卜中富含的胡萝卜素是一种带黄橙色的色素，过量食用，会使人颜面、手心、足底以及指节等处发黄，严重的还会出现橘黄或青铜色。

不宜在烹制胡萝卜时放醋：醋中的酸性成分会极大地破坏胡萝卜素，使其损失率达到90%以上，造成极大的浪费。

·对孕妈妈的好处
预防孕期"三高"

胡萝卜含有降糖物质，是患有妊娠糖尿病的孕妈妈的良好食物。胡萝卜中含有的槲皮素、山柰酚能增加冠状动脉血流量，有降脂降压的功效。

·对胎宝宝的好处
促进骨骼发育

胡萝卜富含维生素A，这是骨骼正常生长发育的必需物质，有助于细胞增殖与生长，是机体生长的要素，对促进胎儿的生长发育具有重要意义。

搭配宜忌

胡萝卜+黄豆		二者搭配，有利于骨骼发育。
胡萝卜+番茄		胡萝卜中的维生素C分解酶，会破坏番茄中的维生素C，降低其营养价值。

食谱推荐

胡萝卜炒肉片

材料 胡萝卜200克，猪瘦肉50克，青豆50克。

调料 酱油、料酒各5克，盐适量，水淀粉少许。

做法

1.胡萝卜去皮，洗净，切成象眼形状，在开水锅中焯1分钟，捞出控干水分；青豆也用开水焯熟；猪肉切成片，用料酒、酱油、水淀粉抓匀。

2.锅中放油烧热，放入肉片炒至变色，再放入胡萝卜、青豆和盐，翻炒至肉熟即可。

营养功效

胡萝卜富含维生素A，青豆富含B族维生素，与猪肉同炒，营养丰富，具有补气血、益脾胃的滋补功效。

胡萝卜炒牛肉丝

材料 牛肉200克，胡萝卜150克。

调料 酱油、料酒各10克，盐、姜末各5克，淀粉适量。

做法

1.牛肉洗净切丝，用酱油、料酒、姜末、淀粉拌匀，腌制10分钟；胡萝卜洗净刮皮，切细丝。

2.锅中放油烧热，放入腌好的牛肉丝迅速滑炒，变色后盛出备用。

3.锅留底油烧热，放入胡萝卜丝翻炒，炒至将熟时，放入牛肉丝，加盐调味，拌炒至熟即可。

营养功效

牛肉富含蛋白质、多种矿物质、B族维生素等，与胡萝卜搭配，具有健脾养胃、强筋壮骨、益气补虚的功效。适于体质较弱、胎儿发育迟缓的孕妈妈食用。

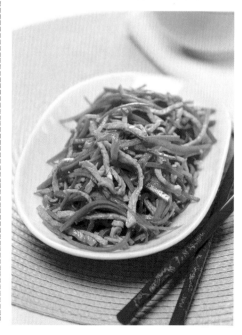

宜 番茄

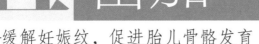

——缓解妊娠纹，促进胎儿骨骼发育

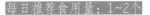
每日推荐食用量：1~2个

营养成分	含量 （每100克）	同类食物 含量比较
蛋白质	0.9克	★
脂肪	0.2克	★
碳水化合物	4克	★
膳食纤维	0.5克	★
维生素C	19毫克	★★
胡萝卜素	550微克	★★
维生素B$_1$	0.03毫克	★★
维生素B$_2$	0.03毫克	★★
钾	163毫克	★★

这样吃

宜熟吃番茄：番茄中的番茄红素是一种强抗氧化剂，有助于排除体内自由基、抗衰老。而番茄红素属于脂溶性物质，只有用油脂烹饪，其抗氧化剂才能释放出来，充分发挥抗氧化作用。因此，熟吃番茄比生吃番茄的总体营养价值要高。

宜连皮食用：番茄皮中含有大量的番茄红素，因此最好连皮一起食用。

这样吃

不宜吃未成熟的番茄：未成熟（带青色）的番茄中含有一种特殊的有毒物质——番茄碱，微量的番茄碱对人体的影响不大，但如果食用过多，就会导致中毒，出现疲乏无力、恶心呕吐等中毒症状，严重时甚至可危及生命。

不宜空腹吃番茄：空腹时胃酸分泌量增多，而番茄中所含的某种化学物质与胃酸结合易形成不溶于水的块状物，易引起胃不适、胃胀痛。

·对孕妈妈的好处
缓解妊娠纹

孕妈妈每天喝一杯番茄汁或常食番茄，对缓解妊娠纹有较好的作用。因为番茄中富含维生素C，维生素C是制造胶原蛋白的必需物，可促进胶原蛋白的合成，从而预防和缓解妊娠纹。

·对胎宝宝的好处
促进骨骼发育

番茄中的胡萝卜素，在孕妈妈体内转化为维生素A，能促进胎宝宝骨骼生长。

搭配宜忌

番茄+鸡蛋		二者搭配营养丰富，具有滋补、美容等功效。
番茄+猪肝		猪肝中的铁离子易使番茄中的维生素C氧化，降低其营养价值。

食谱推荐

番茄炒鸡蛋

材料 番茄50克，鸡蛋3个。

调料 葱末3克，盐3克，白糖2克。

做法

1.番茄洗净，切块；鸡蛋打散，入热油锅中翻炒，熟后盛出。

2.利用炒鸡蛋的余油烧热，放葱末炝锅，放入番茄块翻炒，至出汤，加入炒好的鸡蛋，加盐、白糖调味，炒匀即可。

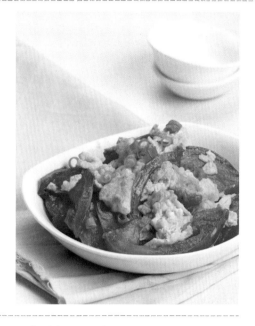

营养功效

鸡蛋富含DHA和卵磷脂等，可促进胎儿神经系统和脑细胞发育；番茄富含多种维生素。二者搭配，营养互补，具有良好的滋补功效。

番茄炖牛腩

材料 牛腩500克，番茄500克。

调料 料酒15克，白糖5克，盐适量，大料3个，姜片、花椒各少许。

做法

1.番茄洗净，切块；牛腩洗净切块，入沸水锅中，加料酒，氽烫，捞出洗去浮沫。

2.锅内放油烧热，爆香姜片，放入番茄块翻炒，炒到番茄完全出汤时，放白糖中和一下番茄的酸味，放入牛腩块，炒匀后倒入热水，水量要完全没过牛肉。

3.将做法2移至高压锅中，放入大料、花椒、盐，上汽以后开中火，炖25分钟左右，至牛腩酥烂即可。

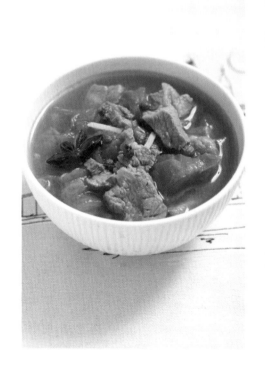

营养功效

牛肉补脾益气、强筋壮骨；番茄健胃消食、生津止渴。这道菜有补血抗衰、益气强身的功效。

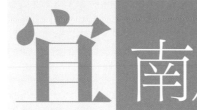

宜 南瓜

——增强免疫力，预防便秘

每日推荐食用量：200克

营养成分	含量 （每100克）	同类食物 含量比较
蛋白质	0.7克	★
脂肪	0.1克	★
碳水化合物	5.3克	★
膳食纤维	0.8克	★
维生素A	148微克	★★
胡萝卜素	890微克	★★
维生素B$_1$	0.03毫克	★★
维生素B$_2$	0.04毫克	★★
钾	145毫克	★

这样吃

宜选"老"南瓜吃：这是因为南瓜越老，里面所含的水分就越少，这样的南瓜，筋少，口感又面又沙，不论是蒸、煮、炸，或者制作主食、甜品或汤粥类，味道都格外好；另外，经过充足的日照，南瓜的甜度会变得很高，营养当然也会更好。

这样吃

不宜与富含维生素C的蔬果同食：南瓜含维生素C分解酶，不宜与富含维生素C的蔬菜、水果同时吃，否则会降低营养价值。

不宜吃的人群：南瓜性温，胃热炽盛的孕妈妈应少食。

·对孕妈妈的好处

增强免疫力

南瓜多糖是一种非特异性免疫增强剂，能提高机体免疫功能，促进细胞因子生成，对免疫系统发挥多方面的调节功能。

预防孕期便秘

南瓜所含的果胶和甘露醇，有通便作用，能加强胃肠蠕动，预防孕期便秘。

·对胎宝宝的好处

促进生长发育

南瓜含有较丰富的胡萝卜素及维生素A，对胎宝宝上皮组织的生长分化、维持正常视觉、促进骨骼发育具有重要生理功能。

搭配宜忌

南瓜+虾皮		二者搭配，有护肝、补肾、强体的食疗功效，适合孕妈妈滋补强身。
南瓜+辣椒		南瓜中的维生素C分解酶，会破坏辣椒中的维生素C，降低其营养价值。

食谱推荐

南瓜糙米粥

材料 糙米150克，南瓜250克，鲜百合25克。

做法

1.将糙米加水浸泡20分钟，淘洗干净，开水下锅，用中火煮30分钟。

2.南瓜去皮及瓤，切成小丁；鲜百合逐瓣掰开，洗净。

3.将南瓜丁放入粥内，继续煮10分钟，最后放入鲜百合瓣，煮滚即可。

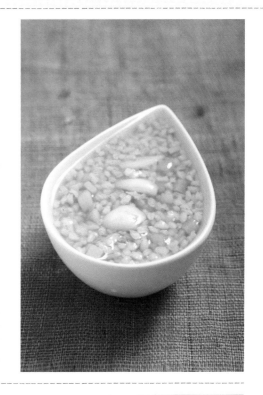

营养功效

糙米富含B族维生素和维生素E，能提高人体免疫功能，消除沮丧烦躁的情绪，使人充满活力。糙米和南瓜都富含膳食纤维，可促进肠道有益菌增殖，加速肠道蠕动，预防便秘。

虾皮烧南瓜

材料 南瓜300克，虾皮50克。

调料 姜片、蒜片各5克，盐、葱花各少许。

做法

1.南瓜去皮，切厚片；虾皮洗净。

2.锅中放油烧热，爆香蒜片、姜片，放入虾皮炒香，放入南瓜片翻炒，加少许盐调味，倒入适量水，盖盖，转小火慢烧，至南瓜熟透，撒少许葱花点缀即可。

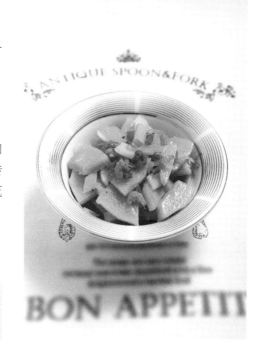

营养功效

南瓜有理气护肝、降血糖、解毒等功效；虾皮有增强体质，提高免疫力的功效。二者搭配相辅相成，适于孕妈妈滋补强身。

宜菜花

——增强免疫力，防治妊娠高血压

每日推荐食用量：100克

营养成分	含量（每100克）	同类食物含量比较
蛋白质	2.1克	★
脂肪	0.2克	★
碳水化合物	4.6克	★
膳食纤维	1.2克	★★
维生素C	61毫克	★★★
维生素B$_1$	0.03毫克	★★
维生素B$_2$	0.08毫克	★★
镁	18毫克	★★
硒	0.73微克	★★

这样吃

宜先用盐水浸泡：菜花中常有残留的农药，还容易生菜虫，所以在吃之前，可将菜花放在盐水里浸泡几分钟，菜虫就跑出来了，还有助于去除残留农药。

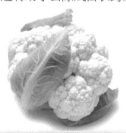

这样吃

不宜高温长时间烹制：菜花富含B族维生素、维生素C，这些营养物质均属于水溶性物质，易受热溶出而流失，所以烹饪菜花时不宜高温长时间烹制，也不适合在烹制前长时间用水浸泡。

·对孕妈妈的好处

增强免疫力

菜花富含维生素C，不但有利于胎儿的生长发育，更能提高孕妈妈的免疫功能，促进肝脏解毒，增强孕妈妈的体质，提高抗病能力。

防治妊娠高血压

菜花富含黄酮类物质，黄酮类物质能够阻止胆固醇氧化，防止血小板凝结成块，因而减少心脏病与中风的危险。孕妈妈常吃菜花，可防治妊娠高血压。

·对胎宝宝的好处

促进发育，增强免疫

菜花富含维生素C，维生素C对胎儿骨骼和牙齿的发育、造血系统的健全和机体免疫力的增强都有促进作用。

搭配宜忌

菜花+鸡肉		二者搭配，可补大脑、利五脏，益气壮骨、抗衰防老，常吃可增强肝脏的解毒能力，提高人体免疫力。
菜花+牛奶		菜花中所含的植物化学成分，会影响人体对牛奶中钙的消化吸收，降低牛奶的营养价值。

食谱推荐

肉片炒菜花

材料 猪瘦肉100克，菜花300克。

调料 生抽15克，水淀粉适量，料酒、葱花、姜片、盐各5克。

做法

1. 猪瘦肉切薄片，加生抽5克、料酒、水淀粉拌匀，腌制十几分钟；菜花洗净，掰成小朵，入沸水锅中焯烫2分钟，捞出备用。

2. 锅中放油烧热，爆香姜片，放入肉片翻炒至变色，盛出备用。

3. 锅留底油烧热，放入菜花翻炒均匀，倒入剩余生抽翻炒均匀，放入肉片翻炒均匀，加盐调味，撒上葱花点缀即可。

营养功效

这道菜和胃补脾、强筋壮骨，可增强孕妈妈的免疫力，促进胎儿健康发育。

香菇炒菜花

材料 菜花300克，水发香菇100克，胡萝卜50克。

调料 盐5克，葱末、姜末各适量，五香粉少许。

做法

1. 菜花洗净，掰小朵；水发香菇洗净，切小粒；胡萝卜洗净，切片。

2. 锅中放油烧热，爆香葱末、姜末，放入胡萝卜片翻炒片刻，再放入香菇丁翻炒均匀。

3. 倒入菜花翻炒均匀，加入盐、五香粉调味，洒少许清水，翻炒均匀，改小火，盖盖烧熟即可。

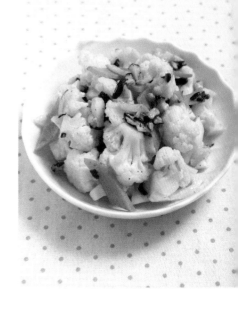

营养功效

香菇补虚健脾；胡萝卜养肝明目。与菜花搭配，营养丰富，滋补强身。

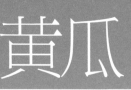

宜 黄瓜

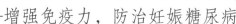

——增强免疫力，防治妊娠糖尿病

每日推荐食用量：1根

营养成分	含量（每100克）	同类食物含量比较
蛋白质	0.8克	★
脂肪	0.2克	★
碳水化合物	2.9克	★
膳食纤维	0.5克	★
维生素A	15微克	★
镁	15毫克	★★
钾	102毫克	★

这样吃

宜带皮吃黄瓜：黄瓜皮中的维生素C含量比肉多，且黄瓜皮中的苦味成分有防癌的作用。当然，为了避免吃进皮上的残留农药，一定要认真清洗。可用加了食碱或盐的水，或者用淘米水浸泡几分钟，再用牙刷刷洗净。

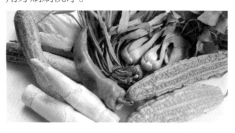

这样吃

不宜与富含维生素C的食物同食：黄瓜中含有一种维生素C分解酶，不宜与维生素C含量丰富的食物同食，否则维生素C分解酶就会破坏其他食物的维生素C，降低人体对维生素C的吸收率。

· 对孕妈妈的好处

增强免疫力

黄瓜中含有的葫芦素C具有提高人体免疫功能的作用，达到抗肿瘤的目的。

防治妊娠糖尿病

黄瓜中所含的葡萄糖苷、果糖等不参与通常的糖代谢，故患有妊娠糖尿病的孕妈妈可以用黄瓜代淀粉类食物充饥，血糖非但不会升高，甚至会降低。

· 对胎宝宝的好处

促进生长发育

黄瓜水分充足，含多种矿物质，可调节体内电解质平衡，改善母体内环境，有利于胎宝宝的生长发育。

搭配宜忌

黄瓜+黄花菜		二者搭配，含有丰富的维生素和膳食纤维，可补虚养血、利湿消肿，可用于调理孕期营养不良。
黄瓜+花生		黄瓜性味甘凉，花生富含油脂，二者同食，会增加其滑利之性，易导致腹泻。

食谱推荐

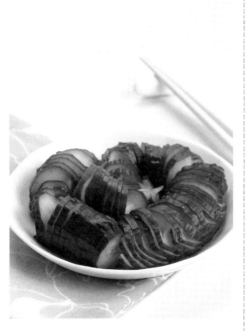

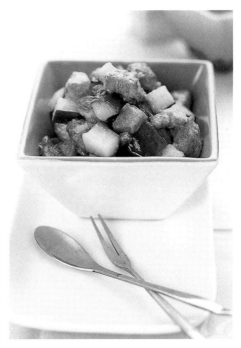

蓑衣黄瓜

材料	黄瓜500克

调料 盐适量，酱油10克，醋、香油、大蒜各5克。

做法

1.大蒜去皮，用刀拍碎，剁成蒜泥；黄瓜洗净，从一侧斜向切花刀后，于另一侧也斜向切花刀成蓑衣状，但不要切断。

2.装盘撒盐腌上，依次把酱油、蒜泥、醋、香油调入，食用时拌匀即成。

营养功效

这道凉菜清香爽口，非常开胃，适合孕早期胃口不佳的孕妈妈食用。

黄瓜炒肉丁

材料 黄瓜、猪瘦肉各200克。

调料 盐5克，酱油10克，淀粉适量，姜末少许，葱花、姜丝各5克。

做法

1.黄瓜洗净，切成约1厘米见方的丁备用；猪肉洗净，切成与黄瓜相似的丁，放入碗中，加一半盐、5克酱油、姜末、淀粉拌匀，腌制片刻。

2.锅中放油烧热，放入腌好的肉丁炒至八成熟，捞出备用。

3.锅留底油烧热，爆香葱花、姜丝，放入黄瓜丁翻炒，加入剩余的盐、酱油翻炒匀，放入肉丁，炒熟即可。

营养功效

猪肉富含蛋白质，但滋腻生痰；而黄瓜可缓解猪肉的滋腻，化痰清热。二者搭配营养互补。

宜 菠菜

——预防孕期贫血、便秘

每日推荐食用量：100克

营养成分	含量 （每100克）	同类食物 含量比较
蛋白质	2.6克	★
脂肪	0.3克	★
碳水化合物	4.5克	★
膳食纤维	1.7克	★★
维生素C	32毫克	★★
胡萝卜素	2920微克	★★★
铁	2.9毫克	★★
钙	66毫克	★★

这样吃

宜用流动水冲洗菠菜：种植菠菜的过程中，要经常使用农药。如果清洗不干净，很可能引发腹泻，甚至农药中毒。要把菠菜洗干净，最好用自来水不断冲洗，流动的水可避免农药渗入果实中。洗后最好再用加了盐或食用碱的清水浸泡5分钟，可促进呈酸性的农药降解。

宜先用沸水把菠菜烫一下：这样可使菠菜中的大部分草酸消除，防止在烹制过程中产生不为人体所吸收的草酸钙，同时，将菠菜烫一下，还可去掉涩味。

这样吃

不宜切后再洗：菠菜中含有多种水溶性维生素，切后再洗，会造成维生素大量流失，降低其营养价值。

· 对孕妈妈的好处

预防贫血

菠菜中的维生素C和叶酸含量丰富，可以增强孕妈妈对铁元素的吸收力，是预防缺铁性贫血的理想食物。

预防便秘

菠菜含有较多的膳食纤维，具有促进肠道蠕动的作用，利于排便，帮助消化。对于痔疮、便秘等病症有辅助食疗作用。

· 对胎宝宝的好处

促进生长发育

菠菜富含胡萝卜素，孕妈妈食用后，胡萝卜素在母体内转变成维生素A，能维护胎宝宝正常视力和上皮细胞的健康，促进胎儿生长发育。

搭配宜忌

菠菜+猪肝		二者均富含叶酸、铁等营养元素，是防治缺铁性贫血的理想搭配。
菠菜+黄瓜		黄瓜中含有维生素C分解酶，会破坏菠菜中的维生素C，降低其营养价值。

食谱推荐

素炒菠菜

材料 菠菜400克。

调料 花椒10粒，白糖、盐各5克，葱花少许。

做法

1. 菠菜洗净，用开水焯一下，捞出沥干，切成段。

2. 锅中放油烧热，爆香花椒、葱花，倒入菠菜翻炒，至菠菜快熟时，放入盐、白糖，翻炒均匀，熟后起锅装盘即可。

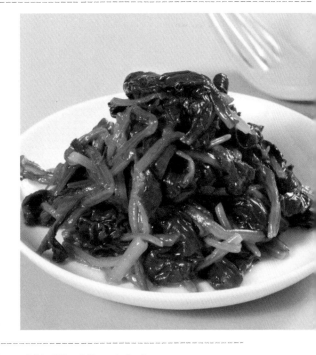

营养功效

菠菜富含叶酸、铁等营养元素，可防治缺铁性贫血。

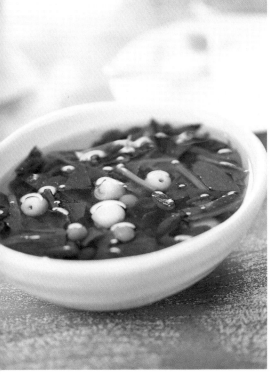

菠菜莲子汤

材料 菠菜200克，泡发莲子100克，青豆50克，枸杞子10克。

调料 盐5克，白糖适量。

做法

1. 菠菜洗净，焯烫后切段；泡发莲子、青豆、枸杞子分别洗净。

2. 锅中倒入适量水烧开，放入青豆、枸杞子、莲子煮5分钟，加入菠菜，大火煮开，转小火煮至材料成熟，加盐、白糖调味即可。

营养功效

莲子补脾止泻，益肾涩清，养心安神。菠菜利五脏、通血脉、止渴润肠。二者搭配，适于失眠多梦、心烦口渴、食欲不振的孕妈妈食用。

宜 白菜

——护肤养颜，预防便秘

每日推荐食用量：200克

营养成分	含量（每100克）	同类食物含量比较
蛋白质	1.5克	★
脂肪	0.1克	★
碳水化合物	3.2克	★
膳食纤维	0.8克	★
维生素C	31毫克	★★
胡萝卜素	120微克	★★
铁	0.7毫克	★
锌	0.38毫克	★★

这样吃

宜巧选白菜：挑选白菜时，尽量挑个儿大的，可食用的叶茎多，同时积累的养分也多。好的大白菜，非常结实，用手掂一掂，会比较沉，这样的白菜，口感更加甘甜。菜梗大的白菜水分多，适宜炒着吃；菜梗小的水分少，适宜涮着吃。

这样吃

不宜吃剩白菜：通常茎叶类蔬菜硝酸盐含量高，炒熟后的白菜隔了一夜，菜里的维生素都氧化了，使得亚硝酸含量大幅增高，进入胃后变成亚硝酸盐，这是一种致癌物，是健康的一大隐患。

不宜吃的人群：白菜性偏寒凉，胃寒腹痛、大便溏泻及寒痢者不可多食。

·对孕妈妈的好处

护肤养颜

秋冬季节空气干燥，寒风对人的皮肤伤害极大。白菜中富含水分，并含有较多的维生素C、维生素E等营养成分，可以起到很好的护肤和养颜效果。

预防便秘

白菜水分含量高，具有润肠通便、预防便秘、促进排毒的作用。

·对胎宝宝的好处

促进生长发育

白菜富含水分及多种矿物质，可促进母体新陈代谢，排出体内毒素，改善母体内环境，有利于胎儿生长发育。

搭配宜忌

白菜+鲤鱼		二者搭配，能提供丰富的蛋白质、碳水化合物、维生素C等营养物质，并对妊娠水肿有食疗功效。
白菜+蛋清		蛋清中的锌会加快白菜中的维生素C的氧化速度，从而降低其营养价值。

食谱推荐

上汤栗子扒白菜

材料 白菜心1棵，栗子肉20个。

调料 生抽15克，盐、料酒、白糖各
5克，水淀粉、葱花各少许，
高汤适量。

做法

1.白菜心切成两半，洗净控干水分，
再切成手指宽的条。

2.锅中放油烧热，入白菜翻炒至断
生，捞出控油。

3.另起锅放油烧热，爆香葱花，放入
白菜条和栗子，翻炒匀，加生抽、
盐、料酒、白糖、高汤，大火烧开，
转小火慢煨到材料成熟入味，用水淀
粉勾芡即可。

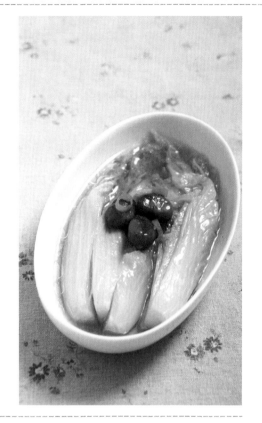

营养功效

栗子性味甘温，有养胃健脾、补肾壮腰的功
效，与白菜搭配，清甜可口，营养又易消化。

白菜炒木耳

材料 白菜350克，泡发木耳100克。

调料 盐、蒜末、葱花各5克，花椒粉
少许，酱油15克。

做法

1.白菜洗净，片成薄片；泡发木耳洗净。

2.锅中放油烧热，爆香蒜末，放入白菜
片翻炒，待白菜炒软后，放入木耳，加
酱油拌炒，加花椒粉、盐调味，炒熟出
锅，撒葱花点缀即可。

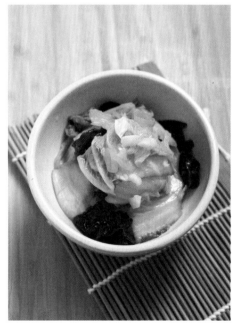

营养功效

白菜利水，清热解毒；木耳润肺止咳，滑肠通
便。二者搭配，有利于缓解便秘，排毒养颜。

宜 冬瓜

——防治妊娠水肿及高血压

每日推荐食用量：100克

营养成分	含量（每100克）	同类食物含量比较
蛋白质	0.4克	★
碳水化合物	2.6克	★
膳食纤维	0.7克	★
维生素C	18毫克	★
胡萝卜素	80微克	★
镁	8毫克	★

 这样吃

宜带皮煲汤：冬瓜皮所含营养比冬瓜肉更丰富，其含多种植物化学物质，以及维生素B₁、维生素C、烟酸、胡萝卜素等，用冬瓜煲汤时，宜连皮一起烹制，其营养成分会更多地溶入汤中，利水消肿的效果会更好。

 这样吃

不宜在秋冬季节常吃：冬瓜性寒凉，秋冬季节不宜常吃、多吃，否则体内容易积寒，对脾胃不利。为避免寒性在体内沉积，每周吃冬瓜不宜超过三次，如果是做成冬瓜汤，也不宜一次喝太多。

· 对孕妈妈的好处

防治妊娠水肿

冬瓜的质地清凉可口，水分多，味清淡。中医认为其具有消暑解热、利尿消肿的功效。孕妈妈食用，可防治妊娠期水肿。

防治妊娠高血压

冬瓜中富含丙醇二酸，其能有效控制体内的糖类转化为脂肪，防止体内脂肪堆积，孕妈妈常吃冬瓜，可防止过度肥胖，并可防治妊娠期高血压。

· 对胎宝宝的好处

促进生长发育

冬瓜富含水分，利水排毒，可调节体内电解质平衡，改善母体内环境，有利于胎儿生长发育。

搭配宜忌

冬瓜+海带		冬瓜益气强身、美容减肥，与海带搭配，可清热利尿、降脂降压。
冬瓜+鸡肉	✅	冬瓜清热利尿，鸡肉补中益气，二者搭配，营养互补，滋阴润燥。
冬瓜+口蘑	✅	冬瓜清热解毒，口蘑补脾益气，二者搭配，有利小便、降血压的功效。

食谱推荐

香菇冬瓜球

材料 干香菇七八朵，冬瓜300克，高汤500克，香菜15克。

调料 姜丝10克，盐适量，水淀粉、香油各少许。

做法

1.香菇用清水泡发，去蒂洗净，切成丝；冬瓜去皮去瓤，用小勺挖成圆球状待用；香菜切成末。

2.锅置火上，放油烧热，下入姜丝煸出香味，放香菇丝煸炒数分钟后倒入高汤煮开，放入冬瓜球、盐，待冬瓜球变成晶莹的半透明状、汤汁变少时，撒入香菜末，用水淀粉勾芡，淋上少许香油即可。

营养功效

香菇中含有的某些核酸物质，能起到降血压、降胆固醇、降血脂的作用，与冬瓜搭配成菜，孕妈妈常吃能起到预防妊娠高血压、糖尿病的食疗功效。

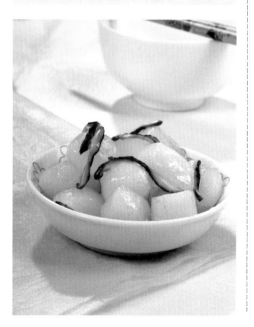

冬瓜排骨汤

材料 猪排骨400克，冬瓜200克。

调料 盐5克。

做法

1.猪排骨洗净，剁块，入沸水锅中氽烫去血水；冬瓜洗净，去皮、瓤（如想起到更好的利水消肿的效果，也可保留冬瓜皮），切条。

2.锅中放适量水，放入排骨，大火煮开，再转小火炖半小时，再加入冬瓜条，炖约15分钟至熟烂，加盐调味即可。

营养功效

这道汤清热生津、消暑除烦，适宜孕妈妈在夏季食用。

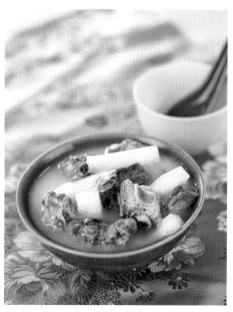

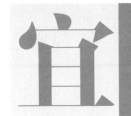

宜 油菜

——降血脂，缓解妊娠纹

每日推荐食用量：100克

营养成分	含量 （每100克）	同类食物 含量比较
蛋白质	1.8克	★
脂肪	0.5克	★
碳水化合物	3.8克	★
膳食纤维	1.1克	★★
维生素C	36毫克	★★
胡萝卜素	620微克	★★
钙	108毫克	★★★
铁	1.2毫克	★★
钾	210毫克	★★

这样吃

宜现做现切：油菜宜现做现切，并用旺火爆炒，这样既可保持油菜的鲜脆，又可使其营养成分尽可能少被破坏。

这样吃

不宜吃剩油菜：吃剩的熟油菜过夜后就不要再吃，隔夜的油菜亚硝酸含量大幅增高，进入胃后变成亚硝酸盐，这是一种致癌物，不利人体健康。

·对孕妈妈的好处

降血脂

油菜为低脂肪蔬菜，且含较多膳食纤维，膳食纤维能与胆酸盐和食物中的胆固醇及甘油三酯结合，并从粪便排出，从而减少人体对脂肪的吸收，可降低血脂。

缓解妊娠纹

油菜含有较多的维生素C，可促进胶原蛋白的合成，并能有效抑制皮肤内多巴醌的氧化作用，干扰黑色素的形成，淡化妊娠斑，缓解妊娠纹。

·对胎宝宝的好处

促进胎儿骨骼发育

油菜所含钙量在绿叶蔬菜中为最高，钙对构筑胎儿骨骼的生长发育至关重要，对维护细胞膜及心脏和肌肉的功能也不可缺少。

搭配宜忌

油菜+香菇		二者搭配，可防衰抗老，促进肠道代谢，减少脂肪堆积，预防便秘。
油菜+胡萝卜		胡萝卜中所含的维生素C分解酶，会破坏油菜中的维生素C，降低其营养价值。

食谱推荐

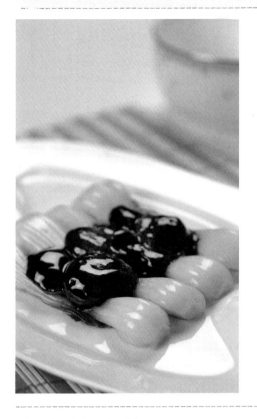

香菇油菜

材料 油菜300克，鲜香菇100克。

调料 蚝油4克，白糖2克，盐、生抽各3克，鲜汤50克，水淀粉10克。

做法

1.油菜择洗净，切开，入沸水略焯，捞出备用；鲜香菇去蒂、洗净，入沸水煮透，备用。

2.锅中放油烧热，放入香菇，加蚝油、盐、白糖、生抽炒入味，加入油菜、鲜汤，翻炒均匀，用水淀粉勾芡即可。

营养功效

香菇是高蛋白、低脂肪，含多种氨基酸及矿物质的菌类食物，与油菜搭配，可增强人体免疫力，预防高血压、高血脂的发生。

海米炒油菜

材料 油菜500克，海米50克。

调料 盐3克，五香粉2克，葱末、姜末各3克。

做法

1.油菜择洗净，切段备用；海米洗净。

2.锅中放油烧热，爆香葱末、姜末，倒入海米翻炒片刻，再放入油菜翻炒均匀，加盐、五香粉调味，炒熟即可。

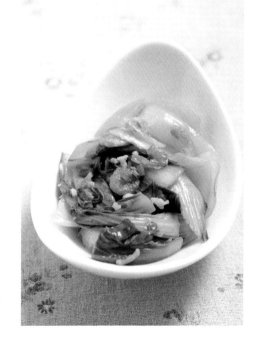

营养功效

海米富含钙质，油菜也含有丰富的钙，二者搭配，有利于孕妈妈补钙壮骨，也具有促进胎儿骨骼发育的功效。

宜 山药

—— 健脾益胃，降低血糖

每日推荐食用量：100克

营养成分	含量（每100克）	同类食物含量比较
蛋白质	1.9克	★
脂肪	0.2克	★
碳水化合物	12.4克	★★
膳食纤维	0.8克	★
维生素B$_1$	0.05毫克	★★
镁	20毫克	★★
硒	0.55微克	★★
钾	213毫克	★★

这样吃

宜切片后浸泡在盐水中：山药切片后宜立即浸泡在盐水中，以防止氧化发黑。

宜用醋洗：新鲜山药切开时会有黏液，极易滑刀伤手，可以先用清水加少许醋洗，这样可减少黏液。

宜用火烤：新鲜山药的黏液中含有植物碱成分，如不慎粘到手上易造成奇痒难忍，可以用加热的方法促使它分解，如将山药用火烤一下再削皮就可以了。

这样吃

不宜买这样的山药：表面有异常斑点的山药绝对不能买，因为这可能已经感染过病害。冬季买山药时，可用手将其握10分钟左右，如山药出汗就是受过冻了。掰开来看，冻过的山药横断面黏液会化成水，有硬心且肉色发红，质量差。

不宜吃的人群：山药有收涩的作用，故大便燥结的孕妈妈不宜过多食用。

·对孕妈妈的好处

健脾益胃

山药含有淀粉酶、多酚氧化酶等物质，有利于脾胃消化吸收功能，是一味平补脾胃的药食两用之品。

降低血糖

山药含有黏液蛋白，其有降低血糖的作用，可用于糖尿病的食疗，是患有妊娠糖尿病的孕妈妈的食疗佳品。

·对胎宝宝的好处

养胎固胎

山药健脾除湿，滋养肝肾，常吃山药的孕妈妈可补中益气，培本固元，有利于胎像稳固。

搭配宜忌

山药+鸭肉		山药与鸭肉同食，可消除油腻，起到滋阴补肺的功效。
山药+苦瓜		山药与苦瓜均有降血糖的功效，适宜患有妊娠糖尿病的孕妈妈搭配食用。

食谱推荐

莴笋炒山药

材料 山药400克，莴笋半根，青椒2个。

调料 盐5克，料酒15克，葱花、姜片各适量。

做法

1.山药去皮洗净，切片，放清水中浸泡；莴笋去皮洗净，切片；青椒去蒂、子洗净，切片。

2.锅中放油烧热，爆香葱花、姜片，将山药片、莴笋片、青椒片，一起倒入锅中翻炒，加盐、料酒调味，炒熟后盛出即可。

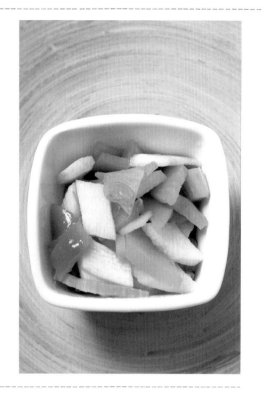

营养功效

山药健脾补肺，莴笋清热解毒、降血脂。这道菜清新爽口，滋阴润肺，增强免疫力。

山药红薯糖水

材料 山药1根，红薯1个，红枣5颗。

调料 冰糖适量。

做法

1.山药、红薯分别去皮，洗净切丁，和洗净的红枣一起放入汤盅，放入冰糖，倒入适量水。

2.将汤盅放入蒸锅中，隔水蒸，冷水起锅，大火烧开后，转中火蒸约35分钟即可。

营养功效

山药健脾补肺；红枣安神补脾；红薯和血暖胃，防便秘。这款糖水可补益身体、预防便秘。

宜 银耳

——缓解妊娠纹，增强免疫力

每日推荐食用量：15克（以干银耳为例）

营养成分	含量（每100克）	同类食物含量比较
蛋白质	10克	★★
脂肪	1.4克	★
碳水化合物	67.3克	★★★
膳食纤维	30.4克	★★★
钙	36毫克	★
铁	4.1毫克	★
锌	3.03毫克	★★
钾	1588毫克	★★★

这样吃

宜用冷水泡发银耳：这样才能保持银耳的光亮与柔韧性。至少要泡3~4小时才能煮。泡发后应去掉未发开的部分，特别是那些呈淡黄色硬心部分。

宜巧选银耳：质量好的银耳，耳花大而松散，耳肉肥厚，色泽略带微黄，蒂头无黑斑或杂质，朵形较圆整，大而美观；干燥，无潮湿感；无异味。

这样吃

不宜选购白色的银耳：干银耳呈白色是熏过硫磺漂白过的，只有新鲜或者泡发后的银耳是白色的，晒干或烘干后的正常颜色应为金黄色或淡黄色。

不宜食用过夜银耳：银耳煮完后应当天食用。银耳汤过夜后其营养成分减少，并会产生有害成分亚硝酸盐，故不宜食用。

·对孕妈妈的好处

缓解妊娠纹

银耳富含天然植物性胶质，经常食用可使皮肤的弹性增强，皮下组织丰满，皱纹变浅甚至消失，皮肤变得细嫩光滑。孕妈妈食用，可预防及缓解妊娠纹。

增强免疫力

银耳中的有效成分酸性多糖类物质，能调动淋巴细胞，加强白细胞的吞噬能力，增强人体的免疫力。

·对胎宝宝的好处

促进骨骼发育

银耳富含维生素D，能促进母体对钙的吸收，对胎宝宝骨骼的生长发育十分有益。

搭配宜忌

银耳+木耳 银耳补肾润肺、生津提神；木耳益气润肺、养血美容。二者同食，对久病体弱、肾虚腰背痛有食疗效果。

银耳+菠菜 二者搭配，滋阴润燥、补气利水。

食谱推荐

银耳莲子汤

材料 水发银耳100克，鲜莲子30克。

调料 料酒5克，盐适量，鸡汤1000克。

做法

1.将发好的银耳放入汤碗中，加清水150克左右，上锅蒸1小时左右，至银耳完全蒸透，取出凉凉。

2.鲜莲子剥去青皮和里面的一层嫩白皮，切去两头，用牙签捅去莲心，放入开水中焯一下，再用开水浸泡，使之略带脆性，然后放入银耳碗内。

3.将鸡汤烧开，加入料酒、盐调好味，注入装有银耳莲子的汤碗内，再上锅蒸10分钟即可。

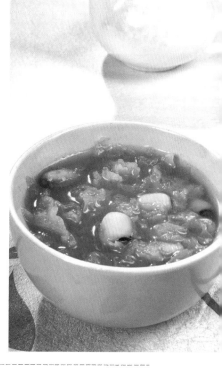

营养功效

银耳与莲子搭配，有较强的滋补健身功能，是传统的润肤养颜佳品。

拌双耳

材料 水发银耳150克，水发木耳100克。

调料 盐、葱油、味精各适量。

做法

1.水发银耳、木耳分别洗净，入沸水焯熟，沥干切丝。

2.将黑白木耳装入盘中，加入盐、葱油、味精拌匀即可。

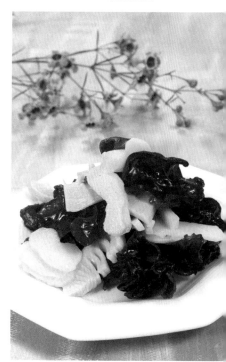

营养功效

银耳富含多种氨基酸、矿物质，具有润肺生津、益气养胃等功效，其养阴生津作用比木耳强。这道菜适合食欲不振、咳嗽痰多的孕妈妈食用。银耳和木耳均是益寿抗衰的佳品，都富含多糖类物质，具有增强人体免疫力、抗病毒的食疗功效。

宜 木耳

——预防妊娠贫血及流产

每日推荐食用量：10克（以干木耳为例）

营养成分	含量（每100克）	同类食物含量比较
蛋白质	12.1克	★★
脂肪	1.5克	★
碳水化合物	65.6克	★★★
膳食纤维	29.9克	★★★
维生素E	11.34毫克	★★★
钙	247毫克	★★★
铁	97.4毫克	★★★
锌	3.18毫克	★★
钾	757毫克	★★

这样吃

宜用冷水泡发木耳：这样泡出来的木耳口感脆嫩爽口。冬天气温低的时候，浸泡木耳的时间可以相对延长些。还可以用淘米水泡发木耳，那样泡出来的木耳不但肥大，易清洗，而且味道鲜美。

宜巧选木耳：优质木耳表面黑而光润，有一面呈灰色，手摸上去感觉干燥，无颗粒感，嘴尝无异味。

这样吃

不宜吃新鲜木耳：新鲜木耳含一种叫"卟啉"的光感物质，会引起日光性皮炎，导致皮肤暴露部分出现红肿、痒痛。故新鲜木耳不宜食用。

不宜吃的人群：木耳较难消化，并有一定的滑肠作用，故脾虚消化不良或大便溏稀的孕妈妈应忌食。

· 对孕妈妈的好处

预防妊娠贫血

木耳富含铁，孕妈妈常吃木耳，能养血驻颜，肌肤红润，容光焕发，并可防治缺铁性贫血。

预防流产

木耳富含维生素E。维生素E是一种脂溶性维生素，又称生育酚，能促进性激素分泌，维持生殖器官正常机能，增加孕酮的作用，对于防治先兆流产有很大的功效。

清肠涤胃

木耳中的胶质可把残留在人体消化系统内的灰尘、杂质吸附集中起来排出体外，从而起到清胃涤肠的作用。

· 对胎宝宝的好处

促进骨骼发育

木耳富含钙质。孕妈妈常吃木耳，可促进胎宝宝骨骼发育，预防先天性佝偻病。

搭配宜忌

木耳+苦瓜		木耳益气润肺，苦瓜清热解毒，二者搭配，适合有上火症状的孕妈妈食用。
木耳+茶叶		木耳中的铁质会与茶叶中的鞣酸结合，难以被人体吸收，还会刺激肠胃。

食谱推荐

葱爆木耳

材料 干木耳50克，大葱40克。

调料 酱油10克，盐3克，水淀粉适量。

做法

1. 木耳用水泡发，洗净，去蒂，撕成小朵；大葱洗净，切斜段。

2. 锅中放油烧热，放部分葱段爆香，放入木耳翻炒片刻，加盐、酱油，炒至七八成熟时加入少许水。

3. 待水收至将干时，放入剩余葱段翻炒，最后用水淀粉勾芡即可。

营养功效

木耳具有益气强身、活血养血等功效，可防治孕期缺铁性贫血。

木耳炒苦瓜

材料 苦瓜200克，水发木耳100克。

调料 盐、料酒各5克，白糖3克，水淀粉10克。

做法

1. 苦瓜洗净，去瓤、子，切斜片，入沸水略焯后捞出沥干；木耳洗净，撕小朵，入沸水略焯，捞出沥干。

2. 锅中放油烧热，放入苦瓜片、木耳翻炒，烹入料酒，炒熟后加盐、白糖调味，以水淀粉勾芡即可（为成菜好看，可用少许胡萝卜花点缀）。

营养功效

苦瓜具有清热降火的功效，苦瓜中的苦瓜苷和苦味素还能增进食欲，健脾开胃。这道菜适合孕妈妈在夏季食用。

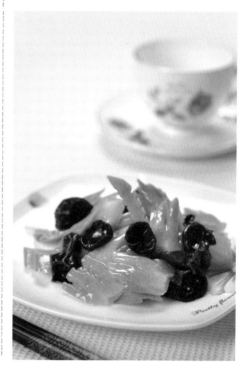

宜 香菇

——预防感冒，降"三高"

每日推荐食用量：4朵（以鲜香菇为例）

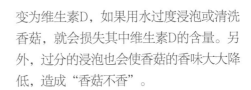

营养成分	含量 （每100克）	同类食物 含量比较
蛋白质	2.2克	★
脂肪	0.3克	★
碳水化合物	5.2克	★
膳食纤维	3.3克	★★
维生素B₂	0.08毫克	★★
硒	2.58微克	★★★
锌	0.66毫克	★★

这样吃

宜用温热水泡香菇：香菇中含有一定量的核酸分解酶，用温度超过70℃的温热水浸泡时，这种分解酶就会催发自身的核糖核酸，进而分解出含有香味的物质，使香菇更加鲜美，更有营养。如果用凉水，则无法有效催发这种物质，泡发出的香菇会不好吃，营养也大打折扣。

这样吃

不宜过度浸泡香菇：香菇多为干品，食用前要用水泡发，不少人为了把香菇充分泡开，会把它放在水中长时间浸泡，但这种做法是不科学的。因为香菇中富含麦角固醇，这种物质在接受阳光照射后会转变为维生素D，如果用水过度浸泡或清洗香菇，就会损失其中维生素D的含量。另外，过分的浸泡也会使香菇的香味大大降低，造成"香菇不香"。

· 对孕妈妈的好处

预防感冒

常吃香菇可促进人体新陈代谢，使人精力旺盛。香菇含有高分子量多聚糖，其有提高人体的免疫力的作用；此外，香菇中所含的蘑菇核糖核酸，能刺激人体产生和释放干扰素，而干扰素能消灭人体内的病毒，加强人体对流感病毒等的抵抗力，帮助孕妈妈预防感冒。

降"三高"

香菇中含有嘌呤、胆碱、酪氨酸、氧化酶以及某些核酸物质，能起到降血压、降胆固醇、降血脂的作用，是患有"三高"的孕妈妈的理想保健食材。

· 对胎宝宝的好处

促进大脑发育

香菇具有提高脑细胞功能的作用。现代医学认为，香菇的增智作用在于含有丰富的精氨酸和赖氨酸，孕妈妈常吃香菇，可促进胎宝宝大脑发育。

搭配宜忌

香菇+冬笋		二者搭配，有补益肠胃、生津止渴、清热利尿、增强人体免疫力等功效。
香菇+鸡肉		鸡肉含有甲硫氨基酸，与香菇中的膳食纤维共同作用，可改善便秘，预防脑卒中及大肠癌。

食谱推荐

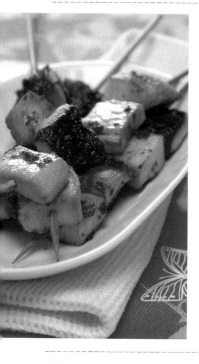

烤香菇

材料 鲜香菇6朵，杏鲍菇3朵，竹扦6根。

调料 酱油适量，盐、黑胡椒粉各少许。

做法

1.鲜香菇、杏鲍菇洗净，切块；全部调料混合拌匀，成调味汁。

2.将香菇和杏鲍菇串在竹扦上，涂一层调味汁，放入预热至240℃的烤箱中，烤至材料表面变软、起皱，取出再刷一层调味汁，再烤一下即可取出。

营养功效

杏鲍菇和香菇均富含蛋白质、维生素及多种矿物质，可提高人体免疫力，具有抗癌、降血脂、润肠胃及美容的功效。

烧二冬

材料 香菇100克，冬笋250克，高汤100克。

调料 姜片10克，盐、酱油各5克，料酒、水淀粉各10克，香油适量。

做法

1.香菇泡软，去蒂，洗净，切两半；冬笋去壳，削去老根，切滚刀块。

2.锅中放油烧热，下冬笋块炸透，捞出沥油。

3.锅留少许底油烧热，爆香姜片，放入香菇翻炒，加入冬笋、盐、酱油、料酒及高汤，小火炖至入味，待汤汁将收干时，以水淀粉勾芡，淋入香油即可。

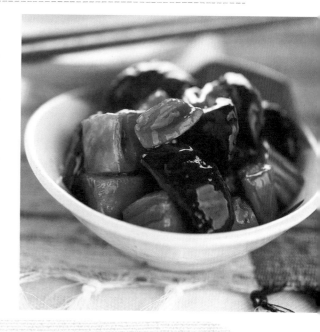

营养功效

冬笋具有滋阴凉血、解渴除烦、开胃健脾、通肠排便等功效。这道菜适合食欲不振、胃口不开的孕妈妈食用。

忌 马齿苋

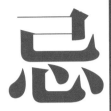

——易致早产、流产

营养成分	含量（每100克）	同类食物含量比较
蛋白质	2.3克	★
脂肪	0.5克	★
碳水化合物	3.9克	★
膳食纤维	0.7克	★
维生素C	23毫克	★★
维生素B_2	0.11毫克	★★★
维生素A	372微克	★★★
胡萝卜素	2230微克	★★★
铁	1.5毫克	★★
钙	85毫克	★★

·为何不宜吃

马齿苋，又名马齿菜，民间又叫它"长寿菜"、"长命菜"。它含有蛋白质、脂肪、胡萝卜素、核黄素、硫胺素、膳食纤维、钾、铜、钙、磷、铁等营养物质，营养十分丰富。

但马齿苋并非适宜每个人食用，由于其性寒滑，故怀孕早期，尤其是有习惯性流产史者应忌食之。《本草正义》中说其"兼能入血破瘀"。明代李时珍也认为马齿苋"散血消肿，利肠滑胎"。而近代临床实践认为，马齿苋能使子宫平滑肌收缩，孕期妇女食用易导致流产或早产。

另外，腹部受寒而引起腹泻的人也不宜食用。

·什么情况下可以吃

由于马齿苋的滑利作用，临产前多食马齿苋，反而有利于顺产，有催生之效，故可以在临产前适量食用。

另外，产后由于宫缩乏力而造成的产后出血，也可以适量吃马齿苋，通过刺激子宫收缩，排出恶露，散血消肿、凉血止血。

马齿苋还有利水消肿的功效。马齿苋富含钾，有良好的利水消肿作用，对于产后水肿不消的女性，可适量吃马齿苋食疗。

▶排恶露食疗方

马齿苋煎鸡蛋

材料：马齿苋30克，白扁豆花2朵，鸡蛋2个。

调料：盐适量。

做法：将马齿苋、白扁豆花洗净、切细，与鸡蛋液、盐调匀，置热油锅中煎熟服食，每日1剂，连续服3～5天。

功效：可清热养阴、祛瘀止痛，适用于产后腹痛、恶露不净等。

木耳菜

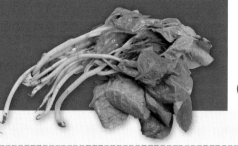

忌

—易致早产、流产

营养成分	含量 （每100克）	同类食物 含量比较
蛋白质	1.6克	★
脂肪	0.3克	★
碳水化合物	4.3克	★
膳食纤维	1.5克	★★
维生素B₁	0.06毫克	★★
维生素B₂	0.06毫克	★★
维生素A	337微克	★★★
胡萝卜素	2020微克	★★★
维生素C	34毫克	★★
维生素E	1.66毫克	★★
镁	62毫克	★★
钙	166毫克	★★★

· 为何不宜吃

木耳菜的叶子近似圆形，肥厚而黏滑，好像木耳的感觉，所以俗称木耳菜。木耳菜营养素含量极其丰富，尤其维生素A、胡萝卜素以及钙、铁等矿物质含量甚高，而且热量低、脂肪少，经常食用有降血压、清热凉血、利尿、防止便秘等功效。

然而木耳菜性属寒滑，有滑利凉血之弊。如《南宁市药物志》中告诫：

"孕妇忌服"。尤其是在怀孕早期，有胎漏下血、胎动不安症状，以及有习惯性流产史（即中医所说的滑胎）的孕妇，更应忌食之。

另外，脾胃虚寒、腹泻便溏的人也不宜食用。

· 什么情况下可以吃

由于木耳菜的滑利作用，可以在临产前适量食用，有利于顺产，有催生之效。

木耳菜清热解毒、滑肠通便，产后受便秘困扰的新妈妈，可以适量食用木耳菜，缓解便秘症状。

防便秘食疗方

木耳菜雪梨汤

材料： 木耳菜50克，雪梨1个，无花果适量。

调料： 蜂蜜适量。

做法： 木耳菜洗净，择好；雪梨洗净削皮，去核切块；无花果洗净。将木耳菜、雪梨、无花果和10碗水放入瓦煲里，猛火煮开，改慢火熬2小时至剩下三四碗水；滤去渣，凉凉后调入蜂蜜即可饮用。

功效： 清热润肤，通便利尿。

肉禽蛋奶类

宜 牛肉

——增强免疫力，促进胎儿发育

每日推荐食用量：100克

营养成分	含量（每100克）	同类食物含量比较
蛋白质	19.9克	★★★
脂肪	4.2克	★
碳水化合物	2克	★
胆固醇	84毫克	★
钙	23毫克	★
锌	4.73毫克	★★★
镁	20毫克	★★
铁	3.3毫克	★★
钾	216毫克	★★

这样吃

宜横切：牛肉的纤维组织较粗，结缔组织又较多，因此处理牛肉时，应横切，将长纤维切断，不能顺着纤维组织切，否则不仅没法入味，还嚼不烂。

宜巧煮牛肉：煮牛肉时，宜在锅中放一个山楂、一块橘皮或一小包用纱布装好的茶叶，牛肉更易熟烂。

这样吃

不宜在煮牛肉时频繁揭盖子：这样不仅会引起温度变化，而且肉中的芳香物质会随着水汽蒸发掉，使香味减少。在煮的过程中，最好一次性加够水，减少加水的次数。水以微微漫过牛肉为佳。

不宜一直用旺火煮牛肉：因为肉块遇到高温，肌纤维会变硬，肉块就不易煮烂。应先大火煮沸，再转小火慢慢炖煮。

·对孕妈妈的好处

增强免疫力

牛肉富含矿物质锌、镁，其有助于合成蛋白质，促进肌肉生长，与维生素B_6共同作用，能提高人体的免疫力。

·对胎宝宝的好处

促进生长发育

牛肉富含蛋白质，氨基酸组成比猪肉更接近人体需要，能提高机体免疫力。孕妈妈常吃牛肉，有利于胎宝宝生长发育。

搭配宜忌

牛肉+白萝卜		二者搭配，可为人体提供丰富的蛋白质、维生素等营养物质，具有利五脏、益气血的功效。
牛肉+韭菜		牛肉甘温，补气助火，韭菜辛温，二者搭配，易使人上火，导致牙龈炎、口疮等症状。

食谱推荐

黑椒牛柳

材料 牛里脊肉200克，洋葱1个，青椒1个。

调料 黑胡椒粉、盐各5克，白糖、蚝油各3克，料酒5克，水淀粉10克。

做法

1.牛里脊肉洗净，切厚片，用刀背拍松，加入料酒、水淀粉及少许食用油拌匀，腌制15分钟。

2.洋葱剥洗净，切片；青椒去蒂、子，洗净，切片。

3.锅中放油烧热，放入牛柳炒至七成熟，加黑胡椒粉、蚝油、白糖、盐调味，再放入洋葱片、青椒片，翻炒至熟即可。

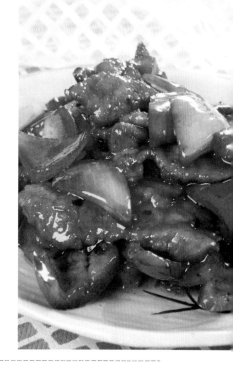

营养功效

胡椒具有去腥、解油腻、增进食欲的作用，与牛肉搭配，补中益气、强健筋骨、暖胃驱寒。

萝卜牛腩汤

材料 牛腩250克，白萝卜200克。

调料 姜片、料酒各10克，盐5克，胡椒粒2克，陈皮少许。

做法

1.牛腩洗净切块，入锅中，加适量清水，倒入料酒，以大火烧开，氽烫去血水，撇去浮沫，捞出沥干；白萝卜去皮，洗净切块。

2.牛腩、姜片、陈皮、胡椒粒一同放入锅中，加适量清水，以大火烧开，转小火煮约1.5小时，加入白萝卜块，再煮约半小时至材料熟烂，加盐调味即可。

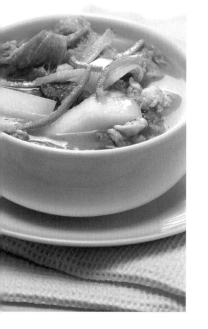

营养功效

牛肉补脾胃，白萝卜利水湿，脾胃得养，运化有力，因此二者是极佳的搭配。这道汤具有利五脏、益气血的功效。

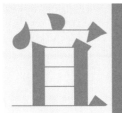

宜 羊肉

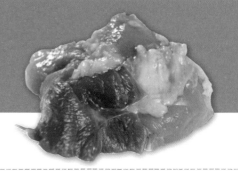

——增强免疫力，缓解妊娠反应

每日推荐食用量：100克

营养成分	含量 （每100克）	同类食物 含量比较
蛋白质	19克	★★★
脂肪	14.1克	★★
胆固醇	92毫克	★
锌	3.22毫克	★★★
镁	20毫克	★★
硒	32.2微克	★★★
钾	232毫克	★★

这样吃

宜在冬季食用：冬季，人体的阳气潜藏于体内，容易出现手足冰冷，气血循环不良的情况。而羊肉具有补肾壮阳、暖中祛寒、温补气血、开胃健脾的功效，所以冬天吃羊肉，既能抵御风寒，又可滋补身体，实在是一举两得的美事。

宜先剔去筋膜：羊肉中有很多膜，烹制之前应先将其剔除，否则嚼不烂，难以下咽。

这样吃

不宜在吃羊肉后马上饮茶：因为羊肉中含有丰富的蛋白质，而茶叶中含有较多的鞣酸，二者结合会产生一种叫鞣酸蛋白质的物质，容易引发便秘。

不宜吃的人群：有发热、牙痛、口舌生疮、咳吐黄痰等上火症状者不宜食用。暑热天或发热病人慎食之。

·对孕妈妈的好处

增强免疫力

羊肉富含锌，锌元素是维持免疫器官正常功能的营养素，可增强细胞免疫功能，提高机体免疫力。

缓解妊娠反应

孕妈妈缺锌会造成味觉退化、食欲大减、妊娠反应加重。羊肉富含锌，适量食用羊肉，可缓解妊娠反应。

·对胎宝宝的好处

促进生长发育

羊肉富含蛋白质，蛋白质是胎儿大脑发育不可缺少的基本物质。蛋白质供给不足，可能影响胎儿中枢神经系统的发育和功能。

羊肉含锌丰富，锌可以帮助胎儿大脑发育、骨骼发育，预防畸形。

搭配宜忌

羊肉+豆腐		豆腐生津润燥，清热解腻，与羊肉搭配，可降低羊肉中的胆固醇，还可避免上火。
羊肉+茶叶		羊肉中的蛋白质与茶叶中的鞣酸结合，会产生不易消化的物质，容易引发便秘。

食谱推荐

子姜炒羊肉

材料 羊肉250克，嫩姜50克，青椒50克，韭黄35克。

调料 料酒、酱油各10克，盐3克，甜面酱、水淀粉各5克。

做法

1.羊肉洗净，切成粗丝，放在碗内，加料酒、盐拌匀；嫩姜洗净，切丝；青椒去蒂、子，洗净，切丝；韭黄洗净，切段；将水淀粉、酱油放入碗内，调成芡汁。

2.锅中放油烧热，下青椒丝炒至断生，盛入碗内。

3.锅留底油烧热，下入羊肉丝炒散，加入嫩姜丝、青椒丝、韭黄段，翻炒片刻，倒入甜面酱，炒匀，淋入芡汁，翻炒至熟即可。

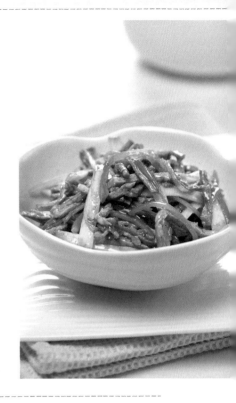

营养功效

姜和羊肉均是驱寒之物，这道菜适合孕妈妈在冬天食用。

葱爆羊肉

材料 羊腿肉250克，大葱150克。

调料 料酒20克，酱油10克，盐、醋、花椒粉各少许，香油5克，蒜片3克。

做法

1.羊腿肉洗净，去筋，切薄片；大葱择洗净，斜刀切成段。

2.将羊肉片放入碗中，加入酱油、盐、料酒、花椒粉、少许油拌匀，腌制片刻。

3.锅中放油烧热，爆香蒜片，倒入羊肉片，大火快速爆炒几下，待羊肉变色后放入葱段，倒醋，炒至羊肉熟，关火，淋几滴香油即可。

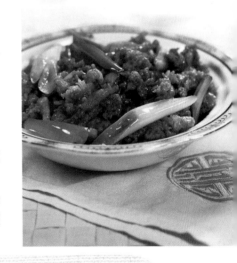

营养功效

羊肉是冬季防寒温补的美味之一。葱是温通阳气的养生佐料，与羊肉搭配，可去除羊肉的腥膻、油腻，产生特殊的香味，还有较强的杀菌作用。

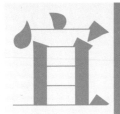

宜 鸡肉

——增强体力，促进胎儿大脑发育

每日推荐食用量：150克

营养成分	含量 （每100克）	同类食物 含量比较
蛋白质	19.3克	★★★
脂肪	9.4克	★
胆固醇	106毫克	★
维生素E	0.67毫克	★
钙	9毫克	★
镁	19毫克	★★
硒	11.75微克	★★
钾	251毫克	★★

这样吃

宜在烹饪之后再去除鸡皮：鸡皮胆固醇含量高，因此有些人会在烹饪鸡肉时先去除鸡皮。然而在鸡皮和鸡肉之间有一层薄膜，在保持肉质水分及营养的同时也防止了鲜味的外溢。因此，宜在烹饪后再将鸡皮去除，这样不仅可减少脂肪摄入，还保证了鸡肉味道的鲜美。

这样吃

不宜食用鸡脖子和鸡屁股：鸡脖子淋巴腺体相对集中，这些腺体中有动物体内的毒素、饲料中的激素等。同样，鸡屁股也是淋巴腺集中的地方，因淋巴腺中的巨噬细胞可吞食病菌和病毒，甚至还有致癌物质，但不能分解，因而毒素都会沉淀在臀尖内，经常食用对人体有害。

·对孕妈妈的好处

增强体力

鸡肉胆固醇含量较低，含有丰富的蛋白质，氨基酸种类多，而且消化率高，很容易被人体吸收利用，有增强体力的作用。

·对胎宝宝的好处

促进大脑发育

鸡肉中含有对人体生长发育有重要作用的磷脂，有利于胎儿脑部的发育和成熟。

搭配宜忌

鸡肉+红小豆		二者搭配，可补肾滋阴、补血明目，还有祛风解毒、活血润肤的作用。
鸡肉+香菇		香菇中的植物化学物质可增强人体免疫力，与鸡肉搭配，提高免疫力的功效更加显著。
鸡肉+芥末		芥末是热性之物，鸡肉属温补之品，二者同食易导致上火。

食谱推荐

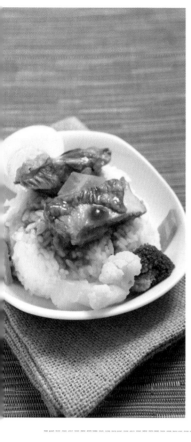

照烧鸡肉饭

材料 鸡腿1个，鸡蛋1个，青菜适量，米饭1碗。

调料 淀粉适量，日本酱油30克，料酒30克，白糖15克，高汤适量。

做法

1.鸡腿去骨，两面沾上淀粉，拍去多余的淀粉，不要裹很厚；将日本酱油、料酒、白糖、高汤调成酱汁。

2.锅中放一点点油，将鸡腿肉鸡皮朝下放入锅中，并按实，让鸡皮每个部分都接触到锅子，盖盖，中火烧5~7分钟，鸡油就会煎出来，煎到鸡皮呈金黄色就翻面，煎至鸡肉七成熟时倒入酱汁，注意不要浇在鸡皮上，否则鸡皮脆脆的口感就没有了。

3.煮至鸡肉入味后盛出，凉凉，切块；剩余的酱汁继续煮到浓稠，把切好的鸡块放入，翻动鸡块令其裹上酱汁，摆在米饭上，浇上酱汁，将煎好或煮好的鸡蛋和煮熟的青菜摆在米饭上即可。

> **营养功效**
> 鸡肉温中益气，补精益髓，搭配鸡蛋和青菜，营养更全面。

小鸡炖蘑菇

材料 童子鸡1只，泡发香菇200克。

调料 盐适量。

做法

1.将童子鸡剖洗净，剁成块；泡发香菇洗净，对半切成块。

2.将鸡块、香菇放入沙锅中，加入适量水，大火烧开，转小火炖约1小时，加盐调味，再炖约10分钟至鸡肉熟烂即可。

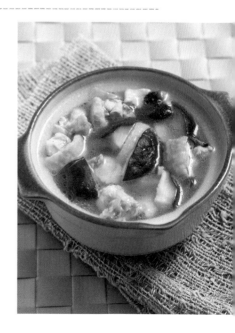

> **营养功效**
> 香菇营养丰富，可增强机体免疫力，有强身健体的功效，与鸡肉搭配，可温中补气，有降血脂、消水肿的作用。

宜 鸭肉

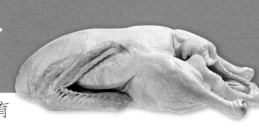

——降低胆固醇，促进胎儿发育

每日推荐食用量：100克

营养成分	含量（每100克）	同类食物含量比较
蛋白质	15.5克	★
脂肪	19.7克	★★
胆固醇	94毫克	★
维生素B₁	0.08毫克	★
维生素B₂	0.22毫克	★★
硒	12.25微克	★★
钙	6毫克	★
钾	191毫克	★★

这样吃

宜在夏秋季节食用：鸭肉营养丰富，性寒，味甘咸，可滋五脏之阴、清虚劳之热、养胃生津、清热健脾，特别适宜夏秋季节食用。夏季食用能补充由于天热而过度消耗的营养，又可祛除暑热给人体带来的不适；秋季食用能润燥清火，滋阴健脾。

这样吃

不宜过多食用烟熏和烘烤的鸭肉：因其加工后可产生苯并芘物质，此物有致癌作用。

· 对孕妈妈的好处
降低胆固醇

鸭肉中的脂肪酸熔点低，易于消化。有研究表明，鸭肉富含不饱和脂肪酸，而且其比例接近理想值，其化学成分近似橄榄油，有降低胆固醇的作用，对防治心脑血管疾病有益。

· 对胎宝宝的好处
促进生长发育

鸭肉中的维生素B₂能够促进发育和细胞再生，是机体组织代谢和修复的必须营养素，可提高机体对蛋白质的利用率，维护皮肤和细胞膜的完整性，是促进胎儿生长发育的重要营养物质。

搭配宜忌

鸭肉+姜		鸭肉滋阴补血，生姜味辛性温，姜可中和鸭肉的寒性，促进血液循环。
鸭肉+山药		鸭肉滋阴补血，山药益气补脾，二者同食，可健脾止渴、固肾益精。
鸭肉+豌豆		豌豆所含的植酸会与鸭肉中的蛋白质、铁、钙等结合，降低营养，还可能造成便秘。

食谱推荐

子姜爆鸭

[材料] 熟鸭肉200克，子姜（或姜芽）100克。

[调料] 郫县豆瓣30克，料酒、白糖各5克，醋少许。

[做法]

1. 将熟鸭肉切丝；子姜洗净，切丝。

2. 锅中放油烧热，放入郫县豆瓣炒香，放入姜丝略炒，加入鸭丝炒热，再加入其他调味料翻炒均匀即可。

营养功效

子姜味道鲜美，其中的姜辣素进入人体后，会产生一种抗氧化酶，有很强的抗氧自由基的作用。与鸭肉搭配，去腥解腻，降低胆固醇，提升免疫力。

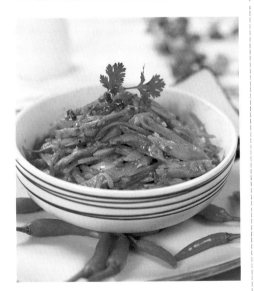

白萝卜煲鸭汤

[材料] 白萝卜500克，瘦鸭1只。

[调料] 陈皮1/4个，姜片5克，盐适量。

[做法]

1. 白萝卜去皮，洗净，切块；陈皮用清水泡软，刮去瓤，洗净。

2. 鸭宰杀后，取出内脏，切去脚及尾，洗净，斩块。

3. 将鸭块、白萝卜块、陈皮、姜片放入沙锅中，倒入适量清水，大火煮开，转小火煲3小时，起锅前加盐调味即可。

营养功效

白萝卜下气宽中、消食化滞、开胃健脾、顺气化痰，与鸭肉搭配，可解油腻，清火润燥、利水消肿的效果更好。

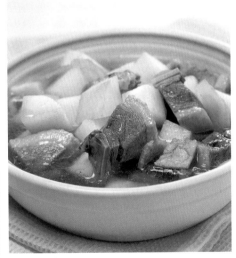

宜 猪血

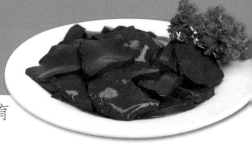

——预防贫血，促进胎儿大脑发育

每日推荐食用量：50克

营养成分	含量 （每100克）	同类食物 含量比较
蛋白质	12.2克	★
脂肪	0.3克	★
胆固醇	51毫克	★
维生素B$_1$	0.03毫克	★
维生素B$_2$	0.04毫克	★
铁	8.7毫克	★★★
钙	4毫克	★
钾	56毫克	★

这样吃

宜吃的人群：长期接触粉尘的孕妈妈宜常吃猪血。猪血中的血浆蛋白被人体内的胃酸分解后，会产生一种解毒、清肠的物质，能够与侵入人体内的粉尘、有害金属微粒发生化合反应，易于毒素排出体外。长期接触有毒有害粉尘的人，例如办公室里经常使用复印机，或者平时经常开车上路的孕妈妈，应多吃猪血。

这样吃

不宜冷冻保存猪血：猪血经过冷冻后烹制，一炒就散了，而且口感和色泽都会差很多。

·对孕妈妈的好处
预防贫血

猪血含铁量非常丰富，且猪血中的铁离子和人体内铁离子的化合价相同，摄入后更易为人体吸收利用，其铁吸收率可高达到22%以上。铁是造血所需的重要元素，人体缺乏铁元素将患缺铁性贫血，所以，有妊娠贫血的孕妈妈常吃猪血可以起到补血的作用。

·对胎宝宝的好处
促进大脑发育

铁与胎儿的大脑发育直接相关，而铁缺乏引起的大脑发育障碍是不可逆的。如果孕妇缺铁，将造成胎儿宫内窒息、胎死宫腔、流产、早产、产后胎儿营养不良等。适量食用猪血，可有效补铁。

搭配宜忌

猪血+韭菜		韭菜中的维生素C会促进人体对猪血中的铁的吸收。
猪血+黄豆		黄豆中的植酸会与猪血中的铁结合，降低营养，还可能导致消化不良和便秘。

食谱推荐

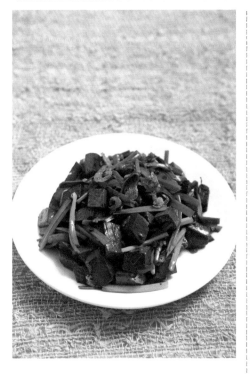

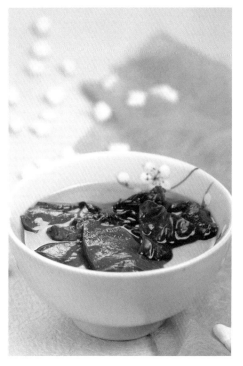

韭菜炒猪血

材料 韭菜100克，猪血200克，虾皮适量。

调料 盐适量。

做法

1.韭菜洗净切段；虾皮洗一下，挤干水分；猪血切块。

2.锅中放油烧热，放入虾皮爆香，下猪血块翻炒。

3.下入韭菜段，翻炒，出锅前加盐调味即可。

营养功效

韭菜温中、补肾；猪血补血、止血；虾皮补肾、降压。这道菜色彩搭配艳丽，口味鲜香浓郁，适合孕妈妈经常食用。

木耳猪血汤

材料 猪血250克，木耳30克。

调料 盐4克，香油少许。

做法

1.将猪血洗净，切块；木耳水发后撕成小块。

2.锅置火上，猪血与木耳同放锅中，加水，大火加热烧沸，用小火煮到猪血浮起，用盐、香油调味即可。

营养功效

木耳和猪血都有清肠排毒的功效，二者搭配，预防贫血和解毒清肠的功效更好。

宜 猪肝

——预防贫血，促进胎儿视觉发育

每日推荐食用量：50克

营养成分	含量 （每100克）	同类食物 含量比较
蛋白质	19.3克	★★★
脂肪	3.5克	★
胆固醇	288毫克	★★★
维生素A	4972微克	★★★
维生素B$_1$	0.21毫克	★★★
维生素B$_2$	2.08毫克	★★★
铁	22.6毫克	★★★
钙	6毫克	★
硒	19.21微克	★★★
锌	5.78毫克	★★★
钾	235毫克	★★

这样吃

宜彻底洗净残血：猪肝是猪体内最大的解毒器官，各种有毒的代谢产物和混入食料中的某些有毒物质如农药等，都会聚集在肝脏中，并被它解毒、排泄。因此，买回的猪肝一定要清洗干净。宜先用自来水冲洗，然后置于盆内浸泡1~2小时消除残血。注意水要完全浸没猪肝。

这样吃

不宜一味求嫩：烹饪猪肝不宜一味求嫩，一定要彻底制熟，否则既不能有效去毒，又不能杀死病菌，不利身体健康。

不宜吃的人群：猪肝的胆固醇含量较高，患有高血脂的孕妈妈不宜多食。

·对孕妈妈的好处

预防贫血

猪肝含铁量非常丰富，是补血膳食中最常用的食物，孕妈妈经常食用猪肝，可调节和改善造血系统的生理功能，预防孕期贫血。

·对胎宝宝的好处

促进视觉发育

猪肝中含有丰富的维生素A，其具有维持正常生长和生殖机能的作用；能保护眼睛，维持正常视力。孕妈妈经常食用猪肝，可促进胎宝宝视觉的正常发育。

搭配宜忌

猪肝+菠菜		猪肝和菠菜均富含叶酸和铁，二者搭配，补血效果更好。
猪肝+胡萝卜		猪肝富含维生素A，胡萝卜富含胡萝卜素，二者同食，有补血、明目、养肝的功效。
猪肝+番茄		猪肝中的铜离子可使番茄中的维生素C氧化，降低其营养价值。

食谱推荐

盐水猪肝

材料 鲜猪肝500克。

调料 葱1段，姜1块，大料1个，香叶2片，盐适量，料酒少许。

做法

1. 新鲜猪肝清洗后，用清水浸泡1~2小时，泡净猪肝内的血水，期间可以换两次水。

2. 锅注冷水，投入葱、姜、大料、香叶、盐，猪肝同时放入，大火将水烧开，撇去浮沫，倒入少许料酒，转中小火煮8分钟，关火，不要开盖，闷3~5小时，如能过夜更入味。吃时切片，可直接吃也可以捣点蒜泥调点酱油醋蘸食。

营养功效

这道菜补血明目，降逆止呕，可作为开胃凉菜食用。

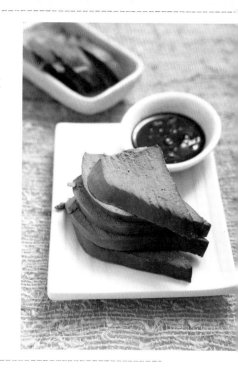

猪肝瘦肉粥

材料 大米150克，猪肝50克，瘦肉100克，干瑶柱15粒。

调料 盐、料酒、胡椒粉、酱油、淀粉各5克，葱花少许，香油2克。

做法

1. 大米淘洗净，放入锅中，加洗净的干瑶柱，加清水适量，大火烧开，转小火熬煮，熬粥的同时处理其他材料。

2. 猪肝提前用清水浸泡1~2小时，洗净血水后切薄片，用料酒、1克盐、部分胡椒粉拌匀腌10分钟；瘦肉同样切薄片，放酱油、淀粉、1克盐、剩余胡椒粉拌匀腌10分钟。

3. 待粥熬至米粒开花时，转大火煮开，先下瘦肉，再下猪肝，等两者都变色后，下剩余盐调味，出锅前撒入葱花，淋入香油调味即可。

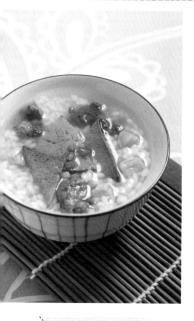

营养功效

这道粥养肝明目、健脾和胃、补血益气。

宜 鸡蛋

——增强免疫力，促进胎儿大脑发育

每日推荐食用量：1~2个

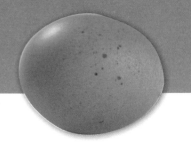

营养成分	含量（每100克）	同类食物含量比较
蛋白质	13.3克	★★
脂肪	8.8克	★★
碳水化合物	2.8克	★
胆固醇	585毫克	★★★
维生素B_2	0.11毫克	★★
钙	56毫克	★★
钾	154毫克	★

这样吃

宜吃煮鸡蛋：鸡蛋吃法多种多样，就营养的吸收和消化率来讲，煮蛋为100%，炒蛋为97%，嫩炸为98%，老炸为81.1%，开水、牛奶冲蛋为92.5%，生吃为30%~50%。由此看来，煮鸡蛋是最佳吃法，但要注意细嚼慢咽，否则会影响吸收和消化。

宜每天吃一两个：鸡蛋是高蛋白食品，如果食用过多，可导致代谢产物增多，同时也增加肾脏的负担，一般来说，每天一两个比较适宜。

宜吃全蛋：蛋白中的蛋白质含量较多，而其他营养成分则是蛋黄中含得更多。因此正确的吃法是吃整个鸡蛋。

这样吃

不宜吃茶叶蛋：茶叶中含鞣酸，与鸡蛋中的铁元素结合，会对胃起刺激作用，影响胃肠的消化功能。

不宜吃生鸡蛋：这是因为生鸡蛋会沾染到蛋壳上的细菌，不卫生，而且生鸡蛋清中含有抗生物素蛋白，会影响食物中生物素的吸收，使身体出现食欲不振、全身无力、肌肉疼痛、皮肤发炎等症状。生鸡蛋中还含有抗胰蛋白酶，影响人体对蛋白质的消化和吸收。

·对孕妈妈的好处

增强免疫力

鸡蛋中的卵磷脂可促进肝细胞的再生，还可提高人体血浆蛋白量，增强机体的代谢功能和免疫功能。孕妈妈常吃鸡蛋，可增强免疫力。

·对胎宝宝的好处

促进大脑发育

鸡蛋黄中的卵磷脂、甘油三酯和卵黄素等营养物质，对胎宝宝神经系统和身体发育有很大的促进作用。

搭配宜忌

鸡蛋+柿子 二者同食易产生结石，引起腹痛、腹泻等症状。

鸡蛋+茶叶 茶叶中含鞣酸，与鸡蛋中的铁元素结合，会刺激肠胃，且不利消化吸收。

食谱推荐

海带芽煎蛋

材料 干海带芽50克，鸡蛋2个。

调料 盐适量，胡椒粉少许。

做法

1.海带芽泡冷水10分钟，洗净，挤干水分，加少许盐、胡椒粉拌匀，略腌；鸡蛋打散，加剩余盐、胡椒粉拌匀，再加入海带芽拌匀。

2.锅中放油烧热，倒入蛋液，两面煎至金黄成熟即可。

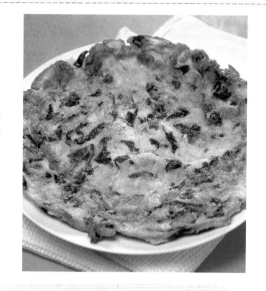

营养功效

海带芽中富含大量胶质，可令肌肤光滑有弹性。这道煎蛋富含蛋白质及多种矿物质，鲜香味美，营养丰富。

肉末蒸蛋

材料 鸡蛋2个，肉末20克。

调料 葱末5克，盐2克，酱油10克。

做法

1.鸡蛋磕入碗中，加盐打散，再加入肉末、葱末、酱油及少许水拌匀。

2.放入蒸锅中，以中小火蒸15分钟至完全凝固即可。

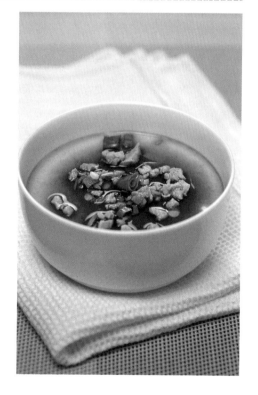

营养功效

蒸蛋是食用鸡蛋的一种好方法，味道鲜美且营养损失少，老少皆宜。

宜 牛奶

——增强免疫力，淡化妊娠斑

每日推荐食用量：200~400毫升

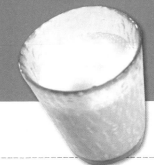

营养成分	含量（每100克）	同类食物含量比较
蛋白质	3克	★★
脂肪	3.2克	★
维生素A	24微克	★★
维生素B$_2$	0.14毫克	★★
钙	104毫克	★★
磷	73毫克	★★
锌	0.42毫克	★
钾	109毫克	★

 这样吃

宜搭配点心喝牛奶：喝牛奶的同时宜进食一些淀粉类的小点心，如面包、饼干等，可以延缓牛奶在胃中的停留时间，与胃液中消化酶进行酶解作用，缓慢地排到肠道，便于肠道吸收利用。

宜临睡前喝牛奶：熟睡的时候正是身体向骨骼输送养分的黄金时期，所以睡前喝牛奶正是补钙的最佳时机。而且临睡前喝牛奶也有助于睡眠。

 这样吃

不宜与酸性水果及酸性果汁搭配食用：喝牛奶时，或是刚喝过牛奶以后，不要食用橘子这类酸性水果或酸性果汁，牛奶中的蛋白质与酸性水果中的果酸极易发生凝固反应，影响人体对牛奶的消化吸收。喝完牛奶后，至少要1小时以后再吃酸性水果或酸性果汁。

不宜在服药前后喝牛奶：否则会影响牛奶的吸收，牛奶也会和药物中的各种成分反应生成对身体有害的物质。

·对孕妈妈的好处

增强免疫力

牛奶富含人体必需的8种氨基酸。孕妈妈常喝牛奶，可强壮身体、增强免疫力。

淡化妊娠斑

牛奶中含有较丰富的维生素A，可以防止皮肤干燥及暗沉，使皮肤白皙，有光泽。牛奶中含有的维生素B$_2$，则可促进皮肤的新陈代谢。孕妈妈常喝牛奶，可淡化妊娠斑。

·对胎宝宝的好处

促进骨骼发育

牛奶中的钙容易被吸收，而且磷、钾、镁等多种矿物质搭配也十分合理。孕妈妈多喝牛奶可有效补钙，满足胎宝宝骨骼发育对钙质的需求。

搭配宜忌

牛奶+大米	✓	二者同食，可补虚损、润五脏，适合孕妈妈食用。
牛奶+柑橘	✗	牛奶中的蛋白质与柑橘中的果酸易发生凝固反应，影响对牛奶的消化吸收。

食谱推荐

红豆奶

材料 红小豆100克，牛奶150克。

调料 蜂蜜10克。

做法

1. 先将红小豆用冷水泡4小时备用。
2. 将泡好的红小豆用高压锅焖至熟烂。
3. 取奶锅倒入牛奶煮至微沸，将煮好的红小豆倒入拌匀，关火，放凉后，加入蜂蜜调味即可。

营养功效

红小豆富含叶酸，牛奶富含钙质，这款甜品非常适合孕妈妈食用。产妇食用还有催乳功效。

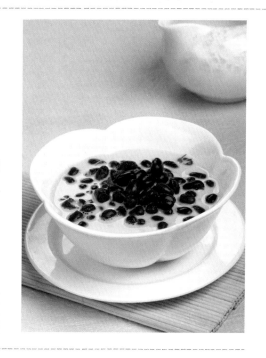

芒果牛奶西米露

材料 纯牛奶1袋，芒果1个，西米100克。

调料 蜂蜜适量。

做法

1. 芒果取果肉，切成粒；锅内放适量水烧开，加入西米，用木匙不时搅拌，煮至西米只有中间的一点点白心后熄火，加盖闷5分钟。
2. 将煮好的西米过冷水，冲洗至晶莹剔透不粘连时，捞出沥干，放入容器中，再倒入牛奶，加入芒果粒，淋入适量蜂蜜即可。

营养功效

芒果富含胡萝卜素及多种矿物质，西米富含蛋白质和碳水化合物。这款甜品口味清甜，奶香浓郁，非常适合孕妈妈食用。

宜 奶酪

——补钙健齿，防治便秘及腹泻

每日推荐食用量：30克

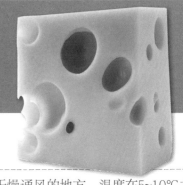

营养成分	含量 （每100克）	同类食物 含量比较
蛋白质	25.7克	★★★
脂肪	23.5克	★★★
碳水化合物	3.5克	★
胆固醇	11毫克	★★
钙	799毫克	★★★
铁	2.4毫克	★★
锌	6.97毫克	★★★
钾	75毫克	★

这样吃

宜做早餐食用：奶酪是牛奶经浓缩、发酵而成的奶制品，基本排除了牛奶中的水分，保留了其中营养价值极高的精华部分，被誉为乳品中的"黄金"。奶酪粉可直接撒在烹饪好的食物上，硬奶酪可夹在面包中食用，而松软的奶酪可以用来做甜品等。早晨匆忙的上班族孕妈妈，可以将两片面包夹上一片奶酪，就是一份简单而又营养的早餐。

宜妥善储存以保持奶酪的风味和营养：尽量在要食用奶酪时才购买，这样有助于保持奶酪的美味和新鲜度。奶酪需保存于干燥通风的地方，温度在5~10℃之间，冰箱冷藏室是最佳的选择。

这样吃

不宜与酸性水果或果汁同食：以免蛋白质与果酸发生凝固反应，影响消化吸收。

·对孕妈妈的好处

补钙健齿

奶酪是含钙最多的奶制品，所含钙质以游离态存在，极易被人体吸收。经常摄入含有奶酪的食物能大大增加牙齿表层的含钙量，从而起到抑制龋齿发生的作用。

防治便秘及腹泻

奶酪中的乳酸菌及其代谢产物，有利于维持人体肠道内正常菌群的稳定和平衡，防治便秘和腹泻。

·对胎宝宝的好处

促进胎儿骨骼及大脑发育

奶酪中的钙含量丰富，同时含有比例适合的磷和维生素D，因此容易被身体吸收。孕妈妈经常食用奶酪可促进胎儿骨骼的生长发育。此外，奶酪中含量丰富的锌有助于胎儿的大脑发育。

搭配宜忌

奶酪+新鲜蔬菜		新鲜蔬菜富含维生素，与富含蛋白质的奶酪搭配，营养互补。
奶酪+羊肉		奶酪味甘酸，性寒，羊肉大热，性味相反；而且奶酪中含有的酶与羊肉可能产生不良反应，不宜同食。

食谱推荐

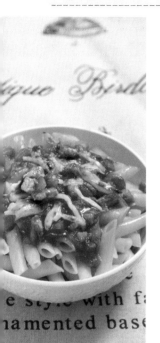

奶酪焗肉酱通心粉

材料 通心粉250克，马苏里拉奶酪适量，瘦肉50克，番茄1个，洋葱1/4个。

调料 番茄酱30克，盐、白糖各5克，黑胡椒粉少许。

做法

1.通心粉用水泡软；瘦肉、洋葱、番茄分别洗净切小丁；马苏里拉奶酪刨成丝备用。

2.热油锅爆香洋葱丁，放入瘦肉丁，煸炒至变色，加入番茄丁，煸炒，加入150毫升清水，加盖中火煮至番茄软烂后，加入番茄酱，放白糖、部分盐调味，大火收汁至浓稠，成番茄肉酱。

3.另起锅，放水煮开后放入通心粉，放少许油、剩余盐煮熟，捞出沥干水分，装入烤盘，上面铺上番茄肉酱，撒上马苏里拉奶酪丝，撒上少许黑胡椒粉，放进烤箱上层，不预热，开200℃焗至奶酪融化、表面金黄即可。

营养功效

这道主食富含蛋白质、碳水化合物、维生素及矿物质，营养丰富，滋味浓郁，有改善贫血、增强免疫力、平衡营养吸收等功效。

番茄奶酪焗饭

材料 米饭1碗，番茄1个，猪里脊肉100克，马苏里拉奶酪30克，洋葱半个。

调料 番茄酱15克，生抽、料酒5克，白糖10克，水淀粉10克。

做法

1.猪里脊肉洗净切薄片，用料酒和部分生抽、部分水淀粉抓均略腌。番茄、洋葱分别洗净，去皮切小丁。

2.将番茄丁、洋葱丁和猪肉片一起放入微波炉容器中，加番茄酱、白糖、剩余生抽和剩余水淀粉，再加入100毫升清水，拌匀加盖，入微波炉高火转3分钟成酱料。

3.将米饭放入微波炉容器中，浇上酱料，铺上刨成丝的马苏里拉奶酪，入微波炉高火转3分钟即可。

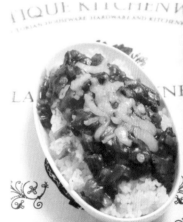

营养功效

猪里脊肉补肾、滋阴、益气。这道主食富含热量、蛋白质，适合孕妈妈补充体力。

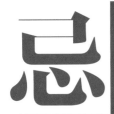

忌 狗肉

——助热上火

营养成分	含量 （每100克）	同类食物 含量比较
蛋白质	16.8克	★★
脂肪	4.6克	★
碳水化合物	1.8克	★
胆固醇	62毫克	★
维生素B$_1$	0.34毫克	★★★
维生素B$_2$	0.2毫克	★
维生素E	1.4毫克	★★
钙	52毫克	★★★
铁	2.9毫克	★★
硒	14.75微克	★★★
锌	3.18毫克	★★★
钾	140毫克	★

·为何不宜吃

狗肉性热，而孕妈妈多内热火旺，食用狗肉易助热上火，导致牙龈肿痛、生口疮等上火症状，严重时还易导致胎动不安。

另外狗肉来源比较复杂。被食用的狗肉，除了来自肉用饲养以外，还有一些来自流浪狗，或跨地区偷捕而来，可能存在卫生问题，食用这些来历不明的狗肉可能会影响健康。孕妈妈处于特殊时期，更应对入口的食物格外谨慎。

蛇肉

——有寄生虫

营养成分	含量 （每100克）	同类食物 含量比较
蛋白质	15.1克	★
脂肪	0.5克	★
碳水化合物	5克	★
维生素A	18微克	★
维生素B$_1$	0.06毫克	★
维生素B$_2$	0.15毫克	★
维生素E	0.49毫克	★
钙	29毫克	★
铁	3毫克	★★
硒	13.1微克	★★★
镁	25毫克	★★★
锌	3.21毫克	★★★

·为何不宜吃

蛇体内的寄生虫有十多种，其中危害较大的有蛇蛔虫、蛇绦虫、蛇假类圆线虫、蛇棒线虫、蛇鞭节舌虫等，有的寄生于消化道，有的寄生于呼吸系统。其中几种很顽强，可以在200℃的情况下存活2~3个小时。有的饭店里做菜，为了保持蛇肉鲜嫩，不会烧很久，所以有时寄生虫不会被全部杀死，因此孕妈妈尽量不要吃蛇肉。

有些地区，民间还有生吃蛇胆的习俗。然而蛇胆中含有胆汁毒素、胆盐及氰化物等物质，生吃蛇胆易引发中毒性疾病，轻则恶心、呕吐、头晕，重则危及生命。

鹿肉

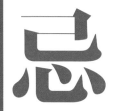

——助热上火

营养成分	含量 （每100克）	同类食物 含量比较
蛋白质	19.7克	★★★
脂肪	1.3克	★
碳水化合物	0.3克	★
胆固醇	5毫克	★
钙	4克	★
磷	177毫克	★★
铁	2.3毫克	★
硒	4.65微克	★
锌	2.23毫克	★★
钾	196毫克	★

·为何不宜吃

　　鹿肉有补脾益气、温肾壮阳的功效。中国传统医学认为，鹿肉属于纯阳之物，对经常手脚冰凉的人有很好的温煦作用。然而鹿肉性热，孕妈妈食用易上火，也易导致胎动不安。且鹿肉有活血之效，会促进人体血液循环，多食易导致孕妈妈流产或早产。因此应谨慎食用。

·什么情况下可以吃

　　鹿肉含丰富的蛋白质，还含有锌、磷、铁等矿物质，具有补脾胃、益气血、壮阳补肾的作用，有催乳的功效，适于产后虚弱缺乳的新妈妈食用，可促进乳汁分泌。

催乳食谱

鹿肉汤

材料：鹿肉150克。

调料：香油、盐各适量。

做法：

1、将鹿肉洗净，切片。

2、锅置火上，加适量清水，放入鹿肉片煮汤，煮至肉烂熟时，加入香油、盐调味即可。

功效：主治产后乳汁不通等症。此汤有温养脾胃、催乳的作用。适于产后虚弱缺乳者食用。

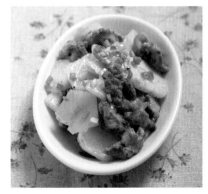

荸荠炒鹿肉

材料：鹿肉300克，荸荠100克。

调料：水淀粉、鸡蛋清15克，料酒3克，鸡清汤90克，盐适量，葱花少许。

做法：

1、鹿肉洗净，切薄片，加入5克水淀粉、鸡蛋清、料酒、部分盐拌匀，腌制片刻；将鸡清汤、10克水淀粉、剩余盐勾成芡汁备用；荸荠去皮洗净，切片。

2、锅中放油烧热，将鹿肉入锅滑炒，放入荸荠片翻炒，淋入芡汁炒匀，出锅前撒少许葱花点缀即可。

功效：这道菜有补益气血、补肾益精的作用，可作为产妇产后的滋补饮食，可助新妈妈尽快恢复体力，并促进乳汁分泌。

宜 虾

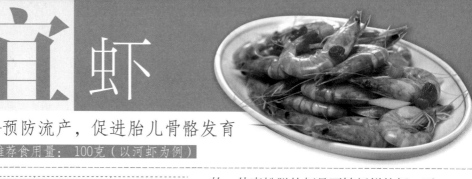

——预防流产，促进胎儿骨骼发育

每日推荐食用量：100克（以河虾为例）

营养成分	含量 （每100克）	同类食物 含量比较
蛋白质	16.4克	★★
脂肪	2.4克	★
胆固醇	240毫克	★
维生素A	48微克	★★
维生素B$_1$	0.04毫克	★★
维生素E	5.33毫克	★★★
钙	325毫克	★★★
镁	60毫克	★★
铁	4毫克	★★
钾	329毫克	★★

这样吃

宜巧选虾：买虾时，宜挑选虾体完整、甲壳密集、外壳清晰鲜明、肌肉紧实、身体有弹性，并且体表干燥洁净的。

宜挑去虾线：虾背上的虾线就是虾的消化道，不仅有一些脏东西，而且影响口感，应挑去不吃。

这样吃

不宜食用的情况：颜色发红、身软、外壳松脱的虾是不够新鲜的虾，不宜食用。

不宜吃虾头：一般来说，虾头含有大量的蛋白质，营养丰富。但是由于现在水污染较严重，一些重金属物质往往集中在虾头部，所以孕妈妈最好不吃虾头。另外，虾头的胆固醇含量较高，有高血脂的孕妈妈也不宜食用。

·对孕妈妈的好处
预防流产

虾富含维生素E。维生素E是一种脂溶性维生素，又称生育酚，能促进性激素分泌，维持生殖器官正常机能，促进卵泡的成熟．增加孕酮的作用，对于防治先兆流产有很大的功效。

·对胎宝宝的好处
促进骨骼发育

虾富含钙质，钙是人体骨骼、牙齿的重要组成成分，胎儿从一个受精卵长到出生时的50厘米左右的身长，需要消耗母体大量的钙。孕妈妈缺钙会影响胎儿的骨骼发育，易导致先天性佝偻病。

搭配宜忌

虾+豆腐 二者均含有丰富的钙质，搭配食用，补钙效果更好。

虾+果汁 果汁会使虾的腥味加重，不利于海鲜味道的散发。

食谱推荐

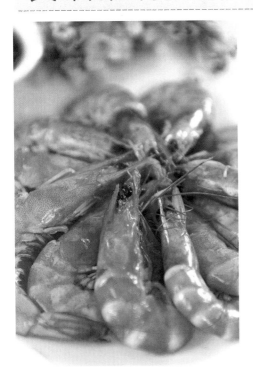

白灼基围虾

材料 活基围虾400克。

调料 生抽30克，料酒10克，清汤适量，葱花、姜末、姜片各5克。

做法

1.基围虾洗净，锅中放适量水，加入料酒、姜片烧开，放入基围虾，煮至虾刚熟即捞出装盘。

2.锅中倒少许油，烧至八成热，放入葱花、姜末、生抽、清汤稍煮，制成味汁，以供蘸食。

营养功效

基围虾营养丰富，其肉质松软，易消化，具有补肾壮阳、养血固精、开胃化痰等功效。白灼的做法能够很好地保留基围虾的鲜味，又最大限度地保留了其营养成分。

腰果虾仁

材料 虾仁250克，腰果75克。

调料 盐、香油、酱油各5克，料酒15克，葱花少许。

做法

1.腰果用油炸熟备用；虾仁去虾线，洗净，沥干水分。

2.将虾仁、酱油、料酒、葱花混合拌匀，腌制约15分钟，沥掉多余水分。

3.锅中放油烧热，放入虾仁炒熟，再放入炸好的腰果，加盐、香油炒匀即可。

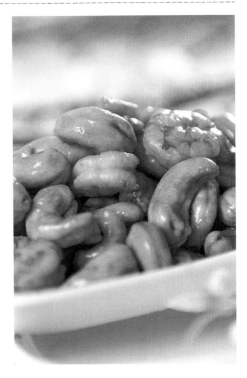

营养功效

腰果富含不饱和脂肪酸，有保护血管的功效；虾仁补肾壮阳，二者搭配成菜，鲜香味美，常吃可增强免疫力。

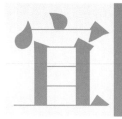

宜 鲤鱼

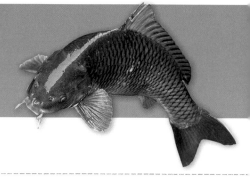

——降低胆固醇，防治妊娠水肿

每日推荐食用量：100克

营养成分	含量（每100克）	同类食物含量比较
蛋白质	17.6克	★★
脂肪	4.1克	★★
碳水化合物	0.5克	★
胆固醇	84毫克	★
钙	50毫克	★
硒	15.38微克	★
钾	334毫克	★★

 这样吃

宜先去臊腺：鲤鱼鱼腹两侧各有一条同细线一样的白筋，去掉可以除腥味。在靠鲤鱼鳃部的地方切一个小口，白筋就显露出来了，用镊子夹住，轻轻用力，即可抽掉。

 这样吃

不宜在烹制时使用味精：烹制鱼虾等水产时不用放味精，因为它们本身就具有很好的鲜味，使用味精会破坏和掩盖食材本身的鲜味。

· 对孕妈妈的好处

降低胆固醇

鲤鱼的蛋白质含量较丰富，而且质量佳，人体消化吸收率可达96%，并能供给人体必需的多种氨基酸。鲤鱼的脂肪多为不饱和脂肪酸，有很好的降低胆固醇、防治动脉硬化的食疗功效。

防治妊娠水肿

《本草纲目》记载："鲤，其功长于利小便，故能消肿胀……煮食下水气、利小便。"适量食用鲤鱼，可防治妊娠水肿、胎动不安、产后乳汁缺少等症。

· 对胎宝宝的好处

保证胎儿正常发育

怀孕初期，孕妈妈往往会有恶心、呕吐、择食、食欲不振等现象，容易造成体内钾的丢失。钾是人体内重要的电解质，如果缺乏会影响到心脏等各个方面，也可造成营养缺乏从而影响到胎儿的正常发育。鲤鱼含有较丰富的钾元素，孕妈妈适量食用可预防体内钾缺乏。

搭配宜忌

鲤鱼+红小豆 ✓	二者均有利水除湿的功效，搭配食用，适于患有妊娠水肿的孕妈妈。
鲤鱼+甘草 ✗	二者性味相反，共同食用对人体健康不利。且甘草不宜与任何鱼类搭配食用。

食谱推荐

香菜鲤鱼汤

材料 鲤鱼肉200克，香菜30克。

调料 料酒15克，葱段、盐各5克，姜片适量，胡椒粉少许。

做法

1.鲤鱼肉洗净，片成薄片，加盐、部分料酒腌约半小时；香菜洗净，切末。

2.锅置火上，放油烧热，爆香葱段、姜片，放入鱼片略煎，倒入剩余料酒，加水煮开，投入胡椒粉、香菜末拌匀，煮熟即可。

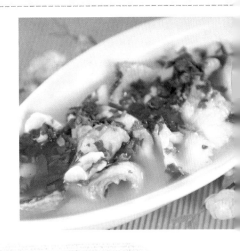

营养功效

香菜性温味甘，能健胃消食，发汗透疹，利尿通便，驱风解毒。这道汤中香菜很好地消除了鲤鱼的土腥味，适于胃气不和、呕吐少食或食欲不振的孕妈妈食用。

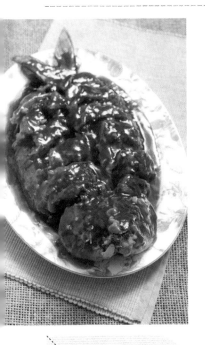

糖醋鲤鱼

材料 鲤鱼1条（750克左右）。

调料 姜末、葱末、蒜末各5克，醋50克，白糖50克，酱油10克，番茄酱20克，盐适量，清汤300克，淀粉糊100克，水淀粉50克。

做法

1.将鲤鱼剖洗净，在鱼身上每隔2厘米剖一刀，深约1.5厘米，在鱼身内外抹上少许盐稍腌，并在刀口处及鱼的全身均匀地裹上一层淀粉糊。

2.锅中放油，烧至七成热，手提鱼尾放入油锅内，这时需用铲子将鱼托住，以免粘锅，炸约2分钟，用铲子把鱼推向锅边，使鱼身呈弓形，将鱼背朝下，炸2分钟；再翻过来使鱼腹朝下，炸2分钟；然后把鱼身放平，用铲子将鱼头按入油内炸2分钟。以上共炸8分钟，至鱼身全部呈金黄色时，取出放入盘内。

3.锅留底油烧热，放入葱末、姜末、蒜末、醋、酱油、白糖、番茄酱、清汤，烧浓后用水淀粉勾芡，迅速出锅浇在鱼身上即成。

营养功效

鲤鱼滋补脾胃、利水消肿。适宜患有妊娠水肿的孕妈妈食用。

宜 鲫鱼

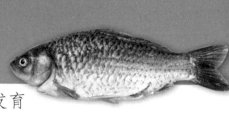

——防治妊娠水肿，促进胎儿正常发育

每日推荐食用量：100克

营养成分	含量（每100克）	同类食物含量比较
蛋白质	17.1克	★★
脂肪	2.7克	★
碳水化合物	3.8克	★
胆固醇	130毫克	★
维生素B₁	0.04毫克	★★
钙	79毫克	★
镁	41毫克	★★
硒	14.31微克	★
钾	290毫克	★★

这样吃

宜巧去鱼腥味：将鲫鱼去鳞，剖洗干净后，放入盆中，倒入一些料酒，就能除去鱼的腥味，并能使鲫鱼滋味更加鲜美。还可以将鲫鱼剖洗净后，在牛奶中泡一会儿，既可除腥，又能增加鲜味。

宜冬季吃鲫鱼：民间有"冬鲫夏鲇"的说法，因为在数九寒冬、冰水刺骨的季节，也正是鲫鱼一年中最肥美的季节，特别是一些即将产卵的鲫鱼，不仅肥美，而且多子，味道尤其鲜美。

这样吃

不宜在吃鱼前后喝茶：许多人喜欢在饱餐之后饮茶解油腻，这样对健康很不利，茶中的大量鞣酸，会与食物中的蛋白结合形成鞣酸蛋白，这种物质具有收敛的作用，会降低肠胃蠕动，延长食物残留物在肠道中的时间，导致便秘。

· 对孕妈妈的好处
防治妊娠水肿

鲫鱼同样具有利水消肿的作用，相对于鲤鱼来讲，鲫鱼的补益作用更强，民间有"鲫鱼过斤，胜过人参"说法，意思是超过一斤的鲫鱼具有很好的补益作用。孕妈妈常吃鲫鱼，可预防妊娠水肿。产妇分泌乳汁不足时，常喝鲫鱼汤可促进乳汁分泌。

· 对胎宝宝的好处
促进胎儿正常发育

鲫鱼含有较丰富的镁元素。镁可参与核酸的合成，维持核酸结构的稳定，还能激活脱氧核糖核酸酶，因而对遗传过程具有十分重要的作用。孕妇缺镁易发生胎儿畸形、过小或死亡。

搭配宜忌

鲫鱼+黄豆芽		二者搭配可通乳，适用于产后体虚、乳汁不下的新妈妈食用。
鲫鱼+蜂蜜		蜂蜜含有机酸，与富含蛋白质的鲫鱼搭配食用，易产生沉淀物，导致营养流失。

食谱推荐

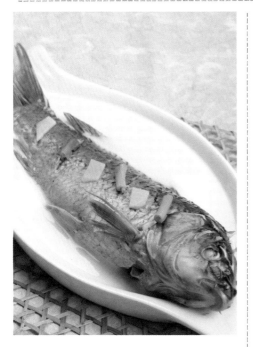

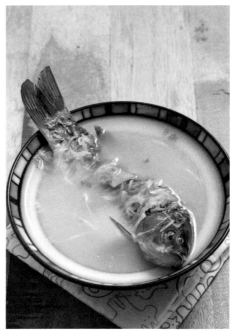

奶汤鲫鱼

材料 鲫鱼750克，牛奶100克 。

调料 高汤适量，料酒10克，盐、大葱、姜各5克。

做法

1.将鲫鱼剖洗净，在鱼身两侧剖花刀，入沸水锅中烫一下，捞出，沥水；葱切段；姜切片。

2.锅中放油烧热，下入葱段、姜片爆香，下入高汤、料酒、盐，烧沸后撇去浮沫，把鱼放入，用中火煨炖20分钟，再加入牛奶，烧沸后尝好口味，即可出锅食用。

营养功效

鲫鱼健脾利水，温中下气。其肉嫩味鲜，适于做汤，具有较强的滋补作用，非常适合孕产妇食用。

萝卜鲫鱼汤

材料 鲫鱼1条，白萝卜半根。

调料 姜片5克，葱花少许，盐适量。

做法

1.鲫鱼剖洗净，沥干水分备用；白萝卜去皮，洗净切丝。

2.锅中放油烧热，爆香姜片，下鲫鱼煎至两面金黄，加入一大碗清水，大火烧开，撇去浮沫，大火继续煮至汤色变白，加入萝卜丝同煮，盖盖，以中火煮约40分钟，加盐调味，出锅前撒上葱花即可。

营养功效

鲫鱼和胃健脾，白萝卜化痰宽中。清甜的白萝卜煲鲫鱼汤，清润可口，滋补益气，能促进食欲，增强免疫力。

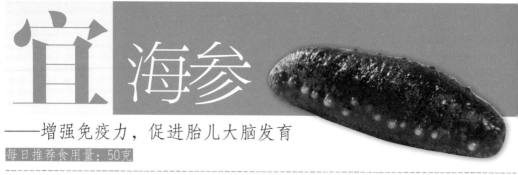

宜 海参

——增强免疫力，促进胎儿大脑发育

每日推荐食用量：50克

营养成分	含量（每100克）	同类食物含量比较
蛋白质	16.5克	★★
脂肪	0.2克	★
碳水化合物	2.5克	★
胆固醇	51毫克	★
维生素E	3.14毫克	★★
钙	285毫克	★★★
铁	13.2毫克	★★★
镁	149毫克	★★★

这样吃

宜用纯净水泡发：泡发海参时最好用桶装纯净水，桶装矿泉水次之，自来水效果最差。因为自来水中矿物质和杂质最多，影响泡发海参的口味。

宜巧存海参：干海参宜放在通风干燥处保存，也可放置在冰箱中，保质期可达2年。泡发好的海参，继续泡在0~5℃的冷水中，每天换一次水，可以保存3天。也可将发好的海参用保鲜膜单只独立包好，入冰箱冷冻室保存，可保存3个月，但宜在2周内吃完，这样新鲜度会较好。

这样吃

不宜在泡发海参时碰油和盐：海参接触到油性物质会变质、溶化，如有盐，则不易发透。

不宜在做海参时放醋：酸性环境会让海参中的胶原蛋白的空间结构发生变化，蛋白质分子出现不同程度的凝集和紧缩。因此，加了醋的海参不但破坏了口感和味道，营养价值也会大打折扣。

· 对孕妈妈的好处

增强免疫力

海参中的活性物质酸性多糖、多肽等能大大提高人体免疫力。其丰富的硒能有效防癌抗癌。其还含有丰富的钙、铁、镁等矿物质，营养丰富，是孕妈妈良好的保健食材。

· 对胎宝宝的好处

促进大脑发育

海参富含多不饱和脂肪酸EPA和DHA。其中DHA对胎儿大脑细胞发育起至关重要的作用。如果母体缺乏DHA，会造成胎儿脑细胞的磷脂质不足，影响胎儿神经系统的正常发育。

搭配宜忌

海参+木耳		二者搭配，可滋阴养血、润燥滑肠，适用于孕产妇血虚津亏、大便燥结者。
海参+醋		酸性环境会让海参中的蛋白质分子出现不同程度的凝集和紧缩，破坏口感和营养。

食谱推荐

海参木耳煲排骨

材料 泡发海参200克，木耳40克，猪排骨400克，火腿25克。

调料 姜片10克，葱段20克，料酒10克，盐5克。

做法

1.泡发海参洗净，放入沸水中，加入姜片、葱段、料酒煮沸，再煮5分钟，捞起洗净，切块，沥水；排骨放入沸水中焯烫，去血沫，捞出备用；木耳用清水泡发，撕成小块；火腿切片。

2.沙锅置火上，倒入水煮开，放入排骨煮1小时，再放入海参、木耳、火腿，小火煲至熟，加盐调味即可。

营养功效

木耳能起到清理消化道、清胃涤肠的作用。这道菜滋阴养血、润燥滑肠。

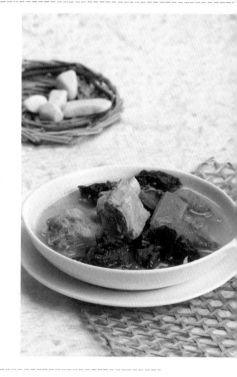

烩海参

材料 泡发海参500克，香菇20克，竹笋、荷兰豆各30克。

调料 葱段、姜片各10克，米酒15克，盐4克，香油、胡椒粉各少许，水淀粉10克，高汤适量。

做法

1.将香菇泡发洗净，荷兰豆去筋，洗净，分别对半切开；笋洗净，切成片；泡发海参洗净，切斜片。

2.海参放入沸水中，加入葱段、姜片、米酒煮3分钟，捞出。

3.锅置火上，倒油烧热，放入香菇、笋片及荷兰豆拌炒，接着加入海参翻炒，加入盐、香油、胡椒粉炒匀，再加入高汤煮沸，最后用水淀粉勾芡即可。

营养功效

香菇是高蛋白、低脂肪，富含多种氨基酸和维生素的菌类食物。这道菜营养丰富，能提高机体免疫力。

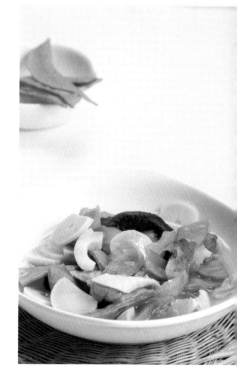

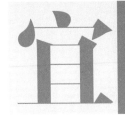

宜 海带

——防治妊娠水肿，预防乳腺增生

每日推荐食用量：20克

营养成分	含量（每100克）	同类食物含量比较
蛋白质	1.2克	★
脂肪	0.1克	★
碳水化合物	2.1克	★
维生素B$_1$	0.02毫克	★
维生素B$_2$	0.15毫克	★★★
维生素E	1.85毫克	★
碘	240毫克	★★★
钙	46毫克	★
钾	246毫克	★★

 这样吃

宜在烹制海带前先浸泡：由于海水污染，海带中含有对人体有害的物质——砷，因此在食用海带前一定要洗干净，用清水浸泡2~3小时。砷和砷的化合化物会溶解在水中，含砷量会大大减少。浸泡时水要多些，中间换一两次水。

 这样吃

不宜煮海带超过15分钟：为保证海带鲜嫩可口，煮海带的时间不宜过久，15分钟即可。

不宜吃海带的人群：海带性味咸寒，脾胃虚寒的人不宜多吃。甲亢中碘过盛型的病人要忌食。

·对孕妈妈的好处

防治妊娠水肿

海带中含有大量的甘露醇，甘露醇具有利尿消肿的作用，可防治妊娠水肿。此外，甘露醇与碘、钾、烟酸等协同作用，对防治动脉硬化、高血压、慢性气管炎、贫血等疾病都有较好的效果。

预防乳腺增生

海带中大量的碘可以刺激垂体，使女性体内雌激素水平降低，恢复卵巢的正常机能，纠正内分泌失调，消除乳腺增生的隐患。

·对胎宝宝的好处

保证胎儿正常发育

海带是一种含碘量很高的海藻。碘是人体必需的营养元素之一，缺碘会患甲状腺肿大。如果孕妈妈缺碘，可能会导致胎宝宝出生后生长缓慢，身材矮小，甚至反应迟钝、智力低下。

搭配宜忌

海带+菠菜	✓	二者均富含磷和钙，搭配食用，有助于人体维持钙与磷的平衡，对胎儿骨骼和牙齿的发育有利。
海带+猪排	✓	二者搭配，再佐以黄酒，肉烂骨脱、海带滑烂，有润泽肌肤的功效，适合女性食用。

食谱推荐

海带红烧肉

材料 五花肉500克，海带150克。

调料 姜片、白糖、料酒、盐各5克，高汤适量。

做法

1.五花肉洗净切块；海带泡洗干净，切片。

2.锅中放油烧热，爆香姜片，下入五花肉翻炒2分钟，加入白糖、料酒，倒入高汤，大火煮沸，转小火煲50分钟，加入海带，大火煮沸，转小火煲15分钟，加盐调味即可。

营养功效

这道菜五花肉口感酥烂，海带爽口清香，是一道非常美味的补血养血、滋阴润燥的家常菜。

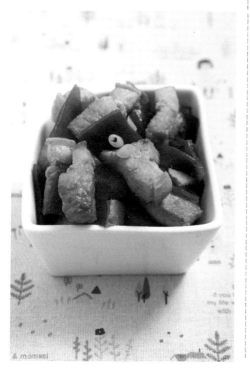

海带蛤蜊汤

材料 海带丝100克，蛤蜊（带壳）400克。

调料 姜片、葱段各适量，盐3克，香油少许。

做法

1.海带丝泡洗净；蛤蜊缓净泥沙，洗净。

2.锅中放水烧开，放入姜片、葱段、海带丝、蛤蜊，大火煮开，转小火煮5分钟，加盐调味，出锅前滴几滴香油即可。

营养功效

蛤蜊滋阴润燥，海带清热利水。此汤味道鲜美，清肺润燥，利水消肿。

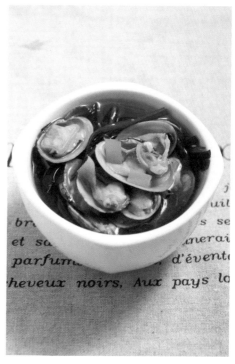

宜  紫菜

——预防孕期抑郁，促进胎儿生长发育

每日推荐食用量：3克（以干紫菜为例）

营养成分	含量（每100克）	同类食物含量比较
蛋白质	26.7克	★★
脂肪	1.1克	★
碳水化合物	44.1克	★★★
维生素A	228微克	★★★
维生素B$_1$	0.27毫克	★★★
维生素B$_2$	1.02毫克	★★★
铁	54.9毫克	★★★
钙	264毫克	★★★
镁	105毫克	★★★
钾	1796毫克	★★★

这样吃

宜巧存紫菜：紫菜容易返潮变质，宜将其装入黑色食品袋，置于低温干燥处，或放入冰箱中，可保持其味道和营养。

宜巧选紫菜：优质的紫菜具有紫黑色光泽（有的呈紫红色或紫褐色），片薄、口感柔软。如果紫菜闻起来有一股腥臭味、霉味等，则说明紫菜已不新鲜了。如果经泡发后变为绿色，则说明质量很差，甚至是其他海藻人工上色假冒的。另外紫菜买回家后，还可以放在火上烤一下，优质紫菜烤过后应该呈绿色，如果呈黄色则为劣质紫菜。

这样吃

不宜吃蓝紫色的紫菜：紫菜水发后若呈蓝紫色，则说明在海中生长时已被有毒物质环状多肽污染。这些毒素经蒸煮也不能解毒，因此不能食用。

不宜吃的人群：紫菜性寒，故脾胃虚寒、腹痛便溏之人忌食。

·对孕妈妈的好处
预防孕期抑郁

紫菜中B族维生素特别是在陆生植物中几乎不存在的维生素B$_{12}$的含量很高。维生素B$_{12}$有活跃脑神经，预防衰老和记忆力衰退，改善抑郁症的功效。孕妈妈适量食用紫菜，可振奋精神，预防抑郁。

·对胎宝宝的好处
促进生长发育

紫菜富含钙、铁、镁、钾等矿物质，能促进胎儿骨骼、牙齿的生长发育，预防贫血，保证胎儿的正常生长发育。

搭配宜忌

紫菜+鸡蛋		鸡蛋富含优质蛋白质，紫菜富含钙、铁、镁等多种矿物质，二者搭配，营养互补。
紫菜+柿子		紫菜富含钙，与含鞣酸的柿子同食，会生成不溶性物质，不利消化。

食谱推荐

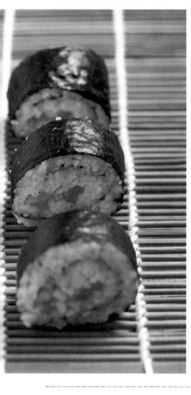

紫菜寿司

材料 米饭1碗，寿司专用紫菜1张，胡萝卜半根，黄瓜半根。

调料 香油、盐各适量。

做法

1.米饭煮熟后，用饭勺拨散开，放入香油和盐拌匀，放至温热备用。

2.胡萝卜和黄瓜切成细长条，胡萝卜入沸水锅中煮熟。

3.紫菜用剪刀从中间分成两半，准备一张寿司竹帘，将紫菜放在上面，均匀铺上一层米饭，放上胡萝卜条和黄瓜条，再用竹帘辅助将紫菜卷成圆柱形，最后用刀从中间切成两半即可。

营养功效

胡萝卜养肝明目，黄瓜利水清热。与紫菜一起做成手卷，清爽开胃，适合孕早期胃口不佳的孕妈妈食用。

紫菜蛋炒饭

材料 米饭1碗，鸡蛋1个，紫菜10克，胡萝卜适量。

调料 盐5克，葱花适量。

做法

1.鸡蛋打成蛋液；紫菜用剪刀剪成小粒；胡萝卜洗净切丁。

2.锅中放油烧热，倒入蛋液，炒散，放入葱花、胡萝卜丁和紫菜一起炒出香味，倒入米饭，加入盐，翻炒均匀即可。

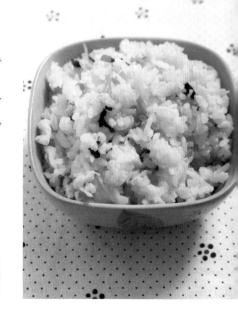

营养功效

紫菜软坚化痰，胡萝卜养肝明目，鸡蛋可增强免疫力。这道蛋炒饭营养丰富，色香味俱佳。

忌 螃蟹

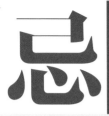

——易导致流产

		（河蟹）
营养成分	含量 （每100克）	同类食物 含量比较
蛋白质	17.5克	★★
脂肪	2.6克	★
碳水化合物	2.3克	★
胆固醇	267毫克	★★★
维生素A	389微克	★★★
维生素B$_1$	0.06毫克	★★★
维生素B$_2$	0.28毫克	★★
维生素E	6.09毫克	★★★
钙	126毫克	★★
锌	3.68毫克	★★
硒	56.72微克	★★

·为何不宜吃

螃蟹性寒，且有活血化瘀的功效，在孕早期食用，可能使胎气不安，起到动胎作用，也可能导致流产。尤其是蟹爪，其活血祛瘀的作用更明显，更不利孕妈妈食用。

其实孕妈妈并非完全不能吃蟹，在孕中期胎象稳定时可以品尝少许。但是对于体质虚寒的孕妈妈应该尽量不吃。由于螃蟹属于高蛋白食物，很容易变质腐败，所以吃的时候要小心，否则若是误吃了不新鲜的螃蟹，轻则头晕、腹痛，重则会呕吐、腹泻甚至流产。

甲鱼

——易导致流产

营养成分	含量 （每100克）	同类食物 含量比较
蛋白质	17.8克	★★
脂肪	4.3克	★★
碳水化合物	2.1克	★
胆固醇	101毫克	★
维生素A	139微克	★★★
维生素B$_1$	0.07毫克	★★★
维生素B$_2$	0.14毫克	★★
钙	70毫克	
铁	2.8毫克	★
镁	15毫克	
锌	2.31毫克	★

·为何不宜吃

甲鱼性味咸寒，有较强的通血络、散瘀块、软坚散结的作用，因而有一定的堕胎之弊，尤其是鳖甲的堕胎之力比鳖肉更强。

另外甲鱼滋腻，久食败胃伤中，易导致消化不良，而孕早期和孕晚期的女性消化功能减弱，更加不宜食用。

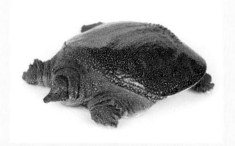

小龙虾 田螺 忌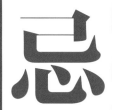

小龙虾
——有寄生虫

营养成分	含量（每100克）	同类食物含量比较
蛋白质	16克	★
脂肪	1.4克	★
胆固醇	98毫克	★
维生素B_1	0.03毫克	★
维生素B_2	0.18毫克	★★
铁	14.5毫克	★★★
镁	21毫克	★
锌	0.56毫克	★
钾	181毫克	★

·为何不宜吃

小龙虾分布水域可能遭到污染，其会带有各种外源性毒性物质，体内还会含有大量细菌和寄生虫，食用这种小龙虾会对健康带来威胁。

小龙虾会摄食腐败食物，如动物尸体、动物粪便等，如水体有重金属污染或它所吃的腐败物已经富集重金属，则小龙虾可能带有重金属。

小龙虾本身可能就是毒性物质，它的某些自身成分，尤其是蛋白质，在烹饪火候不够时，或盘碟盛过生小龙虾，这些活性蛋白被食用后会给人体带来伤害，比如过敏、食物中毒等。

田螺
——有寄生虫

营养成分	含量（每100克）	同类食物含量比较
蛋白质	11克	★
脂肪	0.2克	★
碳水化合物	3.6克	★
胆固醇	154毫克	★★
维生素B_1	0.02毫克	★
维生素B_2	0.19毫克	★★
钙	1030毫克	★★★
铁	19.7毫克	★★★
镁	77毫克	★★

·为何不宜吃

田螺一般生长在水塘里，由于目前水质污染情况不容乐观，所以田螺也很容易受到污染，除了细菌和病毒，往往还存在很多寄生虫。每年由于吃田螺而患上寄生虫病的报道屡见报端。孕妈妈一旦感染寄生虫，会严重威胁自身和胎宝宝的健康。

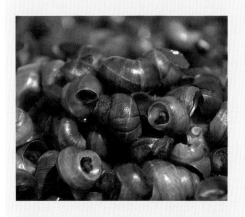

五谷杂粮类

宜 黄豆

—— 降低胆固醇，促进胎儿生长发育

每日推荐食用量：100克

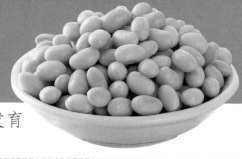

营养成分	含量 （每100克）	同类食物 含量比较
蛋白质	35克	★★★
脂肪	16克	★★★
碳水化合物	34.2克	★★
膳食纤维	15.5克	★★★
维生素B_1	0.41毫克	★★★
钙	191毫克	★★★
磷	465毫克	★★★
钾	1503毫克	★★★

这样吃

宜根据体质选用：黄豆的营养价值很高，其中的蛋白质含量丰富，可以与动物性蛋白质媲美。黄豆除了可以直接入菜。还可以加工成豆腐、豆浆等豆制品，食用方法多样。对于乳糖不耐受的孕妈妈，宜选择用豆浆代替牛奶，作为早餐食用。

这样吃

不宜生吃：食用了不完全煮熟的豆浆，可能出现腹泻、呕吐、发烧等不同程度的食物中毒症状。这是因为生黄豆中含有一种胰蛋白酶抑制剂，进入人体后会抑制体内胰蛋白酶的正常活性，并对胃肠有刺激作用。

·对孕妈妈的好处

降低胆固醇

黄豆中的卵磷脂可除掉附在血管壁上的胆固醇，防止血管硬化，预防心血管疾病，保护心脏。黄豆中所含的皂苷，有明显的降血脂作用，可减少血清、肝中脂质的含量。

·对胎宝宝的好处

促进骨骼发育

黄豆中富含钙等多种矿物质，孕妈妈食用，可促进胎儿骨骼发育。

促进大脑发育

黄豆富含植物蛋白质。蛋白质是胎儿大脑发育不可缺少的基本物质。

搭配宜忌

黄豆+猪肉		植物蛋白与动物蛋白相补充，营养价值更高，对补铁也有益。
黄豆+蕨菜		黄豆富含维生素B_1，而蕨菜含维生素B_1分解酶，因此二者不宜同食。

食谱推荐

双豆小米豆浆

材料 黄豆50克，红豆50克，小米75克。

做法

1.将黄豆、红豆泡好，备用。

2.将小米、黄豆和红豆洗净后，放入豆浆机中，加清水至上下水位线之间，接通电源，启动"五谷豆浆"程序，十几分钟后，豆浆做好，过滤即可。

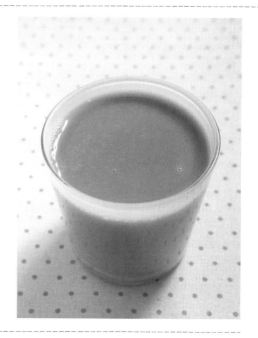

海带焖黄豆

材料 海带200克，黄豆100克。

调料 葱花、姜片各5克，盐3克，生抽适量。

做法

1.海带洗净切大片；黄豆提前一夜泡好，洗净备用。

2.锅中放油烧热，爆香葱花、姜片，放入黄豆翻炒，再放入海带片翻炒，淋点生抽，加适量水煮开后，加盐调味，焖至汤汁剩三分之一时即可出锅。

宜 豆腐

——保护血管系统，增强免疫力

每日推荐食用量：100克

营养成分	含量 （每100克）	同类食物 含量比较
蛋白质	8.1克	★★
脂肪	3.7克	★
碳水化合物	4.2克	★
膳食纤维	0.4毫克	★
维生素E	2.71毫克	★★
钙	164毫克	★★★

这样吃

宜在烹制前先焯水：烹制前先将豆腐入盐开水中焯一下，可有效去除豆腐的豆腥味，而且用盐水焯过后，烹制时豆腐不易碎。

宜冷藏保存：真空包装的豆腐一旦被打开就很容易变质。宜将豆腐放在盐水中煮开，放凉后连水一起放在保鲜盒里，再放进冰箱冷藏，至少可以存放一星期不变质。

这样吃

不宜吃豆腐的人群：豆腐中嘌呤含量较高，对患有痛风和血尿酸浓度增高的孕妈妈，应忌食豆腐。肾功能不好的

孕妈妈不宜多吃豆腐。大量食用豆腐，摄入过多的植物蛋白，会使体内生成的含氮废物增多，加重肾脏的负担，使肾功能进一步衰退，不利于身体健康。

·对孕妈妈的好处

保护血管系统

豆腐中所含的植物雌激素能保护血管内皮细胞，使其不被氧化破坏。经常食用豆腐可以有效减少血管系统被氧化破坏，同时还能有效预防骨质疏松。

增强免疫力

豆腐富含植物蛋白质，含有多种人体必需的氨基酸，还含有不饱和脂肪酸、卵磷脂等。常吃豆腐可以保护肝脏，促进机体代谢，增加免疫力并且有解毒作用。

·对胎宝宝的好处

促进大脑发育

豆腐中含有丰富的大豆卵磷脂，有益于胎儿神经、血管、大脑的发育生长。

促进骨骼发育

豆腐富含钙，孕妈妈经常吃豆腐，可促进胎宝宝骨骼发育。

搭配宜忌

豆腐+白菜	✅	白菜富含维生素，豆腐富含蛋白质，二者搭配，营养互补，相得益彰。
豆腐+碳酸饮料	❌	豆腐中的钙遇到酸性物质容易凝结成块，二者同食，会降低人体对钙的吸收。

食谱推荐

白菜粉丝炖豆腐

材料 豆腐200克，白菜200克，粉丝50克。

调料 姜末、盐、料酒各5克，高汤适量。

做法

1.豆腐洗净，切成条；白菜洗净切片；粉丝泡发后切段。

2.锅中放油烧热，爆香姜末，加适量高汤，放入豆腐、白菜、粉丝，加盐、料酒，大火煮开，转小火炖至熟软即可。

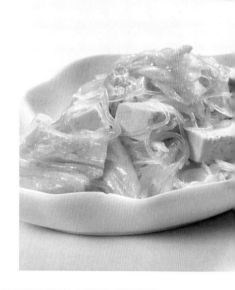

营养功效

"白菜豆腐保平安"。白菜富含维生素，豆腐富含蛋白质及多种矿物质，二者搭配，味道鲜美，清爽可口，营养丰富。

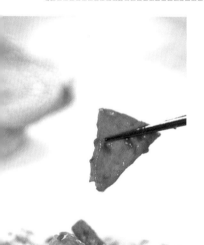

家常豆腐

材料 豆腐500克，水发木耳30克，水发玉兰片30克。

调料 豆瓣酱30克，酱油15克，料酒5克，白糖10克，盐少许，蒜片、葱段、水淀粉各适量。

做法

1.豆腐洗净，切厚片；泡发木耳洗净，撕小朵；豆瓣酱剁碎；水发玉兰片洗净，入沸水焯熟备用。

2.锅中放油烧热，放入豆腐片，两面煎成金黄色，盛出备用。

3.锅留底油烧热，放入豆瓣酱炒出红色，倒入酱油、料酒、适量水，放入豆腐、木耳、玉兰片、蒜片、盐、白糖、葱段翻匀。

4.锅烧开后改小火，将豆腐炖透，用水淀粉勾芡，待汤汁收干即可出锅。

营养功效

这道菜豆腐软香，微辣咸鲜，回味略甜，地方风味较浓，是川菜家常味。此菜成本低廉，营养丰富，非常适宜孕妈妈食用。

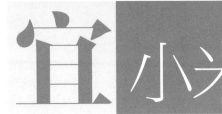

宜 小米

—— 缓解妊娠反应，促进胎儿发育

每日推荐食用量：100克

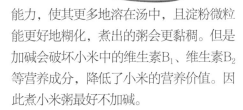

营养成分	含量（每100克）	同类食物含量比较
蛋白质	9克	★★
脂肪	3.1克	★★
碳水化合物	75.1克	★★★
膳食纤维	1.6克	★
维生素B$_1$	0.33毫克	★★★
镁	107毫克	★★★
硒	4.74微克	★★
磷	229毫克	★★★
钾	284毫克	★★

 这样吃

宜与黄豆或肉类食物搭配食用：这是由于小米的氨基酸中缺乏赖氨酸，而黄豆和肉类食物的氨基酸中富含赖氨酸，可以弥补小米的不足，使营养更丰富、搭配更合理。

 这样吃

不宜在煮小米粥时加碱：过去的习惯做法是在煮小米粥的时候加碱。这样一是煮得快，二是加碱能够增加蛋白质吸水的能力，使其更多地溶在汤中，且淀粉微粒能更好地糊化，煮出的粥会更黏稠。但是加碱会破坏小米中的维生素B$_1$、维生素B$_2$等营养成分，降低了小米的营养价值。因此煮小米粥最好不加碱。

·对孕妈妈的好处

缓解妊娠反应

小米富含B族维生素。妊娠反应的主要原因是自主神经失调。而B族维生素能很好地缓解妊娠反应，因为这些物质能保持自主神经处在正常状态，对神经的传导物质多巴胺有活化的作用，可减轻疼痛和疲劳，并且对呕吐也有缓和作用。

·对胎宝宝的好处

促进骨骼发育

小米富含磷，磷是维持胎儿骨骼和牙齿正常发育的必要物质，几乎参与所有生理上的化学反应。

促进脑部发育

小米富含镁，其主要功能在于让受伤的细胞得以修复，另外，它也能让骨骼和牙齿生成更坚固以及促进胎儿的脑部发育。

搭配宜忌

小米+黄豆	✓	小米中的类胡萝卜素可转化为维生素A，与黄豆中的异黄酮作用，可保健眼睛、滋养皮肤。
小米+碱/醋	✗	碱和醋都会破坏小米中的B族维生素，降低小米的营养价值。

食谱推荐

豆浆小米粥

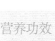 豆浆200克，小米25克。

 白糖适量。

做法

1.将小米淘洗干净。

2.豆浆用小火加热，待似开非开时放入小米，用小火边煮边搅动，以免粘锅，待米粒开花后，加入白糖调味即可。

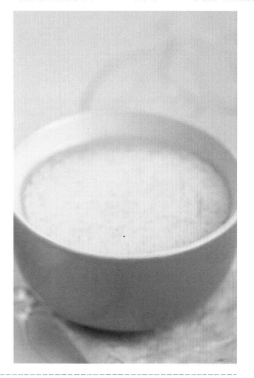

营养功效

豆浆中的黄豆异黄酮具有降低血脂及胆固醇的功效；与小米共同煮粥，适合孕期体重增长过多，血脂较高的孕妈妈食用。

小米蜂糕

材料 小米面500克，面肥100克，青红丝5克。

调料 红糖150克，糖桂花15克。

做法

1.将小米面放入盆中，加入面肥和适量清水，和成较软的面团发酵，待面发起，加入红糖、糖桂花，揉匀。

2.将屉布铺平，把小米面团倒入，抹平，撒上青红丝，用大火蒸熟，出屉后凉凉，切成块，码入盘中即可。

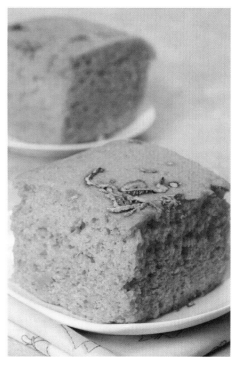

营养功效

小米面富含B族维生素，具有防止口舌生疮的功效，还可滋阴养血，适合孕妈妈调养体质。

宜 红薯

—— 降血脂、降血压

每日推荐食用量：100克

营养成分	含量（每100克）	同类食物含量比较
蛋白质	1.1克	★
脂肪	0.2克	★
碳水化合物	24.7克	★★
膳食纤维	1.6克	★★
胡萝卜素	750微克	★★
硒	0.48微克	★★
镁	12毫克	★★
钾	130毫克	★★

这样吃

宜搭配一些咸味的食物一起吃：红薯含糖量较高，吃多了可刺激胃酸大量分泌，使人感到"烧心"。因此吃红薯时最好搭配一点带咸味的食物，可起到中和作用，有效抑制胃酸。

这样吃

不宜生吃红薯：红薯中的淀粉颗粒不经高温破坏，难以消化，会造成肠胃不适。

不宜一次吃过多红薯：红薯含有一种氧化酶，这种酶容易在人的胃肠道里产生大量二氧化碳气体，如红薯吃得过多，会使人腹胀、呃逆、放屁。

· 对孕妈妈的好处
降血脂、降血压

红薯含较丰富的胡萝卜素，胡萝卜素有抗脂质氧化、预防动脉粥样硬化的作用，可降脂降压，适合患有妊娠高血压的孕妈妈食用。

红薯还含有较丰富的钾元素。钾元素有助于维持人体细胞液体和电解质平衡，维持正常血压和心脏功能。

· 对胎宝宝的好处
促进视觉发育

红薯含较为丰富的胡萝卜素。胡萝卜素被人体吸收后，可以转化为维生素A，能维持胎儿正常的视觉功能发育。

搭配宜忌

红薯+莲子		红薯与莲子共同煮粥，适于大便干燥、习惯性便秘的孕妈妈食用，还有排毒养颜的功效。
红薯+柿子		红薯中的淀粉与柿子中的单宁、果胶会产生凝聚作用，易形成结石，造成肠胃不适。

食谱推荐

红薯豆沙饼

材料 红薯350克，糯米粉150克，红
豆沙250克。白糖30克。

做法

1.红薯洗净，去皮，切块，入锅蒸熟，
取出压成泥。

2.红薯泥中加入糯米粉、白糖和适量
水，揉成面团；将面团和红豆沙分别分
成15份。

3.将每一份面团压出一个小洞，包入豆
沙馅，包好后压扁成饼状，入平底锅中
半煎半烙至熟即可。

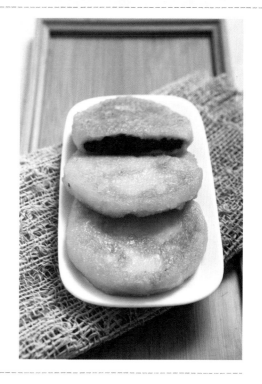

营养功效

红薯豆沙饼补中益气、宽肠通便、健脾益肾，
孕妈妈可将其作为加餐食用。

绿豆红薯粥

材料 糯米200克，绿豆100克，红薯
1个。

调料 红糖适量。

做法

1.红薯洗净，去皮切块；糯米、绿豆淘
洗净待用。

2.锅中加入清水，大火烧开后，放入糯
米、绿豆煮开，转成小火煮40分钟左
右，加入红薯块继续煮，煮至米烂粥
稠、红薯变软，放红糖调味即可。

营养功效

糯米补中益气、健脾止泻；绿豆利水清热、
消暑解毒；红薯和血暖胃、宽肠通便。三者
搭配煮粥，营养丰富，滋补强身。

宜 黑芝麻

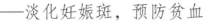

——淡化妊娠斑，预防贫血

每日推荐食用量：15克

营养成分	含量（每100克）	同类食物含量比较
蛋白质	19.1克	★★★
脂肪	46.1克	★★★
碳水化合物	24克	★
膳食纤维	14克	★★★
维生素B$_1$	0.66毫克	★★★
维生素E	50.4毫克	★★★
钙	780毫克	★★★
钾	358毫克	★★★
镁	290毫克	★★★
铁	22.7毫克	★★★

这样吃

宜碾碎食用：因为芝麻仁外面有一层较硬的膜，把它碾碎才能使人体更好地吸收到营养，所以整粒的芝麻应加工后再吃。

这样吃

不宜吃的人群：黑芝麻润燥滑肠，脾虚便溏者不宜食用。上火的孕妈妈不宜多吃。黑芝麻容易助火，一次食用过多，会引起口鼻干燥、排便不爽等情况。

· 对孕妈妈的好处

淡化妊娠斑

黑芝麻中含有丰富的维生素E，能防止过氧化脂质对皮肤的危害，抵消或中和细胞内有害物质游离基的积聚，可使皮肤白皙润泽。孕妈妈经常食用黑芝麻，可淡化妊娠斑。

预防孕期贫血

黑芝麻富含铁。铁是人体生成红细胞的主要材料之一，孕期经常食用富含铁的食物，可以预防孕期缺铁性贫血，保证母体健康和胎儿的正常发育。

· 对胎宝宝的好处

促进大脑发育

黑芝麻富含不饱和脂肪酸，其是妊娠期间胎儿大脑发育所必需的营养物质，可增强脑细胞传递信息的功能，促进胎儿大脑正常发育。

促进骨骼发育

黑芝麻富含钙，钙对构筑胎儿骨骼的生长发育至关重要，对维护细胞膜及心脏和肌肉的功能也不可缺少。

搭配宜忌

黑芝麻+海带		海带富含碘，与黑芝麻搭配，可抗衰老，美容养颜。
黑芝麻+巧克力		巧克力所含的草酸与黑芝麻所含的钙质结合，易形成草酸钙，影响营养的消化与吸收。

食谱推荐

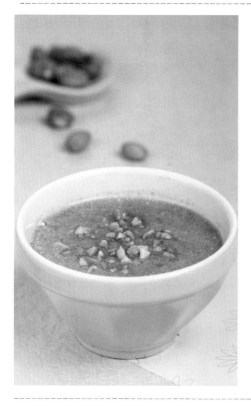

花生芝麻糊

材料 花生仁（生）50克，黑芝麻150克，牛奶30克。

调料 白糖适量，水淀粉3克。

做法

1. 将花生仁放入烤箱，150℃烤10分钟，取出凉凉，去皮，碾碎备用。

2. 将黑芝麻用食物料理机打碎，放入锅中，加热水、牛奶，加盖，以大火煮8分钟。

3. 在煮好的芝麻糊中加入水淀粉调匀，加盖，再以大火煮2分钟，撒上花生碎，食用时加白糖调味即可。

营养功效

这款芝麻糊口味香甜，对于食欲欠佳的孕妈妈来说，可以调整偏食、厌食，还能纠正和预防缺铁性贫血。

麻酱花卷

材料 面粉400克，芝麻酱50克，酵母8克。

调料 红糖适量。

做法

1. 面粉加水和匀，加入酵母揉成团，发酵2小时；芝麻酱放入碗中，加油、红糖拌匀。

2. 将发面团揉匀，擀成长方形面片，把调好的芝麻酱倒在面片上抹匀。

3. 将面片卷起，切条，反向拧成花卷生坯，上屉大火蒸20分钟左右即可。

营养功效

芝麻酱富含不饱和脂肪酸，可促进胎儿大脑发育；其丰富的钙质，还能保证胎儿骨骼的正常发育。

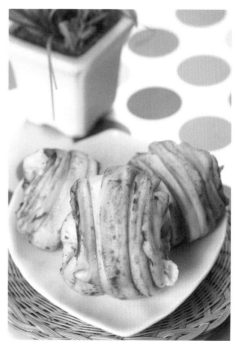

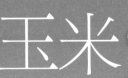

宜 玉米

——预防便秘，保护视力

每日推荐食用量：100克

营养成分	含量（每100克）	同类食物含量比较
蛋白质	4克	★
脂肪	1.2克	★
碳水化合物	22.8克	★
膳食纤维	2.9克	★★
维生素B$_1$	0.16毫克	★★
维生素B$_2$	0.11毫克	★★
钾	238毫克	★★
镁	32毫克	★★

这样吃

宜带胚尖一起吃：煮熟或蒸熟的玉米营养更易吸收。吃玉米时，应把玉米粒的胚尖一起吃掉，因为许多营养都集中在这里。

宜粗粮细做：对于肠胃不好的人，可"粗粮细做"，用玉米面蒸窝头、做贴饼子，或熬锅棒子面粥都是不错的选择。

这样吃

不宜吃发霉的玉米：霉坏变质的玉米会产生一种有毒物质——黄曲霉毒素，这是一种高度致癌性物质，不宜食用。

不宜在煮玉米粥时加碱：加碱会使粥中大量的维生素B$_1$和维生素B$_2$损失掉，造成营养的浪费。可以在玉米面中加一小把糯米，增加粥的黏稠度，不仅不损失营养，还能更好地享受天然谷物的清香。

·对孕妈妈的好处

预防便秘

玉米含有异麦芽低聚糖，这是一种功能性低聚糖，是肠道内益生菌的"食物"，可增殖肠道内的益生菌，以此来调节肠道内的菌群结构，对便秘、腹泻等肠道疾病有很好的食疗效果。

保护视力

玉米中的叶黄素和玉米黄质，是强大的抗氧化剂，能够保护眼睛中叫做黄斑的感光区域，常吃玉米可保护视力。

·对胎宝宝的好处

促进生长发育

玉米中含有谷胱甘肽，它是一种强力的抗氧化剂，可以排出体内自由基，防癌抗癌。孕妈妈常吃玉米，可改善体内环境，有利于胎宝宝成长。

搭配宜忌

玉米+豆腐		豆腐中的烟酸可提高人体对玉米中的蛋白质的吸收率。
玉米+松子		二者搭配，对皮肤干燥、大便燥结等症有辅助食疗功效。

食谱推荐

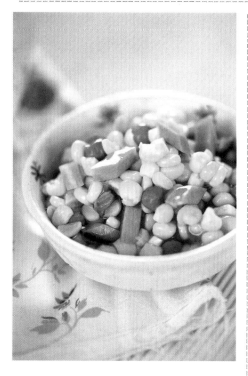

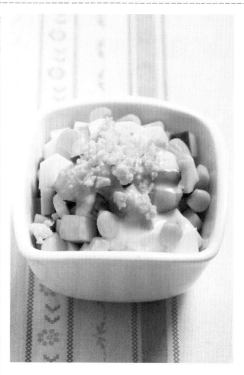

松仁玉米

材料 玉米粒150克，松子仁30克，豌豆、胡萝卜各40克。

调料 盐3克，白糖少许。

做法

1.胡萝卜洗净，切丁；松子仁用温油炸至呈金黄色，捞出沥油，备用；将玉米粒、豌豆、胡萝卜丁入沸水中略焯，捞出沥水，备用。

2.锅中放油烧热，倒入玉米粒、豌豆、胡萝卜丁翻炒至熟，加盐、白糖调味，撒入松子仁，炒匀即可。

营养功效

松子仁富含蛋白质及不饱和脂肪酸，这些成分皆为大脑组织细胞代谢的重要物质，能滋养脑细胞，增强脑功能。

黄瓜玉米沙拉

材料 熟鸡蛋2个，黄瓜150克，熟玉米粒100克，酸奶适量。

做法

1.熟鸡蛋剥壳，一切两半，取出蛋黄捣碎，蛋白切丁。

2.黄瓜洗净，切丁。

3.将蛋白丁、黄瓜丁放入碗中，撒入玉米粒、蛋黄碎，上面淋上酸奶即可。

营养功效

玉米具有降血压、降血脂、抗动脉硬化、美容养颜等多种保健功效。这款沙拉既有黄瓜的爽口，又有酸奶的甜香，营养丰富，开胃助食。

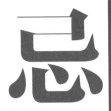 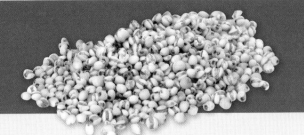

忌 薏米

—— 易诱发流产

营养成分	含量（每100克）	同类食物含量比较
蛋白质	12.8克	★★★
脂肪	3.3克	★★
碳水化合物	71.1克	★★★
膳食纤维	2克	★★
维生素B₁	0.22毫克	★★
维生素B₂	0.15毫克	★★
维生素E	2.08毫克	★★
钙	42毫克	★★
铁	3.6毫克	★★
镁	88毫克	★★
锌	1.68毫克	★
钾	238毫克	★★

· 为何不宜吃

薏米味甘淡，性微寒。能健脾益胃，利水除湿，缓和拘挛，清肺热。薏米含蛋白质、脂肪、碳水化合物、维生素B₁、薏苡素、赖氨酸、精氨酸、酪氨酸等多种营养物质。对脾胃虚弱、便溏腹泻，或妇女带下病，脾虚湿盛水肿，小便不利等症有食疗功效。

然而，薏米性滑利，《实用中医学》将薏米列为忌食伤胎之物；《本草经疏》将其列为"妊妇禁用"，现代药理实验证明：薏米对子宫平滑肌有兴奋作用，可促使子宫收缩，因而有诱发流产的可能。

· 什么情况下可以吃

由于薏米的滑利作用，可以在临产前适量食用，有利于顺产，有催生之效。

薏米利水渗湿，所以对于产后水肿不消的新妈妈，可以适量食用。

消水肿食疗方

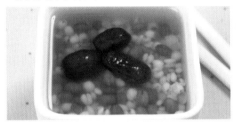

薏米红豆粥

材料：薏米100克，大枣（干）25克，红小豆50克。
调料：白砂糖30克。
做法：将薏米、红小豆以温水浸泡半日；大枣去核浸泡；将薏米、红小豆、大枣一同放入锅中，加水煮成稀粥，最后撒上白砂糖调味即可。
功效：利水消肿，健脾胃。

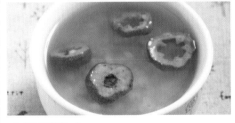

山楂薏米水

材料：山楂干50克，薏米100克。
调料：冰糖适量。
做法：薏米洗净后浸泡2小时，与山楂干一起放入锅中，加适量水，大火熬开后转小火熬1.5小时，加冰糖调味即可。
功效：利水消滞、健脾除湿。

油条

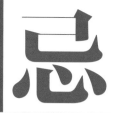

——含致癌物，影响胎儿发育

营养成分	含量（每100克）	同类食物含量比较
蛋白质	6.9克	★
脂肪	17.6克	★★★
碳水化合物	51克	★★
膳食纤维	0.9克	★
维生素B$_1$	0.01毫克	★
维生素B$_2$	0.07毫克	★
维生素E	3.19毫克	★
钙	6毫克	★
钠	585毫克	★★

·为何不宜吃

理由一：明矾伤大脑

外面购买的油条，制作时往往加入了一定量的明矾。明矾是一种含铝的无机物，进食超量对人的大脑极为不利。如果孕妈妈每天吃两根油条，就等于吃进了3克明矾，这样天天积蓄起来，其摄入的铝是相当惊人的。这些明矾中的铝通过胎盘，侵入胎宝宝的大脑，会使其形成大脑障碍，增加痴呆儿的概率。

理由二：含致癌物

外面购买的油条，其用于烹炸的食用油往往经过了反复高温。当食用油温度超过200℃、煎炸时间超过2分钟时，就会形成大量有害物质，如自由基、反式脂肪酸、过氧化脂质等，这类物质会损伤肝脏，延缓生长发育，并具有致癌性。

理由三：不利消化

油条属于高温油炸食品，在胃内停留时间长，难消化，增加了胃肠道的负担，食用过量会导致肠胃不适。

家庭自制健康油条

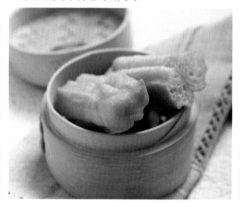

材料：高筋面粉200克，干酵母4克，色拉油适量，盐5克，白糖15克，牛奶150克，水适量，碱5克。

做法：

1、在牛奶中加入干酵母，拌匀融化，将面粉与白糖混合均匀，在面粉中加入牛奶液，拌匀后揉成光滑面团，将面团盖上湿布，醒发至两倍大。

2、将碱、盐、水拌匀，用手沾着碱水，沾一下揉打一下面团，直至完全揉均，面团会非常稀软，重新盖上湿布，待面团二次醒发至两倍大。

3、案板上刷油，将面团摊成长条，按压成宽约10厘米的面片，切成每条宽约1厘米的剂子，将两个剂子叠加，中间竖着用筷子压一下。

4、锅中放油，烧至七八成热时，将剂子拉长入锅，用筷子不停翻面，中火炸至油条呈金黄色，捞出沥油即可。

TIPS：家庭自制油条不加明矾，使用新鲜食用油，油温便于控制，避免了在外购买油条的有害因素。

坚果类

宜 核桃

—— 润肤黑发，促进胎儿大脑发育

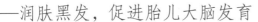

每日推荐食用量：2~3颗（以干核桃为例）

营养成分	含量（每100克）	同类食物含量比较
蛋白质	14.9克	★★
脂肪	58.8克	★★★
碳水化合物	19.1克	★
维生素E	43.21毫克	★★★
钙	56毫克	★★
镁	131毫克	★★
铁	2.7毫克	★★

🍴 这样吃

宜保留核桃仁表面的那层褐色薄皮：核桃仁表面的褐色薄皮含有鞣酸、苦杏仁酸，这些物质会让舌头产生苦、涩、酸、麻等感觉。但这层薄皮还含有锌等微量元素，最好不要剥去，以保全营养。

🚫 这样吃

不宜一次食用过多：核桃火气大，含油脂多，吃多了会令人上火和恶心，而且核桃中的油脂有润燥滑肠的作用，多食易引起腹泻等。有痰多喘咳、阴虚火旺、便溏腹泻等症状的孕妈妈不宜多食。

·对孕妈妈的好处

润肤黑发

核桃仁含有大量维生素E，可以提高人体皮肤的生理活性，经常食用有润肤、黑发的作用。

润燥滑肠

核桃仁油脂含量高，有润燥滑肠的作用，对于肠燥便秘的孕妈妈有很好的食疗功效。

降低胆固醇

核桃所含的脂类有亚油酸甘油脂、亚麻酸及油酸甘油脂等，可降低胆固醇。

·对胎宝宝的好处

促进大脑发育

核桃仁中富含蛋白质和人体必需的不饱和脂肪酸，这些成分有非常好的补脑效果，能滋养脑细胞，增强脑功能。孕妈妈适量食用，可促进胎宝宝大脑发育。

搭配宜忌

核桃+百合		二者搭配，可润肺益肾，止咳平喘，适宜干咳少痰、面色苍白、头晕目眩者食用。
核桃+白酒		核桃性热，多食易生痰动火；白酒辛辣大热，二者同食，易导致血热，特别是有咯血宿疾的人应忌食。

食谱推荐

核桃仁炒韭菜

材料 韭菜250克，核桃仁50克。

调料 盐4克。

做法

1.韭菜洗净，切成3厘米长的段。

2.锅置火上，倒入少许油烧热，下入核桃仁翻炒至色黄，下韭菜段一起翻炒至熟。

3.起锅时撒入盐，炒匀后装盘即成。

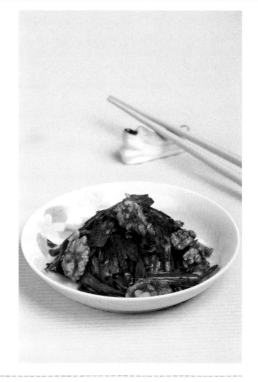

营养功效

韭菜富含膳食纤维，与润燥滑肠的核桃搭配，预防便秘的效果更明显。

核桃百合粥

材料 大米100克，核桃仁50克，干百合15克。

调料 冰糖适量。

做法

1.大米淘洗净；核桃仁洗净，掰碎；百合泡发洗净。

2.锅中放入适量清水，放入大米，大火煮开，转小火煮粥，煮至粥将成时，放入核桃碎、百合、冰糖，边煮边搅，再煮约20分钟至米烂粥稠即可。

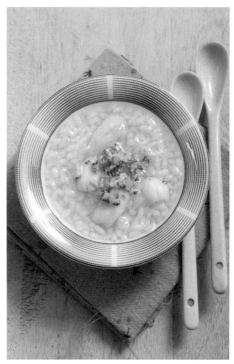

营养功效

这道粥润肺止咳，清甜可口。

宜 花生

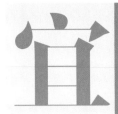

—— 降低胆固醇，预防贫血

每日推荐食用量：50克（以生花生仁为例）

营养成分	含量（每100克）	同类食物含量比较
蛋白质	24.8克	★★★
脂肪	44.3克	★★★
碳水化合物	21.7克	★★
维生素E	18.09毫克	★★
钙	39毫克	★
铁	2.1毫克	★★

这样吃

宜带红衣吃：花生红衣能增加血小板的含量，改善血小板的质量，促进骨髓造血机能，对各种出血及出血引起的贫血、再生障碍性贫血等疾病有明显效果。孕期、产后和哺乳期的女性更应该常吃，因为这时期的女性失血和消耗营养较多，花生红衣利于养血补血。

宜选择炖煮的方式：孕妇食用花生时，最好选择炖煮的烹制方法，避免了营养的破坏而且吃起来口感好、易于消化。

这样吃

不宜吃炒花生、炸花生：孕妈妈最好避免炒、炸等容易造成上火的食用方法。

不宜吃发霉花生：花生很容易受潮变霉，产生致癌性很强的黄曲霉菌毒素。这种毒素耐高温，煎、炒、煮、炸等烹调方法都分解不了它。所以一定要注意不可吃发霉的花生。

·对孕妈妈的好处

降低胆固醇

花生中含有的亚油酸，亚油酸可使人体内胆固醇分解为胆汁酸排出体外，避免胆固醇在体内沉积，可预防高血脂。

预防贫血

花生红衣中含有止血成分，可以对抗纤维蛋白溶解，增强骨髓制造血小板的功能，缩短出血时间，增加血小板数量，改善血小板质量，加强毛细血管的收缩功能，是孕妈妈防治贫血的极佳选择。

·对胎宝宝的好处

促进大脑发育

花生中的锌元素普遍高于其他油料作物。锌能促进胎儿脑细胞和神经系统的正常发育。花生中还富含卵磷脂和脑磷脂，也是神经系统所需要的重要营养物质。

搭配宜忌

花生+虾仁		含磷丰富的花生与富含钙的虾仁搭配，会形成磷酸钙，有益于孕妈妈骨骼健康。
花生+苦瓜		花生多油脂，苦瓜性寒凉，二者同食，更增其滑利之性，易导致腹泻。

食谱推荐

老醋花生

材料 花生米200克，香菜少许。

调料 香醋50克，白糖20克，盐3克。

做法

1.锅置火上，放油烧至四成热，放入花生米炸至呈金黄色捞出，控油凉凉。

2.香菜洗净切碎，拌入炸花生米中。

3.香醋、白糖、盐拌匀成调味汁，倒入花生米中拌匀即可。

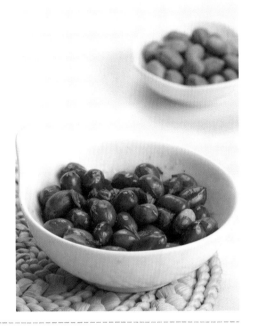

营养功效

醋可降低炸花生米的"火气"，减轻由于花生油脂丰富带来的油腻感，促进食欲，软化血管，健脑防衰。

盐水煮花生

材料 带壳花生500克，盐适量。

做法

1.新鲜的带壳花生洗净，特别难洗净的缝隙可用牙刷清洗，在每个花生壳上轻轻一捏，捏出一个小缝，放入锅中，加水，加适量盐（以平时吃的咸度即可），泡30分钟（如果没有捏开小口，最好泡2小时，这样容易入味）。

2.泡好后的花生置大火上煮开，转小火煮20分钟至熟，然后关火浸1~2小时即可。

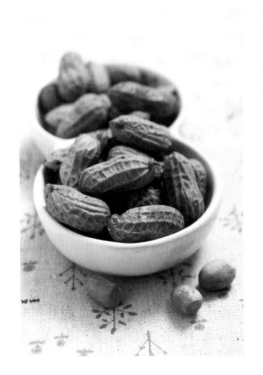

营养功效

花生营养丰富，有扶正补虚、滋养调气、止血生乳等功效。

宜 松子

——润肠通便，促进胎儿大脑发育

每日推荐食用量：30克（以生松子为例）

营养成分	含量（每100克）	同类食物含量比较
蛋白质	12.6克	★★
脂肪	62.6克	★★★
碳水化合物	19克	★
膳食纤维	12.4克	★★
维生素E	34.48毫克	★★★
钙	3毫克	★
镁	567毫克	★★★
铁	5.9毫克	★★★
钾	184毫克	★

这样吃

宜选择物理开口的松子：选购松子时，不要选择油炸化学开口的松子。因为化学开口的松子是通过化学试剂来使其开口的，会存在化学残留，对孕妈妈和胎宝宝健康不利。物理开口的松子颜色略呈褐色，且表面颜色不均匀。而化学开口的松子，是用化学制剂浸泡使其开口的，因此表面光滑，发黄发亮。

这样吃

不宜吃"哈喇"的松子：存放时间长的松子会产生"油哈喇"味，不宜食用。散装的松子最好放在密封的容器里，以防油脂氧化变质。

不宜吃的人群：由于松子油性较大，属于高热量食品，所以体重超标的孕妈妈一定要少吃或不吃。

· 对孕妈妈的好处

润肠通便

中医认为松子具有滋阴润燥、扶正补虚、润肠通便的功效，特别适合体虚、便秘咳嗽等病患者食用。特别值得一提的是，松子的通便作用缓和，因而特别适合孕期及产后的便秘者食用。

抗氧化

松子含有丰富的维生素E，这是一种很强的抗氧化剂，能起到抑制细胞内和细胞膜上的脂质过氧化的作用，保护细胞免受自由基的损害。

· 对胎宝宝的好处

促进大脑发育

松子中所含的不饱和脂肪酸具有促进胎儿脑细胞发育，维护脑细胞和神经系统功能的作用。松子中的磷和锰含量也非常丰富，这些营养物质对大脑和神经也都有很好的补益作用。

搭配宜忌

松子+鸡肉		二者同食，能增加对维生素E的摄取，如用植物油拌炒，更能提高维生素E的利用率。
松子+黄豆		松子富含蛋白质，与含胰蛋白酶抑制剂的黄豆同食，会阻碍对蛋白质的吸收。

食谱推荐

松子南瓜浓汤

材料 南瓜250克，牛奶250克，鲜奶油15克，松子100克。

调料 白糖10克，盐适量。

做法

1.南瓜洗净，去皮切块，上锅蒸熟，将南瓜肉碾成泥备用。

2.松子放在无油的煎锅里用中小火烤香。

3.将南瓜泥放入锅中，加牛奶、适量水，大火煮开，转小火熬煮至浓稠，加鲜奶油搅匀，加白糖、盐调味，撒上烤香的松子即可。

营养功效

南瓜补中益气、健脾润肺，与松子搭配，营养丰富，香甜可口。

香菇松子

材料 鲜香菇300克，松子仁50克。

调料 料酒10克，酱油、白糖各5克，盐3克，香油少许。

做法

1.将香菇洗净，去蒂，切片。

2.大米放入锅中，加水适量，大火烧开，转小火熬煮，煮时要不停搅拌，以免烟锅。

3.另起锅热油，放入香菇片略煸，加料酒、酱油、盐、白糖、少许水烧开，再放入松子小火煮熟，淋香油调味即可。

营养功效

香菇营养丰富，其所含的香菇多糖等成分具有抗病毒、防癌的功效。松子中的维生素E也具有抗氧化的作用，二者搭配，可提高人体免疫力。

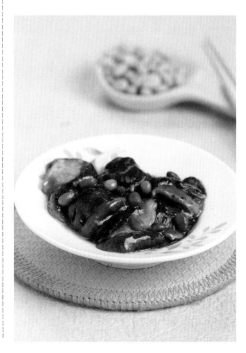

宜 栗子

——防治口舌生疮，促进胎儿发育

每日推荐食用量：5~10颗（以鲜板栗为例）

营养成分	含量（每100克）	同类食物含量比较
蛋白质	4.2克	★
脂肪	0.7克	★
碳水化合物	42.2克	★★★
维生素A	32微克	★★★
胡萝卜素	190微克	★★★
维生素B$_2$	0.17毫克	★★
维生素E	4.56毫克	★
钙	17毫克	★
镁	50毫克	★
铁	1.1毫克	★
钾	442毫克	★★

这样吃

宜吃清蒸或水煮的栗子：清蒸或水煮的栗子，营养保留更完全，也更易消化吸收。

宜巧去栗子皮：用刀将栗子切成两瓣，去掉外壳后放入盆里，加上开水浸泡一会儿后用筷子搅拌，栗子皮就会脱去。但应注意浸泡时间不宜过长，以免营养丢失。

这样吃

不宜吃糖炒栗子：有些市场上卖的糖炒栗子不干净，有的是用糖精炒的，对孕妈妈及胎宝宝身体不利。此外，糖炒栗子含糖较多，也不适合孕妈妈食用。

不宜在饭后吃栗子：栗子含淀粉较多，饭后吃容易摄入过多的热量，不利于孕妈妈控制体重。最好在两餐之间把栗子当成零食，或做在饭菜里吃。

不宜吃的人群：栗子易滞气，脾胃虚弱的孕妈妈不宜多食栗子。

·对孕妈妈的好处
防治口舌生疮

栗子含有较丰富的维生素B$_2$。维生素B$_2$可提高机体对蛋白质的利用率，维护皮肤和细胞膜的完整性，对于日久难愈的口舌生疮、口腔溃疡有防治功效。

·对胎宝宝的好处
促进生长发育

栗子富含维生素A。维生素A对胚胎的心脏发育影响较大，如果严重缺乏，胎儿心脏畸形的风险将增大，先天性心脏病的患病率会增高。

搭配宜忌

栗子+鸡肉		鸡肉为养血疗虚之品，栗子重在健脾，二者搭配营养价值更高。
栗子+牛肉		栗子中的维生素易与牛肉中的微量元素发生反应，降低栗子的营养价值，而且不易消化。

食谱推荐

栗子鸡

材料 鸡腿1个，栗子肉150克。

调料 香葱段少许，姜片5克，盐3克，料酒10克，生抽5克。

做法

1. 栗子肉洗净备用；鸡腿洗净，剁小块，放入大碗中，加入姜片2克、料酒腌制片刻，入锅蒸熟，不要蒸得太烂，蒸好后鸡肉鸡汤分离备用。

2. 锅中放油烧热，爆香剩余姜片，倒入蒸好的鸡块翻炒出香味，加盐、生抽调味，放入栗子肉，倒入蒸鸡肉时的鸡汤，盖上盖子，改中小火焖煮，煮至鸡汤浓稠，剩少许汤汁时，撒入香葱段即可关火。

营养功效

栗子富含多种维生素和矿物质，鸡肉富含优质蛋白质和不饱和脂肪酸，这道菜是抗衰老、强筋骨、补益气血的佳肴。

栗子红枣粥

材料 栗子肉15颗，红枣10颗，大米100克。

调料 冰糖适量。

做法

1. 大米淘洗净，倒入沙锅，加入适量清水，大火煮开，小火熬煮10分钟。

2. 倒入栗子肉，大火煮开，小火熬煮20分钟，加入红枣，再煮10分钟，加入适量冰糖，煮至米烂粥稠即可。

营养功效

栗子健脾益气、养胃健脑、补肾壮腰；红枣补血安神、养脾生津。这道粥适宜于肾虚乏力、腰酸腰痛、体虚贫血的孕妈妈食用。

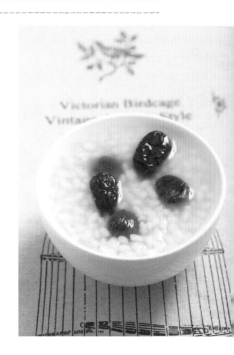

宜 腰果

——防治妊娠高血压，促进胎儿生长发育

每日推荐食用量：10~15粒

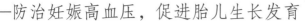

营养成分	含量 （每100克）	同类食物 含量比较
蛋白质	17.3克	★★
脂肪	36.7克	★★
碳水化合物	41.6克	★★★
维生素B₁	0.27毫克	★★★
维生素E	3.17毫克	★
钙	26毫克	★
镁	153毫克	★★
铁	4.8毫克	★★
硒	34微克	★★★
锌	4.3毫克	★★
钾	503毫克	★★

这样吃

宜巧选腰果：宜挑选外观呈完整饱满的月牙形，色泽白，气味香，无虫蛀、斑点的腰果；有黏手或受潮现象者，表示鲜度不够。

宜巧存腰果：宜将腰果存放于密封罐中，放入冰箱冷藏保存，或摆放在阴凉、通风处，避免阳光直射，而且应尽快食完。

这样吃

不宜吃的人群：腰果含油脂丰富，热量较高，肝肾功能不全、有痰多上火症状，以及体重超标的孕妈妈不宜食用。对腰果过敏的人忌食。

·对孕妈妈的好处

防治妊娠高血压

腰果富含硒。硒是维持心脏正常功能的重要元素，具有清除血管中的有害物质，防止动脉粥样硬化，减少血栓形成，预防心肌梗死的作用，还有降低胆固醇及甘油三酯的功效。适量食用腰果，对患有高脂血症及妊娠高血压的孕妈妈有益。

·对胎宝宝的好处

促进生长发育

硒对人的生长发育有促进作用。孕妈妈如果缺硒，会影响胎儿正常的生长发育，易出现畸形儿，出生后的新生儿易发生呼吸窘迫综合征、支气管炎和肺发育异常。孕妈妈适量吃腰果有助于补充硒元素。

搭配宜忌

腰果+虾仁		二者均含有较丰富的铁元素，同食有助于补铁，防治缺铁性贫血，可亮丽皮肤、丰润毛发。
腰果+蛤蜊		腰果中的维生素B₁易被蛤蜊中的维生素B₁分解酶破坏，降低其营养价值。

食谱推荐

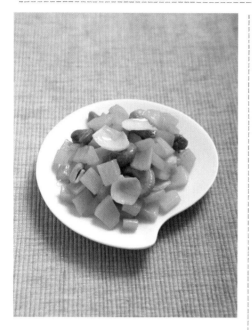

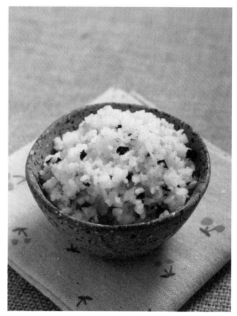

西芹百合炒腰果

材料 鲜百合50克，西芹100克，腰果50克。

调料 盐3克，白糖3克。

做法

1.百合切去头尾，分开数瓣，洗净；西芹洗净切丁；腰果洗净沥干。

2.锅中放油，冷油小火，放入腰果炸至酥脆捞起放凉，炸时要不断翻动以免煳锅，炸好后要彻底放凉才会酥脆。

3.锅留少许油烧热，放入西芹丁，大火翻炒约1分钟，放入百合、盐、白糖，大火翻炒约1分钟，放入腰果略拌炒即可盛出。

营养功效

百合安神、清心、润肺；西芹富含膳食纤维，有助于预防便秘。这道菜腰果酥脆，清淡爽口，营养丰富，美容润肤。

海苔腰果炒饭

材料 剩米饭1碗，海苔1张，腰果50克。

调料 盐适量。

做法

1.海苔剪碎；腰果洗净切碎。

2.锅中放油烧热，放入腰果炒香，加入米饭翻炒，加入海苔碎、盐，翻炒均匀即可。

营养功效

海苔就是烤熟后的紫菜，质地脆嫩，入口即化，浓缩了紫菜中的各种营养素，其中矿物质含量极其丰富。这道炒饭鲜香可口，孕妈妈食用，可维持机体酸碱平衡，有利于胎儿生长发育。

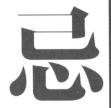

忌 杏仁

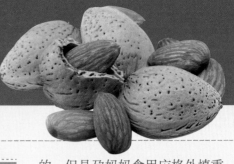

——有小毒

营养成分	含量 （每100克）	同类食物 含量比较
蛋白质	22.5克	★★★
脂肪	45.4克	★★★
碳水化合物	23.9克	★★
维生素C	26毫克	★★★
维生素E	18.53毫克	★★
钙	97毫克	★★★
镁	178毫克	★★
铁	2.2毫克	★★
钾	106毫克	★

·为何不宜吃

市场上的杏仁按照来源分为两个大的类别，一类是杏仁，一类是扁桃仁。目前我们所吃的大杏仁属于扁桃仁，较小的杏仁属于真正的杏仁。杏仁和扁桃仁又分成不同品种，其中有的是苦杏仁，有的是甜杏仁。

野生的杏仁和扁桃仁有很多都是苦杏仁。苦杏仁当中含有较多的苦杏仁苷，它在水解之后会放出有剧毒的氢氰酸，其中毒反应为眩晕、心悸、头疼、恶心呕吐、惊厥等。若不及时抢救，甚至能因呼吸衰竭而死亡。所以苦杏仁有毒，孕妈妈不要吃。

一般来说，用来供食用的杏仁栽培种都是甜杏仁，比如美国大杏仁和我国新疆栽培的大杏仁，其所含苦杏仁苷的量较小，对于正常人作为零食吃是安全

的。但是孕妈妈食用应格外慎重，如要食用，以每天不超过25克为宜。

·什么情况下可以吃

苦杏仁苷也是一种药用成分，对于呼吸器官方面的疾病，例如喘咳等病症有治疗效果。秋季来临，是支气管炎高发季节，患有支气管炎的孕妈妈可在医生指导下用杏仁制作药膳调理。经过炮制的中药杏仁做过脱毒处理，毒性较小，可少量使用。

润肺止咳食疗方

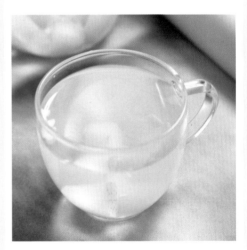

杏梨饮

材料：杏仁10克，大鸭梨1个，冰糖适量。

做法：将杏仁洗净，去皮尖打碎；鸭梨去核切块，与杏仁同煮，熟后加入冰糖即成，不拘时饮之。

功效：此饮有清热润肺作用，适宜于肺燥咳嗽、咽干少痰者。

白果

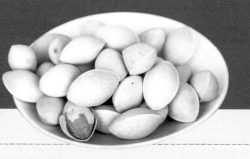

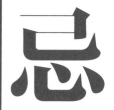

——有小毒

（干白果）

营养成分	含量 （每100克）	同类食物 含量比较
蛋白质	13.2克	★★
脂肪	1.3克	★
碳水化合物	72.6克	★★★
维生素E	24.7毫克	★★
钙	54毫克	★★
铁	0.2毫克	★
锌	0.69毫克	★
钾	17毫克	★

· 为何不宜吃

白果又名银杏，味带香甜，可以煮或炒食，有祛痰、止咳、润肺、定喘等功效，但大量进食后可引起中毒。

白果内含有氢氰酸毒素，毒性很强，遇热后毒性减小，故生食更易中毒。一般中毒剂量为10~50颗，中毒症状发生在进食白果后1~12小时。

白果的中毒症状以中枢神经系统为主，表现为呕吐、昏迷、嗜睡、惊厥，或神志呆钝、体温升高、呼吸困难、面色青紫、瞳孔缩小或散大、对光反应迟钝，及腹痛、腹泻等。多数患者经救治可获恢复，但也有少数因中毒重或抢救过迟而死亡。

孕妈妈处于特殊时期，饮食需格外谨慎，更应不吃或少吃白果，特别是生白果应忌吃。

· 什么情况下可以吃

白果亦是一味中药，具苦降涩敛之性，有收敛肺气、平喘止咳之效。对于患有哮喘或久嗽不止、喘咳痰多的孕妈妈，可在医生指导下应用白果制作药膳调理，但仍需严格控制用量。

止咳平喘食疗方

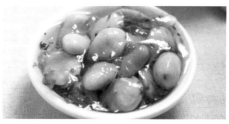

蜂蜜白果

材料：白果7颗，冰糖、桂花酱、蜂蜜各适量。

做法：将用沸水焯过的白果与清水、冰糖一起用大火煮沸，再用小火煨到汤汁浓稠，盛出凉凉，淋上桂花酱、蜂蜜即可。

功效：这道药膳对哮喘有一定的辅助食疗作用。

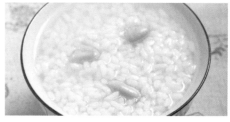

白果粥

材料：白果7颗，大米100克。

调料：冰糖适量。

做法：将大米、白果一同放入锅中，加水适量，大火煮开，转小火煮至米烂粥稠，加冰糖调味即可。

功效：益元气、补五脏，止咳平喘。

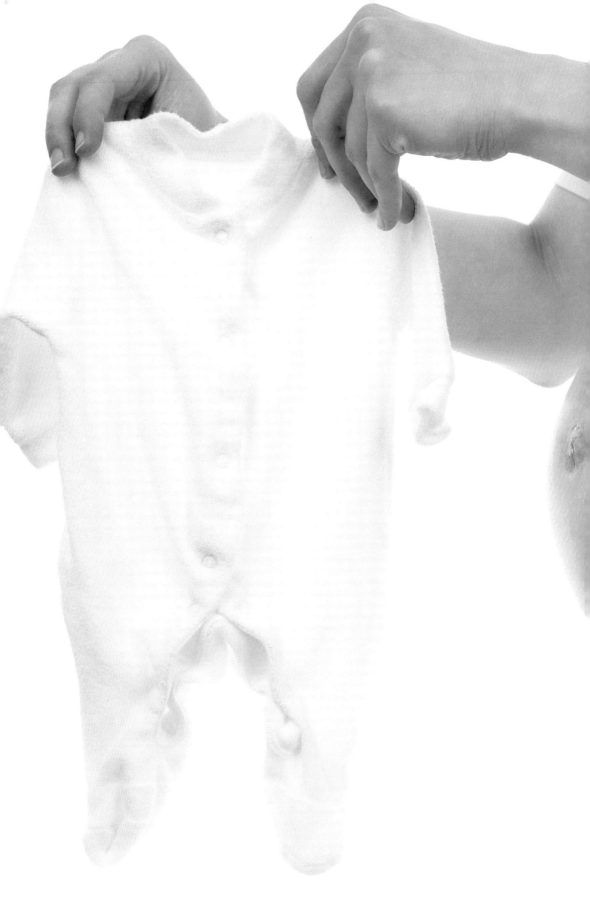

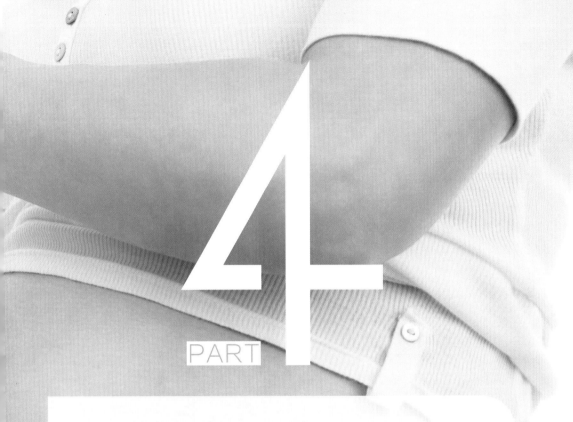

PART 4

孕期常见不适
饮食宜忌

　　女性怀孕后，为了满足胚胎及胎儿生长发育的需要，全身各系统会发生一系列适应性变化。这些变化虽然是生理性的，却也可能引起许多孕期不适症状。不必担心，只要采取适当的方法，一些不适症状就会得到缓解，有些还会慢慢消失。

　　本章将为孕妈妈提供一些应对孕期常见不适的饮食方案、饮食宜忌以及食疗菜谱，孕妈妈可以通过饮食调理改善身体状况，保证在整个孕期里，妈妈健康宝宝壮！

先兆流产

什么是先兆流产

先兆流产就是妊娠后出现少量阴道出血，常比月经量少。先兆流产的血来自子宫腔，血呈鲜红色，早孕应仍存在，有时伴有轻微下腹痛、腰痛及下坠感。妇科检查时子宫颈口未开，羊膜囊未破裂，子宫大小与停经月份相符，尿妊娠试验呈阳性，超声波检查有胎心和胎动波，如胚胎正常，引起流产的原因被消除，则出血停止，无子宫收缩，妊娠可以继续。

· 生活调理方案

1 缓解紧张情绪，避免过度焦虑。

2 避免劳累，禁止性生活，多卧床休息。

3 孕酮黄体功能不足者，遵照医生诊断，可注射黄体酮及绒毛膜促性腺激素。不可滥用合成孕激素保胎。

· 饮食调理方案

怀孕前期的胎盘功能尚未完整，卵巢功能也不完全，黄体素因而分泌不足，而黄体素就是所谓的安胎激素。在安胎激素不足的情况下，怀孕前3个月处于不稳定期。

前3个月是胎儿神经大脑管线发展的重要时期，孕妈妈必须特别留意，以免妨碍胎儿的中枢神经发展。此期间需均衡摄取六大类食物，若有贫血现象，可经医生诊断另外补充铁剂，如孕吐现象严重，可服用维生素B$_6$来减缓孕吐现象。

吃食物

 宜吃富含维生素E的食物。维生素E又称生育酚，可促进脑垂体前叶分泌促性腺激素，调节性腺功能，促进卵泡的成熟,增加孕酮的作用，对于防治先兆流产有很大的功效。富含维生素E的食物有：植物油、绿叶蔬菜、肉类、蛋类、奶类、坚果及鱼肝油等。

吃食物

 不论体质虚实均忌薏米、肉桂、桂圆、桃仁、螃蟹、山楂、马齿苋、芦荟、咖啡等易致胎动不安的食物。

 虚者忌生冷寒凉食品，如生冷瓜果、寒凉性蔬菜、冰冻冷饮、冰制品。

 血热者忌辛辣刺激、油腻及偏湿热的食物，如辣椒、羊肉、狗肉、油炸食品、酒等。

食疗菜谱

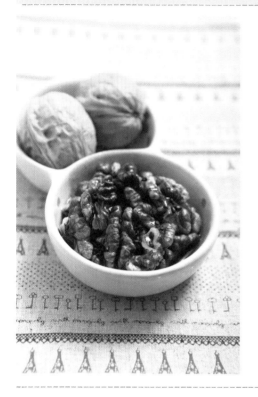

琥珀桃仁

材料 核桃仁250克，黑芝麻50克。

调料 植物油20克，蜂蜜50克，白糖适量。

做法

1. 核桃仁装盘子里，进微波炉，不加盖，中火转1分钟取出。

2. 核桃仁加入蜂蜜、白糖、植物油拌匀，不加盖，进微波炉中火转1分钟，取出挑散，再进微波炉转2分钟。

3. 取出挑散，趁热均匀撒上黑芝麻，拌匀即可。

营养功效

这道菜中核桃仁、黑芝麻、植物油都富含维生素E，除有很好的美颜黑发的功效外，还有很好的保胎护胎功能。

素拌面

材料 面条250克，油菜200克。

调料 酱油、芝麻酱各15克，榨菜丁10克，香油5克，葱末、蒜泥各少许。

做法

1. 油菜洗净，焯熟，切成两半；面条煮熟，捞出放入碗中。

2. 拌和所有调料，倒入面中，放上油菜，拌食即可。

营养功效

油菜的维生素E含量很丰富，具有安胎功效；此外油菜还含有大量的维生素C，其能参与机体重要的氧化还原过程，增加大脑中氧含量，有提神醒脑，解除疲劳的作用。

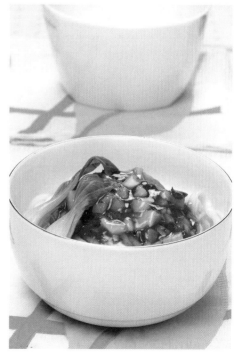

妊娠呕吐

什么是妊娠呕吐

妊娠呕吐，俗称害喜，中医称为恶阻，是许多孕妈妈在怀孕初期都会经历的一种生理现象，多发生自受孕后第5、第6周，但也有更早的，因人而异。孕吐常在早晨特别明显，一般于孕12周左右反应消退，对生活、工作影响不大，不需特殊处理。但也有少数孕妈妈出现频繁呕吐，不能进食，导致体重下降，脱水，酸、碱平衡失调，以及水、电解质代谢紊乱，严重者甚至会危及生命。对于这种情况，就必须就医诊治。

·饮食调理方案

1 食欲不振时投胃口所好，除孕妈妈禁忌食品外，喜欢吃什么就吃什么。

2 多喝水，多吃富含维生素的食物，可以防止便秘，因为便秘会加重早孕反应。

3 少食多餐。每两三个小时进食一次。妊娠呕吐多在清晨空腹时较重，为了减轻孕吐反应，可多吃一些较干的食物。

4 膳食原则以清淡、少油腻、易消化为主，避免过于油腻的食品。

5 家人要鼓励孕妈妈进食。孕妈妈进食后万一呕吐，千万不要精神紧张，可以做做深呼吸，或听听音乐、散散步，然后再继续进食。进食后，最好卧床休息半小时，有助于呕吐症状减轻。

·改善妊娠呕吐的关键营养素——维生素B_6

维生素B_6有调节肠胃自主神经功能的作用，可减轻恶心症状。富含维生素B_6的食物：花生、开心果、鸡肉、全麦食品、香蕉、橙子、白菜等。

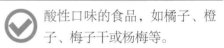

吃食物

✓ 酸性口味的食品，如橘子、橙子、梅子干或杨梅等。

✓ 较干的食物，如烧饼、饼干、烤馒头片、面包片等。

✓ 蔬菜、水果等偏碱性的食物，以防酸中毒。

✓ 易消化的食物，如面包、牛奶、藕粉、稀粥等。

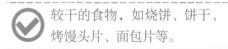

吃食物

✗ 汤类和油腻类食物易引起恶心或呕吐。

✗ 进餐时不要过多喝汤、饮料和开水，以免影响消化，加重呕吐。

食疗菜谱

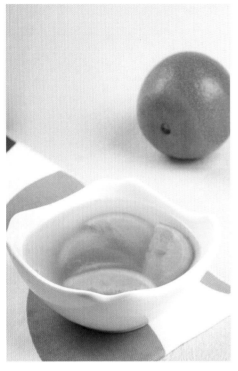

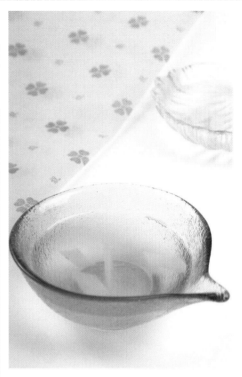

橙子煎

材料 橙子1个，蜂蜜50克。

做法 先将橙子洗净，带皮切开，入锅中，加水煮开，转小火续煮片刻，关火待温后，加蜂蜜调味。

温馨提示

要待汤水温凉后再调入蜂蜜，否则蜂蜜中的多种有益成分会被沸水破坏掉，降低其营养价值。

营养功效

养胃止呕，消食下气。适于孕妈妈因胃中停滞而引起的嗳腐呕恶、心下堵闷、不思饮食等症。

姜汁甘蔗露

材料 鲜甘蔗汁250克，姜片10克，冰糖少许。

做法 把甘蔗汁、姜片、冰糖一同放入炖盅内，用筷子拌匀，加盖，隔水炖15分钟，即可食用。

温馨提示

隔水炖可使水溶性的营养物质不易损失，香气也不易损失，炖出的汤汁浓醇、汤色清；炖盅里的水也不会越来越少。

营养功效

姜汁益脾胃、止呕祛痰；甘蔗清热，生津下气，助脾胃、利大肠。此方为民间实用验方，对孕妈妈妊娠呕吐有一定疗效。

孕期失眠

孕期失眠的原因

1尿频：尿频是非常普遍的影响因素。怀孕初期可能有一半的孕妈妈尿频，但到了后期，有将近80%的孕妈妈为尿频困扰。

2半夜腿抽筋：到了妊娠后期，许多孕妈妈会发生抽筋，这也影响到睡眠质量。

3饮食习惯：饮食习惯的改变也会影响孕期睡眠质量的好坏，均衡的饮食很重要。必须尽量避免影响情绪的食物，例如咖啡、茶、油炸食物等。

4激素变化：孕妈妈在精神和心理上都比较敏感，对压力的耐受力也会降低，常会忧郁和失眠，这是由体内激素水平的改变引起的。

· 饮食调理方案

1 多吃富含钙质的食物。因为一旦缺钙，就会造成孕妈妈夜里腿抽筋，建议在医生指导下服用补钙制剂。

2 饮食粗细搭配。少吃精淀粉食物，这些食物易造成血液酸碱度不平衡，影响睡眠。

3 控制饮食。控制盐分摄入量，入睡前控制水分的摄取，避免吃有刺激性的食品，如油炸食品、茶水、可乐等，以免加重尿频。

吃食物

 香蕉。能平稳血清素和褪黑素，并富含可令肌肉松弛的镁元素。

 全麦面包。有助于促进胰岛素的分泌，胰岛素在大脑中转变成血清素，有助于色氨酸对大脑产生影响，促进睡眠。

 牛奶。富含色氨酸和钙。色氨酸是具有镇静作用的一种氨基酸。钙有利于大脑充分利用色氨酸。

吃食物

 胀气食物。有些食物在消化过程中会产生较多的气体，从而产生腹胀感，妨碍正常睡眠。如豆类、红薯、芋头等。

 辣咸食物。辣椒、大蒜及生洋葱等辛辣的食物，会造成胃部灼热及消化不良，从而干扰睡眠。而高盐分食物会促使血管收缩，血压上升，导致情绪紧绷，造成失眠。

 油腻食物。晚餐丰盛油腻，或进食一堆高脂肪的食物，会加重肠、胃、肝、胆和胰的工作负担，刺激神经中枢，让它一直处于工作状态，也会导致失眠。

食疗菜谱

香蕉奶香麦片粥

 材料 香蕉1根，牛奶1袋，生燕麦片100克，葡萄干10克。

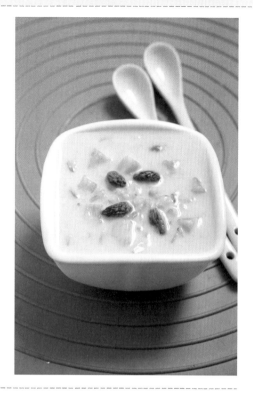

做法

1 生燕麦片拣去杂质洗净；香蕉去皮切成丁；葡萄干洗净。

2 锅内放约500毫升水，大火烧至水似开非开，放入生燕麦片，大火煮开，撇去浮沫，继续熬煮约20分钟。

3 煮至麦片软烂、汤汁浓稠时，转小火，倒入牛奶，放入香蕉丁、葡萄干，转中小火继续煮沸即可关火。

营养功效

这道粥品含有多种有利于睡眠的食材，甜香可口，适合孕妈妈食用。

香蕉酸奶

 材料 香蕉1根，酸奶250毫升，核桃仁少许。

做法

1 香蕉去皮切成小丁，取一半放入搅拌机中，倒入酸奶，搅拌成香蕉酸奶糊。

2 把另一半香蕉丁放到杯子里，然后倒入香蕉酸奶糊，撒上碾碎的核桃仁即可。

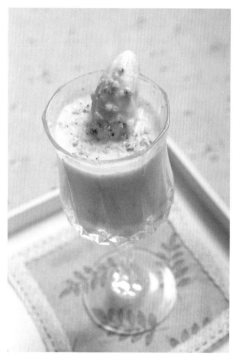

营养功效

香蕉可使人放松精神，愉悦心情，有助睡眠。酸奶与核桃均含有较丰富的钙质，有助于预防孕期抽筋。这道甜品可改善孕妈妈的睡眠质量。

孕期感冒

孕期感冒的危害

孕期感冒是常见病，但有些患了感冒的孕妈妈害怕用药治疗会对胎儿产生不良影响，而又不知道在感冒早期应怎样调护，最终使感冒发展严重而致发烧。高热会影响胚胎细胞发育，对神经系统危害尤其严重，还可引起流产。

·生活调理方案

1 多饮开水，或洗热水澡，有助于身体康复。

2 保证睡眠，多休息，避免过度劳累。

3 在医生指导下合理用药。如果是轻度感冒，可以采取非药物疗法，如推拿、穴位按摩、理疗等。

4 孕早期和孕中期要慎用药，不要使用庆大链霉、链霉素、卡那霉素等对听神经有损害的药物。而孕晚期用药，对孕妈妈及胎儿的影响较小。

·饮食调理方案

1 饮食宜清淡稀软。因感冒患者脾胃功能常受影响，稀软清淡的食物易于消化吸收，可减轻脾胃负担。

2 宜多饮开水。感冒者常发热、出汗，体内丧失水分较多。大量饮水可以增进血液循环，加速体内代谢废物的排泄，使体温得到及时散发。

3 宜多吃蔬菜水果。蔬菜水果能促进食欲，帮助消化，补充人体需要的维生素和微量元素，弥补感冒食欲不振所致的能量供给不足。

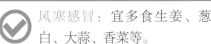

✅ 风寒感冒：宜多食生姜、葱白、大蒜、香菜等。

✅ 风热感冒：宜多食油菜、菠菜、茭白、冬瓜、菊花等。

✅ 暑湿感冒：宜多食西瓜、冬瓜、丝瓜、黄瓜等；邪热稍平时，宜多食番茄、藕、柑橘、苹果、枇杷、甘蔗、荸荠等。

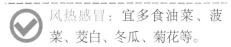

❌ 风寒感冒：忌吃寒凉性食品，如柿子、田螺、生萝卜、生藕、梨、金银花等。

❌ 风热感冒：忌用油腻荤腥及甜糯食品，如辣椒、狗肉、羊肉、糯米等。

❌ 无论风寒感冒或风热感冒：忌吃一切滋补、油腻、酸涩食物，诸如黄芪、人参、阿胶、各种海鱼、虾子、螃蟹、桂圆等。

❌ 暑湿感冒：除忌肥腻外，还忌过咸食物，如咸菜、咸带鱼等。

食疗菜谱

姜糖茶

材料 生姜3~5片，红糖5克。

做法 生姜洗净切丝，放入锅中，大火煮开，转小火熬煮约5分钟，加红糖调味。趁热喝完。服后宜盖被子静卧，让身子微微出汗。

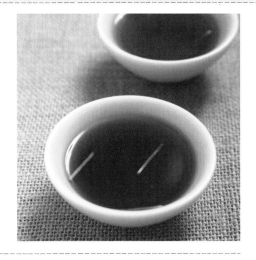

营养功效

此茶适合风寒型感冒。

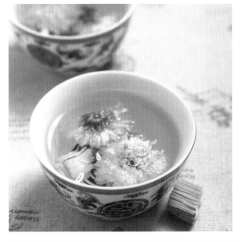

菊花芦根茶

材料 菊花5克，芦根10克。

做法 将菊花、芦根放入锅中，加水500毫升，大火煮开，转小火熬煮约5分钟，代茶饮用。

营养功效

此茶适合风热型感冒。

西瓜番茄汁

材料 西瓜、番茄各适量。

做法 西瓜取瓤去子，用纱布绞取汁；番茄剥皮去子，也用纱布绞取汁；二汁等量和匀，随量饮服。

营养功效

此茶适合暑湿型感冒。

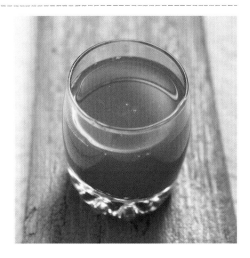

孕期便秘

孕期便秘的原因

便秘是孕妈妈的常见病和多发病。因为怀孕时黄体酮分泌增加，使胃肠道平滑肌松弛，蠕动减缓，食物残渣久滞肠道，导致便秘。妊娠后期，日益增大的胎儿和子宫，压迫直肠也会引起便秘。

妊娠后，孕妈妈如果进食大量高蛋白、高脂肪的食物，而忽视蔬菜的摄入，就会使胃肠道内纤维素含量不够，导致便秘。

此外，许多女性怀孕后，惟恐活动会伤了胎气，加上家人的特别关照，往往活动减少，整天坐着或躺着，使得蠕动本已减少的胃肠对食物的消化能力下降，加重腹胀和便秘的发生。

· 生活调理方案

孕期便秘时注意不可乱用泻药，否则会引起流产、早产。以下方法可以预防便秘：

养成每天固定时间上厕所的习惯。

保持愉快的心情。

适度运动，避免久坐、久卧。

· 饮食调理方案

1 食物不要过于精细，更不能偏食，多吃富含膳食纤维的食物。

2 摄取足够水分。每日进水量约2000毫升。每天清晨空腹饮1杯淡盐水、白开水或蜂蜜水，均能防治便秘。

3 摄入适量植物脂肪，如香油、豆油等，或食用含植物油多的坚果。

4 适当食用有助润肠的食物，如蜂蜜、酸奶等。

 吃食物

 富含膳食纤维的食物。如糙米、燕麦、玉米、油菜、芹菜、苹果、梨等。

 富含脂肪酸较多的食物。如核桃、腰果、芝麻等坚果。

 能促进肠蠕动的食物。如香蕉、蜂蜜、果酱等。

 富含有机酸的食物。如牛奶、酸奶、柑橘类水果等。

 富含水分的食物。如西瓜、冬瓜、黄瓜、自己制作的鲜果汁等。

 忌吃食物

 忌吃刺激辛辣、温燥性热的食物，如辣椒、花椒、狗肉、荔枝、桂圆等。

 忌食收涩性食物，如柿子、莲子、高粱、石榴等。

 忌食胀气、不易消化的食物，如红薯、土豆、糯米等。

 忌食过甜的食物，如奶油、巧克力、碳酸饮料等。

食疗菜谱

蔬菜糙米饭

材料 大米150克，糙米80克，芹菜、油菜、平菇各50克。

调料 盐适量。

做法

1.糙米淘洗净，加水浸泡2小时；大米淘洗净，倒入糙米中混合，加好需要的水量，再一起浸泡30分钟。

2.芹菜、油菜、平菇分别洗净，入水焯熟，凉凉切碎。

3.泡好的米放入电饭锅，煮饭，待电饭锅内的水煮开，打开盖，倒入蔬菜碎，搅拌一下，继续煮至熟，加盐调味即可。

营养功效

这道饭中富含膳食纤维，可有效预防便秘。

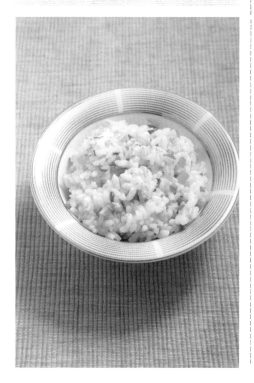

黄瓜苹果饮

材料 黄瓜半根，苹果半个。

调料 蜂蜜适量。

做法

1.苹果洗净，去皮切成丁；黄瓜洗净，切成小丁。

2.把黄瓜丁和苹果丁倒入料理机内，加入适量凉开水，搅拌成汁，倒出，加蜂蜜调味即可。

营养功效

这道饮品富含膳食纤维及水分，有利于缓解便秘。

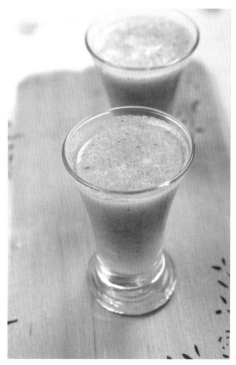

妊娠水肿

妊娠水肿的原因

1、妊娠后，血容量逐渐增加，组织间液也会增加。血液成分相对稀释，血浆渗透压要比非孕期低，这样就使血流中的水分容易渗透到组织间液中，从而造成下肢水肿。

2、妊娠后子宫增大，使骨盆内压力增高，从而使下肢静脉血流受到影响。这也是下肢浮肿的重要原因之一。

·生活调理方案

1 需多卧床休息，适当抬高下肢，尽量采取左侧卧位，可改善胎盘血液供应，减轻浮肿。

2 适当散步。散步可调节小腿肌肉，改变一些静脉被压迫的现象。

3 不要久站、久坐。经常坐着办公的孕妈妈，可以在脚下垫个矮凳。工作间隙可适当走动，以增加下肢血流。坐着时不要翘二郎腿，要常常伸展腿部，做做腿部、脚部的运动。

4 穿着舒适的鞋子和袜子。不要穿过紧的袜子，以免影响血液回流。可穿预防或治疗水肿的弹性袜。

·饮食调理方案

1 少吃盐和糖，多吃清淡的食物，适当补钙。

2 保证优质蛋白质的摄入，贫血的孕妈妈要注意补充铁。因为贫血及营养不良是病理性水肿的原因之一。

3 每天进食蔬菜和水果。蔬菜水果中含有人体必需的多种维生素和微量元素，可以提高机体免疫力，加强新陈代谢，具有解毒利尿等作用。

4 别因担心水肿而不敢喝水。因为孕期水肿是子宫压迫，或摄取太多盐分使体内水钠潴留造成的，并不是喝太多水的关系，所以孕妈妈仍要适量喝水。

🍽 吃食物

 富含蛋白质的食物，可预防营养不良导致的水肿，如鸡蛋、牛奶、牛肉、虾、大豆等。

 富含钾的食物，可促进钠的排出。如香蕉、苹果、蘑菇、番茄、菜花、芹菜等。

 具有利水消肿作用的食物，如红小豆、绿豆、冬瓜、鲤鱼、鲫鱼、黄瓜等。

忌 吃食物

 忌吃盐分含量高的食物，如榨菜、腊肉、咸鸭蛋、腊肠、加工腌渍的食物或罐头食品。

食疗菜谱

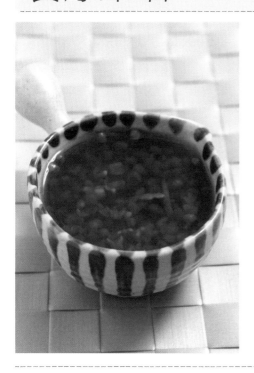

红绿豆汤

材料 红小豆50克，绿豆50克，陈皮少许。

调料 冰糖适量。

做法

1 将红小豆和绿豆用清水浸泡2小时，洗净。

2 红小豆、绿豆放入沙锅中，倒入适量清水，加少许陈皮，盖盖，大火煮开，转小火煲至熟，加冰糖调味即可。

营养功效
陈皮可辅助降血脂、辅助降血压、改善血液循环；红小豆、绿豆均有利水消肿的功效。此汤适合患有妊娠水肿的孕妈妈食用。

冬瓜鲫鱼汤

材料 鲫鱼1条，红小豆30克，冬瓜150克。

调料 葱段、料酒各10克，盐5克。

做法

1 鲫鱼去鳞、鳃、内脏，洗净；冬瓜去皮、瓤，洗净，切块；红小豆洗净，浸泡2小时。

2 锅中放油烧热，爆香葱段，放入鲫鱼，烹入料酒，煎至两面金黄，倒入清水适量，放入红小豆，大火煮开，转小火煮约20分钟，放入冬瓜块，煮至冬瓜透明时，加盐调味，再略煮片刻起锅即可。

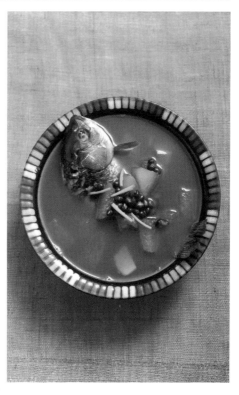

营养功效
鲫鱼和胃健脾、活血通络；冬瓜利水清热；红小豆消肿除湿。这道汤适合患有妊娠水肿的孕妈妈食用。

孕期抽筋

孕期抽筋的原因

1. 寒冷刺激：小腿肌肉容易受凉，由于寒冷刺激，使腿部肌肉出现痉挛抽筋。

2. 过度劳累：腿部过度运动如长途跋涉、剧烈运动等，使腿部肌群过度疲劳，过多的酸性代谢产物如乳酸刺激肌肉引发抽筋。

3. 低钙血症：低血钙时，神经肌肉的兴奋阈值降低，容易产生异常收缩而抽筋，常见于孕妇、哺乳期妇女和老年女性。

4. 血流因素：长时间保持某种体位，腿部静脉受压，血液回流受阻，造成血流瘀滞，就会使腿部肌肉痉挛。

· 生活调理方案

1 注意保暖。睡眠时保持下肢温暖，尤其入睡前，不要直接让小腿吹风，并采侧卧姿势，可以减轻症状。

2 不要过度疲劳，避免走路太多或站得太久；休息时可平躺将脚部稍微抬高，脚趾向上伸展，可使小腿后部肌肉舒张，可减轻肿胀、不舒服。

3 常按摩抽筋的脚部肌肉，使循环增加以利排除代谢物，并可以搭配热敷，晚上洗澡时，双腿泡热水10分钟，效果会更加显著。

4 抽筋时立刻脚着地，或平躺时伸直膝盖，将脚掌向膝盖方向跷以抽伸小腿，可减轻症状。

5 选择及膝的、较厚的弹性袜；穿着平底鞋或气垫鞋，并且要有合脚、贴脚的柔软鞋体。

· 饮食调理方案

1 补钙的同时，多吃富含维生素D的食物，维生素D可促进钙的吸收。

2 多吃蔬菜水果，以补充多种微量元素，维持体内磷、钙平衡，预防抽筋。

吃食物

 富含钙的食物，如牛奶、奶酪、排骨、小鱼干、虾皮、豆制品等。

 富含维生素D的食物，如鱼肝油、蛋黄、牛奶、奶酪、鳕鱼、三文鱼、金枪鱼、沙丁鱼、动物肝脏等。

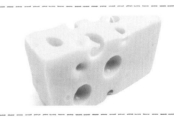

吃食物

 不宜吃富含草酸的食物，如菠菜、竹笋、毛豆等，草酸与钙结合生成不溶性物质，从而妨碍钙的吸收。

 不宜喝碳酸饮料。碳酸饮料中含有大量的磷，过多的磷会把体内的钙带出体外，造成钙的流失。

食疗菜谱

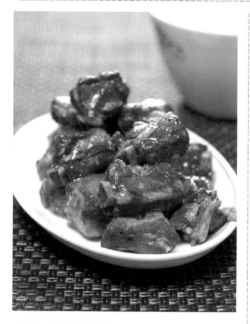

糖醋排骨

材料 猪肋排1000克。

调料 盐、料酒、酱油、白糖、醋各适量。

做法

1. 将猪肋排斩成4厘米左右的段，入沸水锅中氽烫，煮至八成熟，捞出沥干；肉汤留用。

2. 锅中放油烧热，放入猪排煸炒，倒入料酒炒出酒香，加入酱油上色，浇少许肉汤，翻炒，再浇少许肉汤，再炒，多浇炒几次，最后炒至汁半干时，加白糖、醋，炒至汁快干时，加盐调味，炒匀即可。

营养功效

排骨含丰富骨黏蛋白、骨胶原、磷酸钙、镁、钾等营养素，其中钙遇醋后产生醋酸钙，可以更好地被人体吸收利用，非常适合孕妈妈补钙。

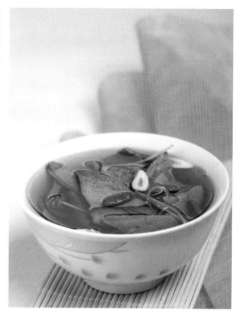

猪肝枸杞汤

材料 猪肝100克，枸杞子15克。

调料 葱段、姜片、蒜片各5克，酱油、料酒各10克，盐3克。

做法

1. 将猪肝冲洗干净，切片，放入沸水中焯净血水；枸杞子洗净。

2. 锅置火上，倒入适量水烧开，放入猪肝、枸杞子、葱段、姜片、蒜片、料酒、酱油煮开，煮熟后加入盐调味即可。

营养功效

枸杞子含有较丰富的钙质；猪肝富含维生素D，有助于促进钙的吸收。此汤可帮助孕妈妈补钙，预防由于缺钙而导致的腿抽筋。

孕期贫血

孕期贫血的原因

1. 生理原因：妊娠期，由于孕妈妈血容量平均增加50%，以及妊娠早期呕吐、食欲不振等，可使血液中的血红蛋白相对降低，造成贫血。

2. 饮食原因：孕妈妈由于饮食不均衡，造成铁、叶酸、维生素等营养物质缺乏，引起血红蛋白不足，出现贫血。

· 孕期贫血的危害

孕妈妈如果长期贫血，产前检查中又没有及时发现和治疗，会造成脑供血不足，血中含氧量不足，容易导致晕倒。

同时贫血可造成胎宝宝营养供应不足，轻者使胎宝宝发育缓慢，重者可发生早产、胎儿宫内窘迫等。

· 饮食调理方案

1 多吃富含铁的食物。从孕前及刚开始怀孕时，就要开始注意多吃富含铁的食物。豆制品含铁量也较多，肠道的吸收率也较高，要注意摄取。主食多吃面食，面食较大米含铁多，肠道吸收也比大米好。

2 多吃有助于铁吸收的食物。水果和蔬菜不仅能够补铁，所含的维生素C还可以促进铁在肠道的吸收。

3 多吃富含叶酸的食物。饮食上注意进食富含叶酸的食物，并且在做菜时注意不要温度过高，烹调时间不宜太久，以免破坏叶酸。

4 服用补铁制剂和叶酸增补剂。补铁制剂及叶酸增补剂能更好地预防和改善贫血，增强人体免疫力。但须在医生指导下进行。

吃食物

 富含铁的食物，如瘦肉、动物肝及血、蛋类、豆制品等。

 富含维生素C的食物，如柑橘类水果、番茄、青椒、黄瓜、菜花等。

 富含叶酸的食物，如动物肝脏、动物肾脏、绿叶蔬菜、鱼、蛋、谷物、豆制品、坚果等。

吃食物

 不宜吃影响铁吸收的食物，如咖啡、浓茶、油腻食物等。

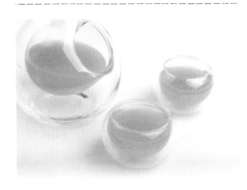

食疗菜谱

西蓝花炒香菇

材料 西蓝花500克，干香菇数朵。

调料 盐、胡椒粉各适量。

做法

1. 西蓝花洗净切块；用热水把香菇泡软，洗净挤干水分。

2. 将西蓝花、香菇放入沸水中烫一下，捞出沥干待用。

3. 锅中放油烧热，依次放入香菇、西蓝花翻炒，加盐和胡椒粉炒匀，熟后出锅即可。

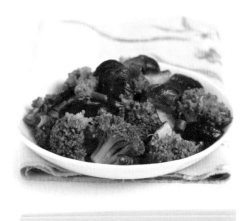

营养功效

西蓝花中的叶酸含量是蔬菜中最高的，且最易被人体吸收。这道菜有助于孕妈妈预防贫血。

鸭血豆腐汤

材料 鸭血250克，北豆腐300克。

调料 盐2克，酱油4克，香油10克，葱末5克。

做法

1. 先将鸭血洗净，切成块；豆腐洗净，切成同样大小的块；分别放入开水中焯一下，捞出控净水。

2. 锅置火上，放水烧开，放入鸭血块、豆腐块，煮至豆腐漂起，加盐、酱油、葱末调味，待汤再开，起锅盛入汤碗内，最后淋入香油即可。

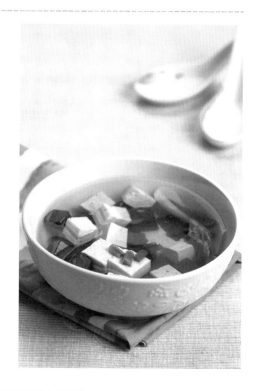

营养功效

鸭血和豆腐均富含铁质，有助于孕妈妈预防缺铁性贫血。

妊娠糖尿病

什么是妊娠糖尿病

妊娠糖尿病是指妊娠期间发现或发病的糖耐量异常、空腹血糖异常和糖尿病的总称，妊娠期糖尿病控制不良可以导致严重的母体和胎儿近期和远期并发症和合并症。

妊娠糖尿病的临床表现主要为：妊娠期有多饮、多食、多尿症状，或外阴阴道念珠菌感染反复发作，孕妇体重>90公斤，妊娠并发羊水过多或巨大胎儿者。

· 孕期血糖监护

对于易患妊娠糖尿病的孕妈妈：要定期查空腹血糖，一般孕妇空腹血糖值应为5.3~5.6毫摩尔/升。如空腹血糖正常，则进行妊娠糖尿病筛查，即在清早空腹服50克葡萄糖，服后1小时取血糖，正常值不超过7.8毫摩尔/升。如果筛查结果正常，应在妊娠24~28周复查。

已经确诊为妊娠糖尿病的孕妈妈：除每周检查一次血糖外，每月还要测定肾功能及糖化血红蛋白含量，同时进行眼底检查。一般妊娠20周时胰岛素需要量开始增加，需及时进行调整。妊娠32周以后应注意血压、水肿、尿蛋白情况。注意对胎儿发育、胎儿成熟度、胎儿胎盘功能等监测，必要时及早住院。

· 饮食调理方案

1 饮食平衡：注意热量的摄取、营养素的分配比例及进餐的次数。饮食总量也要控制好，即以每天的总量计算摄入的热量及含糖量。

2 少食多餐：将每天应摄取的食物分成5~6餐。特别要避免晚餐与隔天早餐的时间相距过长，所以睡前要补充点心。

3 少糖多纤维：避免食用有蔗糖、砂糖、果糖、葡萄糖等的饮料及甜食，多摄取高纤维食物，可延缓血糖的升高，帮助控制血糖。

🍴 吃食物

 五谷杂粮，如莜麦面、荞麦面、燕麦面、玉米面等富含维生素、矿物质及膳食纤维的主食，长期食用可降低血糖、血脂。

 有降糖作用的蔬果，如苦瓜、洋葱、香菇、柚子、南瓜等，都有降低血糖的功效，是妊娠糖尿病孕妈妈的理想食物。

🚫 吃食物

 糖类及甜食：白砂糖、绵白糖、红糖、冰糖、巧克力、甜饼干、果酱、蜂蜜等。

 高淀粉食物：土豆、山芋，以及大米粥、糯米粥、藕粉等。

 油脂类：花生、瓜子、核桃仁、松子仁、奶油、猪油、黄油等。

食疗菜谱

素烧魔芋丝

材料 魔芋丝200克，油菜2棵，蘑菇3朵。

调料 盐2克，生抽15克，白糖1克，葱末少许。

做法

1. 油菜洗净，切段；蘑菇洗净，切片；魔芋丝洗净，入沸水略焯，捞出沥干。

2. 锅中放油烧热，爆香葱末，放蘑菇和魔芋丝翻炒，炒至蘑菇变软，放油菜翻炒，炒熟后加盐、生抽、白糖调味即可。

营养功效

魔芋富含膳食纤维，进入小肠后可抑制糖类的吸收，可有效降低餐后血糖，也可起到预防糖尿病的功效。

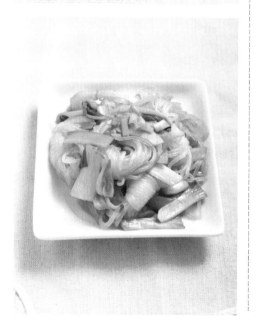

苦瓜炒鸡蛋

材料 苦瓜1根，鸡蛋2个。

调料 香葱末、姜末、盐各3克，料酒5克，香油少许。

做法

1. 苦瓜挖去瓤，洗净，斜刀切片待用；鸡蛋磕入碗内，加料酒、葱末、部分盐，搅打均匀。

2. 锅中放清水烧沸，倒入苦瓜片焯一下，见变色断生即捞出，沥干水分。

3. 锅中放油烧，倒入蛋液，慢慢用铁铲翻炒，至蛋液凝固结块，盛入碗中。

4. 另起锅倒油烧热，爆香姜末，入苦瓜片翻炒，加剩余盐调味，倒入鸡蛋，翻炒均匀，起锅前淋香油即可。

营养功效

苦瓜中含有一种类胰岛素的物质，能使血液中的葡萄糖转化为热量，降低血糖。孕妈妈经常吃苦瓜，可预防妊娠糖尿病。

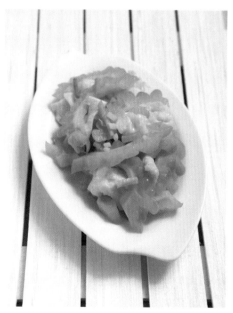

妊娠高血压综合征

妊娠高血压综合征是妊娠期特有的疾病，包括妊娠期高血压、子痫前期、子痫、慢性高血压并发子痫前期以及慢性高血压。

妊高征的三个危险信号：高血压、水肿、蛋白尿。

·妊娠高血压综合征的易患人群

1 年轻初孕妇或高龄初孕妇（20岁以前或35岁以后）。

2 有慢性高血压、慢性肾炎、糖尿病等病史的孕妇。

3 营养不良，如重度贫血，低蛋白血症者。

4 孕期过于肥胖者。

5 子宫张力过高（如羊水过多、双胎、妊娠糖尿病、巨大儿及葡萄胎等）。

6 家族中有高血压史，特别是孕妇的母亲有重度妊高征史者。

7 精神过分紧张或受刺激，情绪极度不稳定的孕妇。

·生活调理方案

1 必须停止工作在家调养，或在医院住院接受治疗，绝对不能再劳累。

2 保证睡眠时间和质量。左侧卧位能够使舒张压降低，并且改善胎盘的血液供给。

3 每日对血压进行测量记录，同时每两日就要对尿液中的蛋白含量进行检测。

·饮食调理方案

1 加强营养，多吃富含各种微量元素、维生素以及蛋白质的食物，多吃新鲜蔬果。

2 控制钠盐的摄入：每天限制在3～5克。

3 控制食物的摄入总量：以每周增加体重500克为宜。对于已经肥胖的孕妇，每周增重250克为宜。

🍽 吃食物

 富含蛋白质的食物，如牛奶、蛋类、豆制品等，以保证胎儿的正常发育。

 富含钙的食物，如奶制品、豆制品、鱼虾、芝麻等，能使血压稳定或有所下降。

 富含维生素C和维生素E的食物，如柑橘、鲜枣、青椒、植物油、绿叶蔬菜等，能抑制血中脂质过氧化的作用，降低妊高征的反应。

🚫 吃食物

 不宜吃含盐量高的食品，如调味汁、腌制品、咸菜等。

 不宜吃动物脂肪，如猪油、牛油、肥肉等。

食疗菜谱

芹菜炒豆干

材料 芹菜250克，豆腐干150克。

调料 葱白段15克，姜丝10克，盐5克。

做法

1. 芹菜择洗干净，切段；豆腐干切条。

2. 锅置火上，油烧至七成热，下姜丝、葱段炒香，倒入芹菜翻炒2分钟，再下入豆腐干翻炒至熟，加盐调味即可。

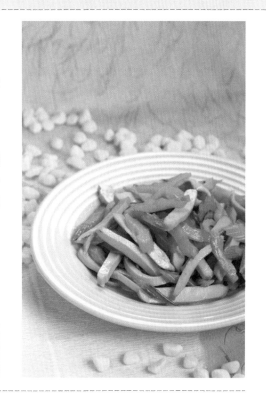

营养功效

芹菜中所含的芹菜苷、佛手苷内酯、挥发油等成分，有降压利尿的功效。这道菜适合患有妊娠高血压的孕妈妈食用。

双菇扒荠菜

材料 草菇、蘑菇各200克，嫩荠菜10棵。

调料 盐3克，蚝油30克，白糖、水淀粉各10克。

做法

1. 荠菜择洗净，切段；草菇、蘑菇洗净，用盐开水焯一下，捞出沥干。

2. 锅中放油烧热，放入荠菜段煸炒，加盐调味，炒熟后盛入盘中。

3. 另起锅放油烧热，下草菇、蘑菇煸炒，加蚝油、白糖炒入味，熟后以水淀粉勾芡，盛出铺在荠菜上即可。

营养功效

荠菜所含的胆碱、乙酰胆碱等有降血压的作用，有助于预防妊娠高血压。

孕期抑郁症

孕期抑郁症的原因

怀孕期间体内激素水平的显著变化，可以影响大脑中调节情绪的神经传递素的变化，导致孕妈妈更容易焦虑，此外，家族或个人有抑郁史，或怀孕期间人际关系特别是家庭关系出现问题，也是孕期患抑郁症的主要原因之一。

· 孕期抑郁症的主要表现是：

1 注意力无法集中，记忆力减退。

2 脾气暴躁，容易生气，或持续的情绪低落，莫明其妙地想哭。

3 睡眠质量很差，爱做梦，醒来后仍感到疲倦。

4 不停地想吃东西或者毫无食欲。

5 感到焦虑、迷茫，对什么都不感兴趣，提不起精神。

· 生活调理方案

1 尽量使自己放松。多做一些会使自己感觉愉快的事情。

2 和配偶、家人、朋友多交流。向你的爱人和朋友们说出你的恐惧和担忧，获得他们的精神支持。

3 和压力作斗争。时时注意调整情绪。深呼吸，充分睡眠，多做运动，注意营养。

4 进行积极治疗。在医生的指导下服用一些对自身和胎儿没有副作用的抗抑郁药物。

· 饮食调理方案

1 平衡膳食，保证营养摄取，多摄取下列对缓解抑郁情绪有利的食物。

2 忌酒：喝酒达不到释放焦虑和抑郁情绪的作用，还可能增加抑郁的程度，并会对胎儿造成伤害。

 吃食物

 糖类：糖类能够提高脑部色氨酸的含量，因而对脑部有安定的作用。如蔗糖、葡萄糖；富含淀粉的谷类、薯类、豆类及豆制品等。

 富含B族维生素的食物：B族维生素能够帮助体内氨基酸代谢，对神经系统作用巨大。

 富含镁的食物：镁有抑制神经应激性的作用。缺镁会使人郁郁寡欢，乏力倦怠，情绪消极。

富含 ω－3 脂肪酸的食物：ω－3脂肪酸可产生常用抗忧郁药如碳酸锂的类似作用，使人的心理焦虑减轻。

 吃食物

 不宜吃饱和脂肪酸含量高的食物，如，汉堡、薯条、油炸食物等，会导致行动缓慢、思考迟钝及疲劳。

不宜吃辛辣刺激及含咖啡因的食物。这类刺激性食物易引发失眠。

食疗菜谱

油菜烧腐竹

材料 水发腐竹200克，油菜150克，猪瘦肉50克。

调料 姜丝、蒜片、盐、酱油、料酒各5克，醋、白糖各3克，水淀粉20克，鲜汤适量。

做法

1. 将水发腐竹切3厘米长的段备用；油菜洗净，入沸水略焯，捞出冲凉，沥干，切片；猪瘦肉切片，用10克水淀粉抓匀；将鲜汤、酱油、盐、醋、料酒、白糖、10克水淀粉调成调味汁备用。
2. 锅中放油烧热，爆香姜丝、蒜片，投入腐竹、肉片滑散，放入油菜翻炒，淋入调味汁，翻炒入味即可。

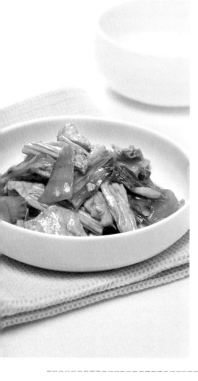

营养功效

腐竹富含色氨酸，色氨酸能够令人放松心情、缓解抑郁情绪和失眠症，帮助大脑制造血清素，是提升情绪的"强力燃料"。

葱爆鱿鱼

材料 鲜鱿鱼1只，大葱1根。

调料 姜片、蒜片各5克，料酒15克，蚝油30克，盐5克，香菜适量。

做法

1. 鱿鱼去除表面的膜，洗净，切十字花刀，切成长方形小块，加料酒、盐，抓匀腌制。
2. 大葱取葱白段，切细长丝；香菜择洗净，切小段。
3. 锅中放油烧热，爆香姜片、蒜片，倒入鱿鱼块，大火炒至卷起，加蚝油提味，倒入葱丝、香菜段，炒匀即可。

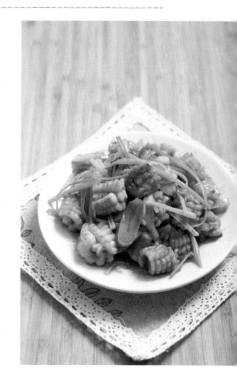

营养功效

鱿鱼中富含ω-3脂肪酸，ω-3脂肪酸可产生常用抗忧郁药如碳酸锂的类似作用，使人的心理焦虑减轻。

妊娠纹

妊娠纹形成的原因

妊娠纹的形成主要是由于妊娠期激素的影响，加之腹部膨隆使皮肤的弹力纤维与胶原纤维损伤或断裂，腹部皮肤变薄变细，出现一些宽窄不同、长短不一的粉红色或紫红色的波浪状花纹。分娩后，这些花纹会逐渐消失，留下白色或银白色的有光泽的瘢痕线纹，即妊娠纹。

妊娠纹主要出现在腹壁上，也可能出现在大腿内外侧、臀部、胸部、后腰部及手臂等处。初产妇最为明显。一旦出现妊娠纹就不会消失，并伴随皮肤松弛、乳房下坠、腹部脂肪堆积，会影响孕妈妈产后的体态和心情。

· 生活调理方案

1 孕前注意锻炼身体，怀孕后，保持适度运动和均衡营养，避免体重增长过多。

2 淋浴时水温不宜过高，可用温水冲洗腹部，并轻轻按摩腹部皮肤，从而增强皮肤弹性。

3 使用托腹带，可以承担腹部的重力负担，减缓皮肤过度的延展拉扯。

4 选用专门针对妊娠纹设计的油状或膏状的产品，也可以是橄榄油等。腹部护肤品要坚持每天涂抹并适度按摩。

· 饮食调理方案

1 均衡饮食，补充丰富的维生素及矿物质。由于胶原纤维本身是蛋白质所构成，所以可多摄取含丰富蛋白质的食物。

2 控制体重增长，怀孕时体重增长的幅度每个月不宜超过2公斤，整个怀孕过程中应控制在11~14公斤。

吃食物

 富含胶原蛋白的食物。胶原蛋白对皮肤具有特殊的营养作用，可促进皮肤细胞吸收和贮存水分，防止皮肤干瘪起皱，使皮肤的弹性增加，韧性增强。

 富含维生素C的食物。维生素C是制造胶原蛋白的必需物，可促进胶原蛋白的合成。

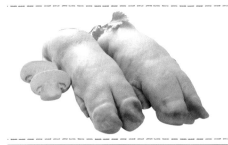

吃食物

 不宜吃油、甜、咸过多的食品，这些食物易导致肥胖和水肿，加重妊娠纹。

食疗菜谱

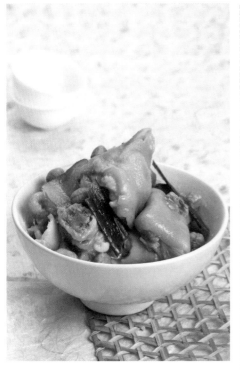

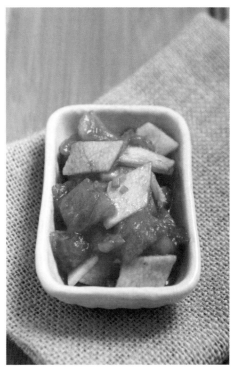

花生炖猪蹄

材料 猪蹄2只，花生仁（带红衣）150克。

调料 盐、葱段、料酒各适量。

做法

1. 将猪蹄除去蹄甲和毛，洗净，斩成块状，入沸水锅中余烫，沸水锅中放少许料酒，以去腥味，捞出沥干；花生仁淘洗净。

2. 将猪蹄块、花生仁、葱段一起放入炖锅中，加水适量，大火煮开，转小火炖熟，加盐调味即可。

营养功效

猪蹄中含有丰富的胶原蛋白，孕妈妈常吃猪蹄，可使皮肤滋润饱满、平整光滑。

番茄炒山药

材料 山药250克，番茄1个。

调料 葱花少许，盐3克。

做法

1. 山药去皮，洗净，切片；番茄去皮，洗净，切块备用。

2. 锅中放油烧热，爆香葱花，放入番茄块炒至出汁，倒入山药片，翻炒均匀，小火炖10分钟，加盐调味即可。

营养功效

番茄富含维生素C，孕妈妈常食番茄，对祛斑及淡化妊娠纹有较好的作用。

附录

同类食物营养素含量对比参考范围

注： 下表中所列参考范围是同类食物营养素对比的相对值，此数值为每100克可食部的营养素含量范围，仅供本书参考使用。

水果类

营养素	低	中	高
热量	≤55千卡	>55千卡，≤72千卡	>72千卡
蛋白质	≤0.7克	>0.7克，≤1.5克	>1.5克
脂肪	≤0.6克	>0.6克，≤1.2克	>1.2克
碳水化合物	≤13.7克	>13.7克，≤30.5克	>30.5克
膳食纤维（不溶性）	≤1克	>1克，≤2.8克	>2.8克
胡萝卜素	≤65微克	>65微克，≤210微克	>210微克
维生素B$_1$	≤0.02毫克	>0.02毫克，≤0.03毫克	>0.03毫克
维生素B$_2$	≤0.02毫克	>0.02毫克，≤0.04毫克	>0.04毫克
维生素C	≤9毫克	>9毫克，≤25毫克	>25毫克
维生素E	≤0.78毫克	>0.78毫克，≤1.58毫克	>1.58毫克
钙	≤20毫克	>20毫克，≤42毫克	>42毫克
磷	≤20毫克	>20毫克，≤41毫克	>41毫克
钾	≤100毫克	>100毫克，≤169毫克	>169毫克
钠	≤2毫克	>2毫克，≤8毫克	>8毫克
镁	≤14毫克	>14毫克，≤43毫克	>43毫克
铁	≤0.3毫克	>0.3毫克，≤0.8毫克	>0.8毫克
锌	≤0.2毫克	>0.2毫克，≤0.4毫克	>0.4毫克
硒	≤0.4微克	>0.4微克，≤1微克	>1微克
锰	≤0.2毫克	>0.2毫克，≤0.39毫克	>0.39毫克

主食类

营养素	低	中	高
热量	≤300千卡	>300千卡，≤400千卡	>400千卡
蛋白质	≤7克	>7克，≤10克	>10克
脂肪	≤3克	>3克，≤10克	>10克
碳水化合物	≤30克	>30克，≤70克	>70克
膳食纤维（不溶性）	≤1.8克	>1.8克，≤10克	>10克
维生素B_1	≤0.15毫克	>0.15毫克，≤0.28毫克	>0.28毫克
维生素B_2	≤0.09毫克	>0.09毫克，≤0.2毫克	>0.2毫克
钙	≤30毫克	>30毫克，≤50毫克	>50毫克
磷	≤98毫克	>98毫克，≤217毫克	>217毫克
钾	≤103毫克	>103毫克，≤300毫克	>300毫克
镁	≤30毫克	>30毫克，≤96毫克	>96毫克
铁	≤2毫克	>2毫克，≤2.5毫克	>2.5毫克
锌	≤2毫克	>2毫克，≤2.5毫克	>2.5毫克
硒	≤3微克	>3微克，≤6微克	>6微克
锰	≤1毫克	>1毫克，≤2毫克	>2毫克

蔬菜类

营养素	低	中	高
热量	≤100千卡	>100千卡，≤200千卡	>200千卡
蛋白质	≤3克	>3克，≤9.8克	>9.8克
脂肪	≤1克	>1克，≤1.8克	>1.8克
碳水化合物	≤10克	>10克，≤30克	>30克
膳食纤维（不溶性）	≤1克	>1克，≤6.4克	>6.4克
维生素A	≤100微克	>100微克，≤200微克	>200微克
维生素C	≤18毫克	>18毫克，≤42毫克	>42毫克
胡萝卜素	≤100微克	>100微克，≤1000微克	>1000微克

营养素	低	中	高
维生素B$_1$	≤0.02毫克	>0.02毫克，≤0.1毫克	>0.1毫克
维生素B$_2$	≤0.02毫克	>0.02毫克，≤0.09毫克	>0.09毫克
维生素E	≤1毫克	>1毫克，≤10毫克	>10毫克
钙	≤30毫克	>30毫克，≤100毫克	>100毫克
磷	≤20毫克	>20毫克，≤100毫克	>100毫克
钾	≤150毫克	>150毫克，≤550毫克	>550毫克
镁	≤10毫克	>10毫克，≤100毫克	>100毫克
铁	≤1毫克	>1毫克，≤8.5毫克	>8.5毫克
锌	≤0.3毫克	>0.3毫克，≤1毫克	>1毫克
硒	≤0.46微克	>0.46微克，≤2微克	>2微克
锰	≤0.1毫克	>0.1毫克，≤0.8毫克	>0.8毫克

肉类

营养素	低	中	高
热量	≤140千卡	>140千卡，≤240千卡	>240千卡
蛋白质	≤16克	>16克，≤18克	>18克
脂肪	≤10克	>10克，≤20克	>20克
碳水化合物	≤6克	>6克，≤8克	>8克
胆固醇	≤129毫克	>129毫克，≤210毫克	>210毫克
维生素A	≤489微克	>489微克，≤600微克	>600微克
维生素B$_1$	≤0.15毫克	>0.15毫克，≤0.2毫克	>0.2毫克
维生素B$_2$	≤0.2毫克	>0.2毫克，≤0.3毫克	>0.3毫克
维生素E	≤1毫克	>1毫克，≤3毫克	>3毫克
钙	≤40毫克	>40毫克，≤50毫克	>50毫克
磷	≤165毫克	>165毫克，≤249毫克	>249毫克
钾	≤212毫克	>212毫克，≤276毫克	>276毫克
硒	≤9.1微克	>9.1微克，≤13微克	>13微克
镁	≤18毫克	>18毫克，≤22毫克	>22毫克
铁	≤2.4毫克	>2.4毫克，≤4毫克	>4毫克
锌	≤2毫克	>2毫克，≤3毫克	>3毫克

水产类

营养素	低	中	高
热量	≤78千卡	>78千卡，≤148千卡	>148千卡
蛋白质	≤16克	>16克，≤30克	>30克
脂肪	≤3克	>3克，≤5.1克	>5.1克
碳水化合物	≤3.8克	>3.8克，≤5克	>5克
胆固醇	≤130毫克	>130毫克，≤248毫克	>248毫克
维生素A	≤39微克	>39微克，≤50微克	>50微克
维生素B$_1$	≤0.03毫克	>0.03毫克，≤0.05毫克	>0.05毫克
维生素B$_2$	≤0.1毫克	>0.1毫克，≤0.5毫克	>0.5毫克
维生素E	≤2.5毫克	>2.5毫克，≤4.5毫克	>4.5毫克
钙	≤105毫克	>105毫克，≤185毫克	>185毫克
磷	≤170毫克	>170毫克，≤255毫克	>255毫克
钾	≤220毫克	>220毫克，≤388毫克	>388毫克
钠	≤1000毫克	>1000毫克，≤1500毫克	>1500毫克
镁	≤30毫克	>30毫克，≤90毫克	>90毫克
铁	≤3毫克	>3毫克，≤5.1毫克	>5.1毫克
锌	≤3毫克	>3毫克，≤5克	>5毫克
硒	≤35微克	>35微克，≤60微克	>60微克
锰	≤0.1毫克	>0.1毫克，≤0.3毫克	>0.3毫克

图书在版编目(CIP)数据

协和营养专家教你：怀孕吃什么宜忌速查／马方主编.——
北京：中国轻工业出版社，2016.10
ISBN 978-7-5184-0341-7

Ⅰ.① 协... Ⅱ.① 马... Ⅲ.① 妊娠期－饮食营养学
Ⅳ.①R153.1

中国版本图书馆CIP数据核字（2015）第030942号

策划编辑：秦 功　　　责任终审：劳国强　　　　整体设计：文 之
责任编辑：秦 功 高惠京　责任监印：马金路

出版发行：中国轻工业出版社（北京东长安街6号，邮编：100740）
印　　刷：北京画中画印刷有限公司
经　　销：各地新华书店
版　　次：2016年10月第1版第4次印刷
开　　本：720×1000　1/16　印张：16
字　　数：250千字
书　　号：ISBN 978-7-5184-0341-7　　定价：39.80 元
邮购电话：010-65241695　传真：65128352
发行电话：010-85119835　85119793　传真：85113293
网　　址：http://www.chlip.com.cn
Email：club@chlip.com.cn
如发现图书残缺请直接与我社邮购联系调换
161094S7C104ZBW